Klinische Anästhesiologie und Intensivtherapie

Band 11

Herausgegeben von

F. W. Ahnefeld H. Bergmann C. Burri W. Dick
M. Halmágyi E. Rügheimer

Der Risikopatient in der Anästhesie

1. Herz-Kreislauf-System

Herausgegeben von

F. W. Ahnefeld H. Bergmann C. Burri W. Dick M. Halmágyi E. Rügheimer

unter Mitarbeit von

F. W. Ahnefeld, H. Bergmann, K. Bonhoeffer, W. Dick, R. Dölp, R. Dudziak, W. Hügel, K. Huth, H. Just, H. Kämmerer, D. Kettler, J. Kilian, W. Klaus, K. Knorpp, R. Krebs, F. Krück, H. G. Lasch, F. Nobbe, P. Pauschinger, R. Sirbulescu, H. Vetter

Mit 49 Abbildungen

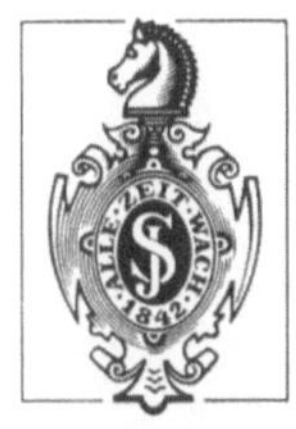

Springer-Verlag Berlin Heidelberg GmbH 1976

ISBN 978-3-540-07763-3 ISBN 978-3-642-66402-1 (eBook)
DOI 10.1007/978-3-642-66402-1

Vorwort

Wir haben auch für dieses Workshop ein Thema von interdisziplinärem Charakter und Interesse ausgewählt. Die einzelnen Beiträge vermitteln das für die Weiter- und Fortbildung notwendige oder zu ergänzende Grundlagenwissen, in der Diskussion wird der Versuch unternommen, die besonders aktuellen Probleme aus der Sicht der verschiedenen am Workshop beteiligten medizinischen Fachgebiete zu beleuchten und schließlich Empfehlungen für die klinische Praxis zu geben.

In diesem Workshop haben wir mit der Analyse der Risikofaktoren begonnen, die für den intra- und postoperativen Verlauf, die Auswahl einer Vor- oder Korrekturbehandlung, schließlich aber auch für die Auswahl des Anästhesieverfahrens und die Therapie des postoperativen Abschnittes Bedeutung haben. In weiteren geplanten Workshops werden wir uns den Risikofaktoren zuwenden, die aus Störungen der Atemfunktion und des Stoffwechsels resultieren.

Der Patient wird einem immer umfangreicher werdenden Untersuchungsprogramm unterzogen, um eine differenzierte Diagnostik zu ermöglichen und damit eine klare und bessere Indikationsstellung für den Operateur zu erarbeiten. In dem Augenblick, in dem die Diagnose feststeht und kein Zweifel an der Notwendigkeit einer chirurgischen Intervention gegeben ist, bleiben aber selbst bei Wahleingriffen in vielen Fällen nur noch wenige Stunden, um die Risikofaktoren zu analysieren oder gar Begleitkrankheiten vorzubehandeln. Alle vorausgehenden Maßnahmen sind also bisher im wesentlichen auf das operativ anzugehende Grundleiden, nicht aber auf den Organismus ausgerichtet, der dieses Grundleiden beinhaltet und der nun einer Narkose und Operation zugeführt werden soll.

In vielen Bereichen stellt auch heute noch der Chirurg an den Internisten oder den Spezialisten die Frage nach der Operationsfähigkeit. Dabei fehlen in den meisten Fällen Angaben darüber, welche Operation vorgesehen ist. Der Spezialist, der zu einer Beurteilung aufgefordert wird, kennt die Belastungen, die der geplante Eingriff beinhaltet, nicht, er erhält keine Auskünfte über die Prämedikation, die vorgesehene Narkosetechnik oder die ausgewählten Narkotika. Ihm fehlen verständlicherweise spezifische Kenntnisse über die Auswirkungen der Verfahren und der Mittel. Unter solchen Bedingungen kann auch der Spezialist sein diagnostisches Methodenreservoir nicht gezielt einsetzen und zumindest in vielen Fällen das tatsächliche Narkose- und Operationsrisiko kaum beurteilen. Darüber hinaus müssen wir bekennen, daß für viele Fragestellungen nicht einmal anerkannte oder ausreichende diagnostische Kriterien vorhanden sind, die eine klare Aussage über die Belastbarkeit des Patienten erlauben. Stellt z. B. der Kardiologe die Operationsfähigkeit fest, dann bescheinigt er damit, daß aus kardiologischer Sicht keine Anhaltspunkte für ein Risiko bestehen. Schon eine nicht erkannte oder nicht ausgeglichene Störung im Wasser- und Elektrolythaushalt vermag eine solche Aussage in Frage zu stellen. Bei der Lungenfunktionsdiagnostik beantwortet bereits ein Computer aufgrund vorgegebener Soll- und ermittelter Ist-Werte die Fragestellung.

Die Beurteilung der Risikofaktoren muß selbstverständlich die internistischen Aussagen ebenso in Betracht ziehen wie die Art des chirurgischen Eingriffes. Nur der Anästhesist kann und darf das Resümee aus diesen Daten ziehen und die Narkosefähigkeit beurteilen. Nur auf dieser Basis muß er in seiner Verantwortung die Vorbehandlung auswählen, mit der Risikofaktoren korrigierbar sind, und das Narkoseverfahren bzw. die postoperative Behandlung festlegen, die erkannte, korrigierte und nicht korrigierbare Risikofaktoren am wenigsten negativ beeinflussen.

In diesem Workshop werden, ausgehend von den physiologischen Grundlagen, den Regelmechanismen und den Kompensationsmöglichkeiten des Organismus, zunächst die internistischen Aspekte möglicher Störungen abgehandelt. Entscheidenden Anteil bei der Beurteilung des Risikos einer Narkose haben daneben die möglichen Auswirkungen der verwandten Pharmaka. Ihre Wirkungen und Nebenwirkungen auf das gesunde, aber auch auf das akut oder chronisch kranke Herz-Kreislauf-System lassen sich nur in enger Zusammenarbeit zwischen Pharmakologen, Chirurgen, Internisten und Anästhesisten beurteilen. Wir haben unter diesen Gesichtspunkten versucht, die heute gültigen Grundlagen darzustellen und Empfehlungen für die Therapie in der prä-, intra- und postoperativen Phase, aber auch für die Auswahl der Narkoseverfahren und -mittel zu erarbeiten. Alle an dem Workshop Beteiligten haben die Diskussion gestaltet, die hier in zusammenfassender Form dargestellt ist. Die Teilnehmer haben dieses interdisziplinäre Gespräch begrüßt, und sie waren sich trotz ausführlicher Diskussion darüber klar, daß die Gespräche gerade wegen der Spezialisierung in der Medizin in den einzelnen klinischen Bereichen fortgeführt werden müßten, um durch einen ständigen Erfahrungsaustausch die optimalen Bedingungen für den Risikopatienten zu schaffen.

Der Firma Biotest, Frankfurt, die uns die Durchführung des Workshop ermöglichte, haben wir besonders zu danken, in gleicher Weise aber auch dem Springer-Verlag, der uns wieder einmal geholfen hat, das Ergebnis dieses Workshop schon kurze Zeit nach der Veranstaltung zu publizieren.

Im April 1976 Die Herausgeber

Inhaltsverzeichnis

Verzeichnis der Referenten und Diskussionsteilnehmer

Prof. Dr. F. W. Ahnefeld
Department für Anästhesiologie
der Universität Ulm
Steinhövelstraße 9, 7900 Ulm (Donau)

Prof. Dr. H. Bergmann
Allgemeines öffentliches Krankenhaus
der Stadt Linz
Institut für Anästhesiologie
A-4020 Linz

Prof. Dr. K. Bonhoeffer
Direktor der Abteilung
für Anästhesiologie
Medizinische Fakultät
der Universität zu Köln
Josef-Stelzmann-Straße 9, 5000 Köln 41

Prof. Dr. W. Dick
Department für Anästhesiologie
der Universität Ulm
Prittwitzstraße 43, 7900 Ulm (Donau)

Priv.-Doz. Dr. R. Dölp
Oberarzt am Department
für Anästhesiologie
der Universität Ulm
Steinhövelstraße 9, 7900 Ulm (Donau)

Prof. Dr. R. Dudziak
Zentrum der Anästhesiologie und
Wiederbelebung am Klinikum der
Johann Wolfgang Goethe-Universität
Frankfurt
Abteilung für Anästhesiologie
und Wiederbelebung I
Theodor-Stern-Kai 7
6000 Frankfurt (Main) 70

Dr. W. Hügel
Herzchirurgische Klinik
der Universität München
Nußbaumstraße 20, 8000 München 2

Prof. Dr. K. Huth
Chefarzt der Inneren Abteilung
im Diakonissen-Krankenhaus
Holzhausenstraße 72-90
6000 Frankfurt (Main)

Prof. Dr. H. Just
II. Medizinische Klinik und Poliklinik
der Universität Mainz
Langenbeckstraße 1, 6500 Mainz (Rhein)

Prof. Dr. D. Kettler
Institut für klinische Anästhesie
der Universität Göttingen
Goßlerstraße 10, 3400 Göttingen

Priv.-Doz. Dr. J. Kilian
Department für Anästhesiologie
der Universität Ulm
Steinhövelstraße 9, 7900 Ulm (Donau)

Prof. Dr. W. Klaus
Direktor des
Pharmakologischen Instituts
der Universität zu Köln
Gleueler Straße 24, 5000 Köln 41

Prof. Dr. R. Krebs
Pharmakologisches Institut
der Universität Mainz
Obere Zahlbacher Straße 67,
6500 Mainz (Rhein)

Prof. Dr. F. Nobbe
Department für Innere Medizin
der Universität Ulm
Steinhövelstraße 9, 7900 Ulm (Donau)

Prof. Dr. P. Pauschinger
Department Physiologie
der Universität Ulm
Abteilung II
Oberer Eselsberg, 7900 Ulm (Donau)

Dr. H. Vetter
Medizinische Poliklinik
der Universität Bonn
Wilhelmstraße 35–37, 5300 Bonn (Rhein)

Verzeichnis der Herausgeber

Prof. Dr. Friedrich Wilhelm Ahnefeld
Department für Anästhesiologie
der Universität Ulm
Steinhövelstraße 9, 7900 Ulm (Donau)

Prof. Dr. Hans Bergmann
Allgemeines öffentliches Krankenhaus
der Stadt Linz
Institut für Anästhesiologie
A-4020 Linz

Prof. Dr. Caius Burri
Abteilung Chirurgie III
der Universität Ulm
Steinhövelstraße 9, 7900 Ulm (Donau)

Prof. Dr. Wolfgang Dick
Department für Anästhesiologie
der Universität Ulm
Prittwitzstraße 43, 7900 Ulm (Donau)

Prof. Dr. Miklos Halmágyi
Institut für Anästhesiologie
der Universität Mainz
Langenbeckstraße 1, 6500 Mainz

Prof. Dr. Erich Rügheimer
Institut für Anästhesiologie
der Universität Erlangen-Nürnberg
Maximiliansplatz 1, 8520 Erlangen

Physiologie des Herz-Kreislauf-Systems beim Risikopatienten

Von P. Pauschinger

Eine Übersicht über die Physiologie des Herz-Kreislauf-Systems, unter Berücksichtigung des "Risikopatienten in der Anästhesie", erfordert eine Besprechung aller an der Zirkulation beteiligten Systemelemente.

Übergeordnet und trotzdem in die Funktion des Gesamtorganismus eingeordnet ist das Kreislaufregulationszentrum. Neuere Untersuchungen haben ergeben, daß dieses Zentrum in der Formatio reticularis im oberen zweiten Drittel der Medulla und im unteren Drittel der Brücke liegt. Der Vasokonstriktorentonus wird mit einer Impulsfrequenz von etwa 1 bis 2 Hertz vom lateralen Anteil unterhalten. Ein medialer Bereich hemmt den lateralen Teil, wodurch dann die vasokonstriktorischen Impulse nachlassen und ein Abfall des Blutdruckes erfolgt. Die Herzaktion wird gleichfalls vom lateralen Anteil aktiviert, während der mediale Anteil, der in der Nachbarschaft parasympathischer Kerne liegt, die Herzaktion drosselt.

Ein weiteres Zentrum findet sich im Hypothalamus, welches das medulläre Zentrum aktivieren oder hemmen kann. In diesem Zentrum liegen hinten ein exzitatorischer und rostral sowohl ein exzitatorischer als auch ein inhibitorischer Anteil. Bedeutsam ist die Beeinflussung dieser Zentren von benachbarten Gebieten her, dem limbischen System und dem Cortex. Auf diese Weise fließen z. B. emotionale Erregungen in den Regulationsmechanismus des Kreislaufsystems ein. Darüber hinaus können alle sensiblen Afferenzen das Kreislaufregulationszentrum alterieren. Hierbei ist zu denken an die Auswirkungen von Schmerz, Temperatur, Geruch, Geschmack oder an eine starke Erregung des Gleichgewichtsorgans, wodurch schließlich schwerwiegende Beeinflussungen der Kreislaufregulation eintreten, die letzten Endes bis zum Kollaps führen können.

Auch die Reizung vegetativer Fasern im Thorax und Abdomen kann zu einer Abnahme des Blutdruckes führen. Humorale Reize sowie pH-Verschiebungen oder Änderungen des O_2- oder CO_2-Partialdruckes können gravierende Auswirkungen nach sich ziehen, die schließlich sogar zum Kreislaufversagen führen. Bereits diese wenigen, skizzenhaft aufgeführten Mechanismen zeigen, welcher Vielfalt an Störgrößen die Physiologie des Herz-Kreislauf-Systems unseres Risikopatienten ausgesetzt sein kann.

Das Kreislaufregulationszentrum steht nun afferent und efferent mit dem Gesamtorganismus in Verbindung, wobei das Erfolgsorgan - das Stellglied - Herz und Gefäßsystem sind. Die Regelgröße bzw. die geregelte Größe ist der intravasale Druck, der Blutdruck. Alle Regulationsmechanismen verlaufen in Form von Regelkreisen, wie dies in der Abb. 1 von HASSENSTEIN auch in der Nomenklatur festgelegt wurde.

Beginnen wir in der Abb. 1 rechts: Auf die geregelte Größe - den Blutdruck - möge eine Störgröße einwirken. Den aktuellen Ist-Wert der geregelten Größe nehmen ein oder mehrere Fühler auf und teilen sie dem regulierenden Zentrum, dem Regler, mit. Der Regler reagiert seinerseits im Sinne einer negativen Rückkopplung und überträgt die zur Korrektur notwendige Stellgröße an den Korrekturmechanismus, das Stellglied. Das Stellglied Herz und das Stellglied Gefäßsystem werden dann in der Weise beeinflußt, daß die geregelte Größe - der Blutdruck - seinen Soll-Wert wieder erreicht.

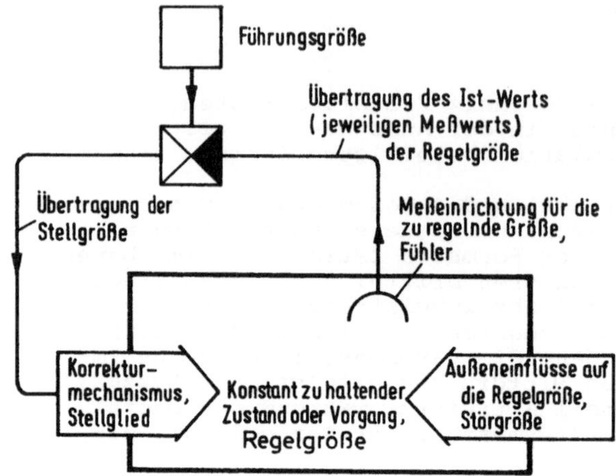

Abb. 1. Allgemeines Wirkungsgefüge eines Regelmechanismus. Die in großen Buchstaben geschriebenen Wörter sind die genormten Fachausdrücke der Regelungstechnik (Nach HASSENSTEIN (1966))

Ziel des regulierenden Zentrums ist es, in jedem Fall den Ist-Wert dem Soll-Wert möglichst genau anzugleichen. Der notwendige Soll-Wert wird dem regulierenden Zentrum als sogenannte Führungsgröße aufgeschaltet. Wird die Führungsgröße verstellt, folgt die geregelte Größe mit gewisser zeitlicher Verzögerung nach. Infolge des ständigen Abgleichs Soll-Wert zu Ist-Wert ergibt sich eine Eigenrhythmik des Regelvorgangs. Man findet bezüglich des Blutdruckes eine langsame Periodik von 20 - 40 s - die sogenannten Mayerschen Wellen - und die atemsynchron verlaufenden Heringschen Wellen.

Der Gesamtregelvorgang ist ganz besonders empfindlich auf Hypoxien in den Chemorezeptoren und auf Einflüsse von den Barorezeptoren. Vielleicht ist in diesem Zusammenhang noch darauf hinzuweisen, daß die Rezeptoren sowohl auf absolute Veränderungen des Ist-Wertes als auch auf die Geschwindigkeit der Druckänderung reagieren.

In den geschilderten Regelkreis sind weitere Mechanismen synergistisch eingebaut. Dazu gehört der Bainbridge-Effekt, bei dem nach rascher intravenöser Infusion von Flüssigkeit eine Zunahme der Herzfrequenz eintritt, um so das dem rechten Herzen vermehrt angebotene Volumen abzuschöpfen. Auf myokardiale, chemische Reize reagiert der Bezold-Jarisch-Reflex mit einer Hypertension.

Überblicken wir den Funktionsmechanismus der Blutdruckregulation, so gibt es bei unserem Risikopatienten eine Fülle von Möglichkeiten, diese Regulationsmechanismen zu stören und damit schwerwiegende Veränderungen des Blutdruckes und damit der Wirksamkeit der Gesamtzirkulation herbeizuführen.

Die Dynamik des Herzens - als dem einen Effektor des Regelsystems - ist für die Versorgung der peripheren Organe von ausschlaggebender

Bedeutung. Schlagvolumen einerseits und Druckentwicklung andererseits sorgen für eine ausreichende Blutzufuhr. Entsprechend dem Starlingschen Herzgesetz ist "die Kraft der Kontraktion proportional der initialen Länge der Herzmuskelfaser". In Abb. 2 ist diese Abhängigkeit aufgezeichnet.

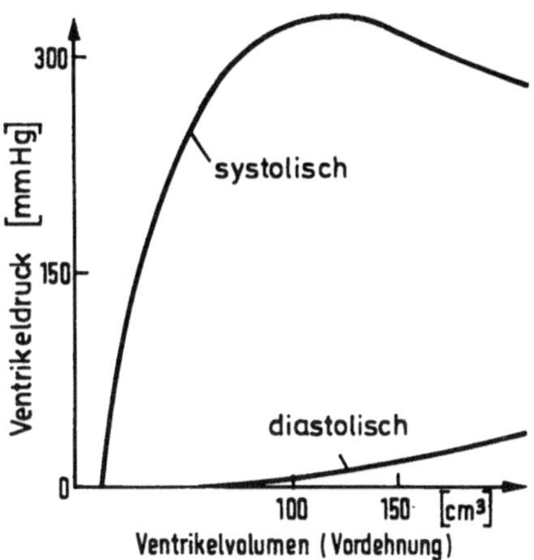

Abb. 2. Abhängigkeit von Ventrikelvolumen (Vordehnung) und Ventrikeldruck im diastolischen und systolischen Funktionszustand (halbschematisch) (In Anlehnung an eine Abbildung von GANONG (1974))

Je größer die Vordehnung, der diastolische Druck im Ventrikel, um so höher ist die aktive Druckerzeugung, der systolische Druck im Ventrikel. Daß die gezeigte Kurve schließlich ein Maximum überschreitet, interessiert im physiologischen Bereich nicht. Dies wird erst bei pathologischen Mechanismen bedeutsam.

In vivo wird die Ausgangslänge der Herzmuskelfasern und damit die Herzleistung durch die Größe der enddiastolischen Füllung bestimmt. Das Verhältnis zwischen enddiastolischem Ventrikelvolumen und der Druckerzeugung im Ventrikel ist in Abb. 3 noch einmal dargestellt. Zusätzlich sind diejenigen Faktoren aufgeführt, die das enddiastolische Volumen hauptsächlich beeinflussen.

In Kenntnis dieser Beziehungen gelingt es, sogenannte Arbeitsdiagramme des Herzens aufzunehmen, wie eines in Abb. 4 festgehalten ist.

Bei einem vorgegebenen enddiastolischen Volumen von 130 ml (o) entwickelt der Ventrikel zuerst isometrisch Spannung (I) und beginnt dann mit der Austreibung (II), die an der Kurve I beendet ist. Arbeitstakt I und II laufen entsprechend einer Unterstützungszuckung bzw. maximalen auxotonen Zuckung innerhalb der Systole ab. Im Beispiel wird ein Schlagvolumen von 80 ml ausgeworfen.

Die nun eintretende Diastole läuft ebenfalls in zwei Phasen ab und endet nach der diastolischen Füllung des Ventrikels wieder beim enddiastolischen Volumen (o).

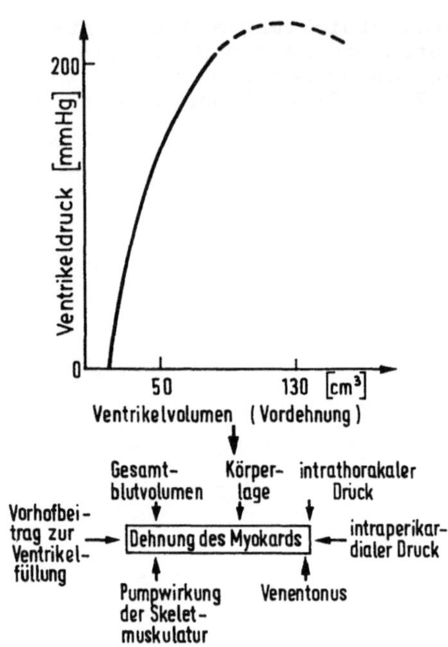

Abb. 3. Abhängigkeit von Ventrikelvolumen (Vordehnung) und Ventrikeldruck. Faktoren, die das Ventrikelvolumen (enddiastolisches Volumen) beeinflussen, sind in das Schema eingetragen (In Anlehnung an eine Abbildung von GANONG (1974))

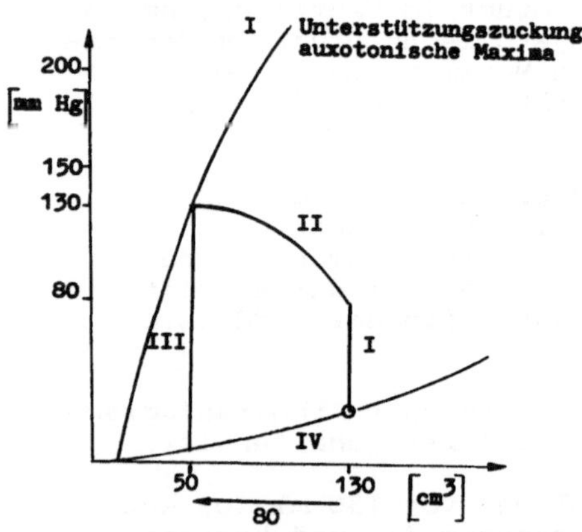

Abb. 4. Schematische Darstellung von Druck-Volumen-Kurven und Arbeitsdiagramm des Warmblüterherzens unter normalen Arbeitsbedingungen. Kurve I: Maxima der natürlichen Druckentwicklung (Unterstützungszuckung bzw. auxotonische Maxima) bei vorgegebener Kontraktilität des Herzens. (o) Angenommenes enddiastolisches Volumen. Arbeitstakt I: Anspannungsphase; Arbeitstakt II: Austreibungsphase; Arbeitstakt III: Erschlaffungsphase; Arbeitstakt IV: Füllungsphase. Die von I - IV umschlossene Fläche stellt die Volumenarbeit des Herzens bei einem Arbeitszyklus dar

Im vorgegebenen Thema des Risikopatienten interessieren Veränderungen der Herzfüllung, also des enddiastolischen Volumens. Diese können in einer Verkleinerung oder einer Vergrößerung dieses Volumens bestehen, wobei die Vergrößerung bereits ein schwerwiegender zweiter Schritt ist. Eine schematische Darstellung der Auswirkung einer Verkleinerung wird in der Abb. 5 aufgezeigt. Es ist zu sehen, wie bei erhaltener Kontraktilität des Herzens (Kurve I) eine gewaltige Abnahme des Schlagvolumens von 80 ml auf 30 ml eintritt.

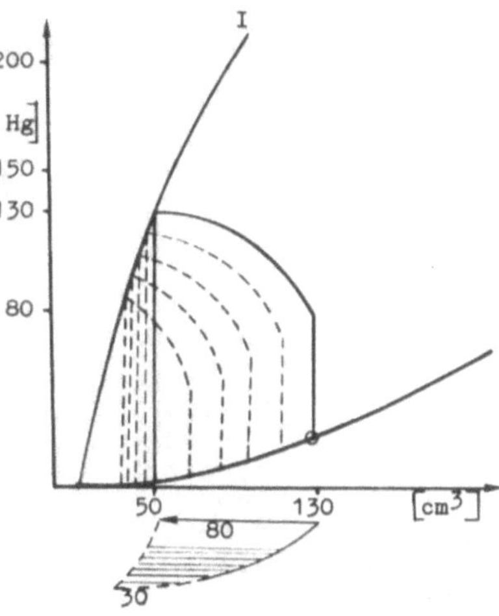

Abb. 5. Schematische Darstellung der Abhängigkeit des Schlagvolumens bei Variation des enddiastolischen Volumens. Abszisse: Ventrikelvolumen; Ordinate: Ventrikeldruck

Bei einer Zunahme des enddiastolischen Volumens ist umgekehrt primär eine Zunahme des Schlagvolumens zu folgern. Hierbei ist aber in den meisten Fällen die Kontraktilität des Herzens bereits beeinträchtigt, so daß in diesen Fällen eine Abnahme der Kontraktilität eine desolate Kreislaufsituation einleitet.

Der Einfluß der Kontraktilität des Herzens ist in der Abb. 6 dargestellt. Wie man sieht, wird die Kontraktilität durch die verschiedenartigsten Faktoren beeinflußt. Eine Steigerung der Kontraktilität läßt die systolische Kurve nach links oben wandern; eine Minderung der Kontraktilität bedeutet ein Absinken der Kurve.

Außer den Veränderungen des enddiastolischen Volumens und der myokardialen Kontraktilität ist beim Herzmuskel die Kraft-Geschwindigkeits-Relation - also der Zeitfaktor - ebenfalls zu berücksichtigen. Während beim quergestreiften Skelettmuskel diese Beziehung bei gegebener Faserlänge konstant ist, kann sie dagegen beim Herzmuskel durch extrakardiale Einflüsse und Pharmaka verändert werden. Bezüglich der Aussage des Starlingschen Gesetzes gilt am Herzen also nur, daß bei gegebener Kontraktilität die Kraftentfaltung um so größer wird, je größer die Ausgangslänge der Myokardfasern, also das enddiastolische Volumen ist. Hierbei sind keine Veränderungen der Verkürzungsgeschwindigkeit nachweisbar.

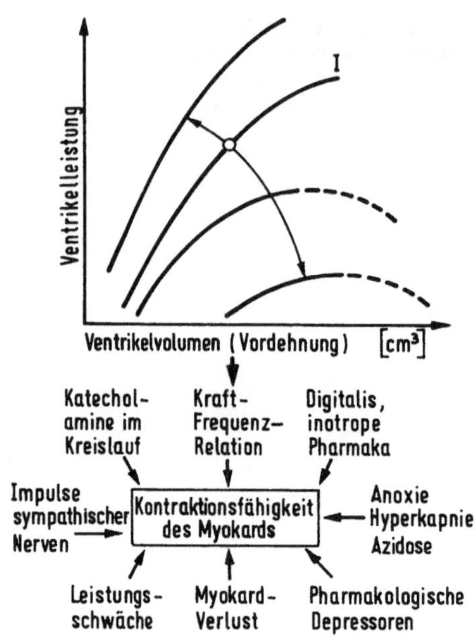

Abb. 6. Schematische Darstellung der Kurve der auxotonischen Maxima bei Variation der Kontraktilität des Herzens. Kurve I: Normalverhalten. Faktoren, die die Kontraktilität des Herzens beeinflussen, sind gleichfalls eingetragen. Steigerung der Kontraktilität (positive Inotropie) ergibt eine Wanderung der Kurve I im Gegenuhrzeigersinn, Abnahme der Kontraktilität eine Wanderung der Kurve I im Uhrzeigersinn (In Anlehnung an eine Abbildung von GANONG (1974))

Bei jeder inotropen, das heißt die Kontraktilität beeinflussenden Wirkung ist jedoch auch die Verkürzungsgeschwindigkeit verändert. Dies ist in der Abb. 7 dargestellt.

Extrapoliert man bei einer vorgegebenen Kontraktilität die Verkürzungsgeschwindigkeit auf den Wert, den sie bei der Belastung O annehmen würde, erhält man den Punkt A auf der Ordinate. Zugabe von Noradrenalin bewirkt bei gleicher Ausgangslänge positive Inotropie, zu sehen an der Zunahme der Verkürzungsgeschwindigkeit auf der Ordinate in Punkt B. Selbstverständlich kann auch die Kontraktilität im Sinne der negativen Inotropie beeinflußt werden, so daß die Verkürzungsgeschwindigkeit abnimmt (C).

Summieren wir die besprochenen Parameter auf und übertragen sie auf unseren Risikopatienten, so wird die Kreislaufinsuffizienz als ein Zustand bezeichnet, bei dem infolge der Funktionsstörungen eine optimale Versorgung des Körpers nicht mehr gewährleistet ist. Durch die Kontraktilitätsminderung kann eine angemessene Förderleistung, insbesondere bei Belastung, nicht mehr aufrechterhalten werden. Ein solches hypodynames Herz weist flach verlaufende Maximalkurven auf, so daß die Arbeitskapazität sehr stark vermindert ist. Die Kontraktilitätsminderung ist meist mit einer Verkleinerung der Verkürzungsgeschwindigkeit verknüpft, wodurch einer Bradykardie Vorschub geleistet wird.

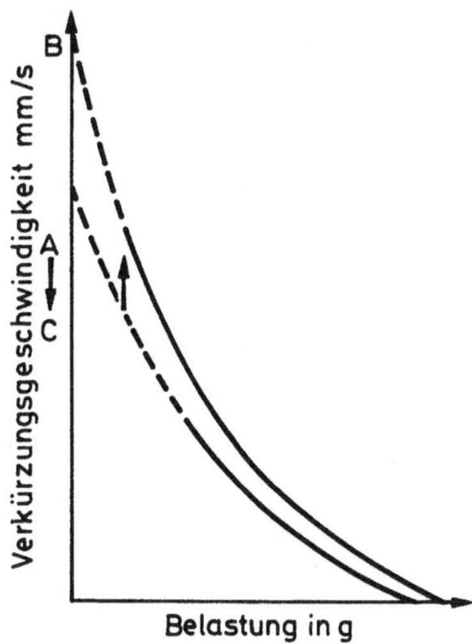

Abb. 7. Abhängigkeit der Verkürzungsgeschwindigkeit des Herzens von der Belastung. Die Realgeschwindigkeit V_{max} erhält man durch Extrapolation auf die Belastung O. Im Normalverhalten ergibt sich hierbei die Verkürzungsgeschwindigkeit A. Zugabe von Noradrenalin erzeugt einen Anstieg der maximalen Verkürzungsgeschwindigkeit B. Beeinflussung der Kontraktilität im Sinne der negativen Inotropie ergibt eine Abnahme der maximalen Verkürzungsgeschwindigkeit C (In Anlehnung an eine Abbildung von KEIDEL (1970))

Eine Veränderung des enddiastolischen Volumens hängt weitgehend vom jeweiligen Zustand des Herzens ab. Häufig ist die Dehnbarkeit des hypodynamen Herzens erhöht, so daß das insuffiziente Herz schon bei normalem Füllungsdruck dilatiert ist. Beim Risikopatienten ist immer die Gefahr gegeben, daß eine Veränderung des enddiastolischen Volumens zusammentrifft mit einer Abnahme der Kontraktilität sowie der Verkürzungsgeschwindigkeit, wodurch rasch eine desolate Kreislaufsituation eintreten kann.

In diesem Zusammenhang muß auch die Energieversorgung des Herzens einer kurzen Betrachtung unterzogen werden. Die linke und rechte Koronararterie können sich unter Umständen sehr unterschiedlich auf die Kammern verteilen.

Die Blutversorgung des Herzens weist gegenüber allen übrigen Teilkreisläufen des Organismus hämodynamische Besonderheiten auf. Einmal erfolgt bei jedem Herzzyklus eine rhythmische Kompression des gesamten Herzmuskels, wodurch die Durchblutung des Gewebes infolge des variierenden transmuralen Druckes systolisch sehr stark eingeschränkt wird. Zum anderen erreicht die vom Herzen ausgeworfene Druckwelle die Koronarien ohne ein wesentlich wirksames vorgeschaltenes Dämpfungsglied, so daß exzessive phasische Schwankungen der Koronardurchblutung nachweisbar sind. Ungeklärt ist noch die Frage, ob das Zusammenspiel dieser beiden Effekte eine besonders gute Perfusion des Herzmuskels erzeugt, oder ob durch die Herzaktion eine Minderdurchblutung des Organs hervorgerufen wird. Es ist denkbar, daß die systolischen Kompressionen des Herzmuskels das Blut im Gewebe insbesondere aus dem venösen System auspressen, so daß in der darauffolgenden diastolischen Wiederauffüllung rasch arterielles Blut mit hohem O_2-Gehalt einströmen kann. Die Ruhedurchblutung beträgt, gemessen nach dem modifizierten Fickschen Prinzip mit Stickoxydul als Indikator, etwa 60 ml/min/100 ml Weichteilgewebe.

Die Regulation der Anpassung dieses Durchblutungswertes an die jeweiligen Erfordernisse erfolgt weitgehend durch lokal-chemische Mechanismen, zentralnervöse Einwirkungen treten dabei in den Hintergrund.

Wichtigste geregelte Größe ist die myokardiale O_2-Spannung. Infolge der normalerweise bereits sehr nahe an einer kritischen Schwelle liegenden O_2-Spannung des venösen Koronarblutes ist eine vermehrte Ausschöpfung des Blutes nur in sehr engen Grenzen möglich. Aus diesem Grund erzeugt ein O_2-Mangelzustand über unbekannte Mechanismen - möglicherweise über Chemorezeptoren - eine Widerstandsabnahme in der koronaren Strombahn, die dann eine Mehrdurchblutung zur Folge hat. Sicher ist es sehr wichtig, daß die Regulation der Myokarddurchblutung im Herzen selbst lokalisiert ist, um das System aktuellen Bedürfnissen schnell anpassen zu können. Eine diesbezügliche Analogie findet sich ja auch im Automatiezentrum des Herzens, das die Herzfrequenz selbst grob generiert.

Mit dem kardialen System auf das engste verknüpft ist das periphere Gefäßsystem. Die Perfusion der Peripherie geschieht analog dem Ohmschen Gesetz

$$Q_t = \frac{\Delta p}{R},$$

wobei Q_t das Stromzeitvolumen, Δp die Druckdifferenz und R der periphere Widerstand ist. Eine Veränderung des Stromzeitvolumens Q_t kann demnach einerseits durch eine Änderung des arteriovenösen Druckgradienten Δp und andererseits über eine Verschiebung des peripheren Gefäßwiderstandes R vorgenommen werden.

Die Änderung des peripheren Gefäßwiderstandes spielt in der Kreislaufregulation die ausschlaggebende Rolle. Entsprechend dem Hagen-Poiseuilleschen Gesetz errechnet sich der Strömungswiderstand nach der Formel

$$R = \frac{8}{\pi} \cdot \eta \cdot \frac{1}{r^4}$$

Zwei Faktoren bestimmen also den Strömungswiderstand, einmal die kinematische Viskosität η des Blutes, zum anderen der Gefäßradius r, alles übrige sind Konstanten. Die kinematische Viskosität ist über den Hämatokrit faßbar, wobei eine Erhöhung des Wertes eine Zunahme der Viskosität und damit des Strömungswiderstandes nach sich zieht. Mächtig ist der Einfluß des Gefäßradius. Schon kleinste Änderungen bedingen eine Erhöhung oder Erniedrigung des Strömungswiderstandes in der vierten Potenz. An der Dynamik dieser Regulation haben die Arteriolen den größten Anteil, so daß die Einstellung des Stromzeitvolumens sich praktisch ausschließlich in diesen Gefäßabschnitten abspielt.

Projiziert man die geschilderten Regulationsmechanismen auf den Risikopatienten, so kommen zwei Funktionszustände in Frage. Bei großem peripherem Widerstand ist selbst bei geringem Schlagvolumen des Herzens eine ausreichende arteriovenöse Druckdifferenz, wenn auch bei kleinem peripherem Stromzeitvolumen, abgesichert. Dies ist der Zustand, der als Zentralisation des Kreislaufs angesprochen wird.

Völlig anders sind jedoch die Verhältnisse, wenn der periphere Widerstand absinkt. Rein physikalisch betrachtet entstehen nun Schwierigkeiten in der Aufrechterhaltung des arteriellen Druckes. Hinzu kommt ein Druckanstieg im venösen Teil des Kreislaufsystems, wodurch diese Gefäßabschnitte über Gebühr gedehnt werden. Eine Verschiebung des Blutvolumens in die venösen Gefäßabschnitte ist die Folge, wodurch dieses Blutvolumen für die Sauerstoffversorgung des Organismus funktionell weitgehend verloren geht - es befindet sich auf dem Abstellgleis.

Die Störgröße Arteriolendilatation hat auf die Dynamik der Kreislaufregulation also weitreichende Folgen. Selbstverständlich gibt es hier graduelle Unterschiede, angefangen von geringen Veränderungen bis hin zum lebensbedrohlichen Kreislaufversagen.

Eigene Untersuchungen haben gezeigt, daß bereits eine acht Stunden dauernde konsequente Bettruhe schon an gesunden Versuchspersonen große Auswirkungen hat. In der Abb. 8 ist das Verhalten der Extremitätendurchblutung bei einer solchen Versuchsanordnung dargestellt. Am Bein wurde plethysmographisch die Durchblutung während einer Ruheperiode acht Stunden lang gemessen.

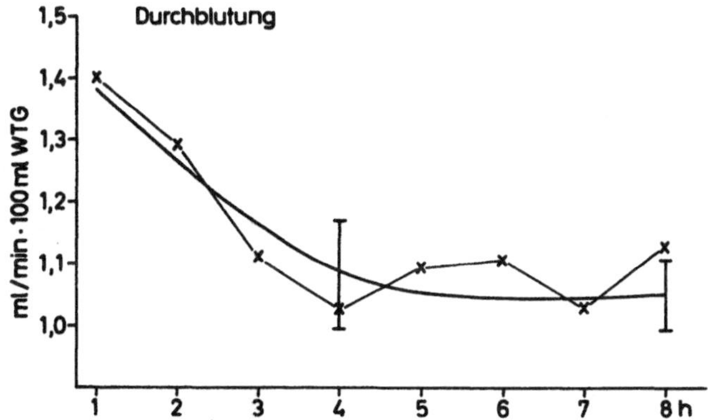

Abb. 8. Abnahme der Durchblutung in der unteren Extremität des Menschen bei Ruhigstellung. Die Versuchspersonen liegen 8 h ruhig in einer Klimakammer; untere Extremität ist auf einer Schiene ruhig gestellt. Abszisse: Zeit in Stunden. Ordinate: Durchblutung in ml/min/100 ml Weichteilgewebe (Nach MATIS, PAUSCHINGER, MOLL (1970))

Wie man sieht, geht die Durchblutung von ca. 1,4 ml auf etwa 1,1 ml/min/100 ml Weichteilgewebe, also um 20 % zurück.

Verbunden mit dieser Abnahme der Durchblutung ist eine Abnahme der Strömungsgeschwindigkeit des venösen Rückstromes. Mit Hilfe von zwei Monitoren haben wir nach Injektion von radioaktivem ^{125}Jod-Hippuran eine Abnahme der venösen Rückstromgeschwindigkeit von 8,3 auf 4,6 cm/s, also fast um 50 % feststellen können. Dies ist in Abb. 9 dargestellt.

Diese inaktivitätsbedingten Regulationsstörungen, die in pathologischen Fällen selbstverständlich noch viel ausgeprägter sein können, haben meist auch orthostatische Regulationsstörungen zur Folge. Die Abb. 10 zeigt das Normalverhalten des arteriellen und venösen Blut-

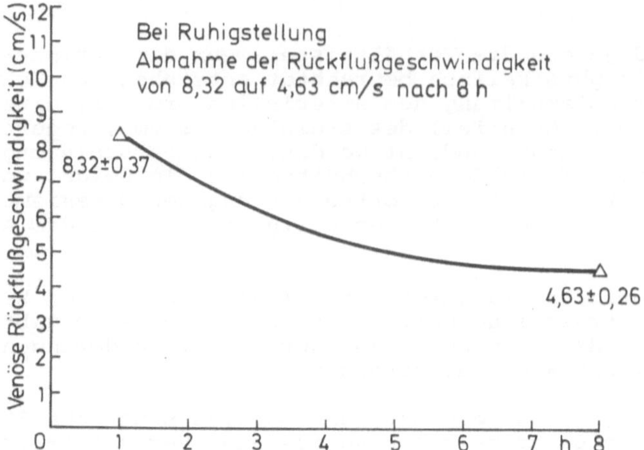

Abb. 9. Abnahme der venösen Rückflußgeschwindigkeit während einer Versuchszeit von 8 h am Unterschenkel des Menschen. Ordinate: Geschwindigkeit in cm/s. Abszisse: Zeit in Stunden (Nach PAUSCHINGER, HUBER, MATIS (1972))

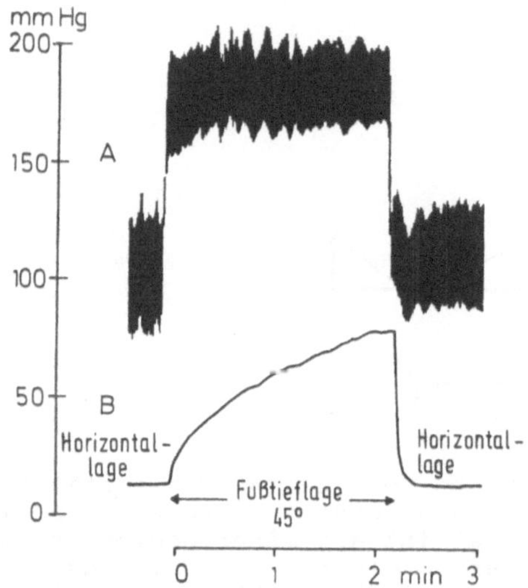

Abb. 10. Arterielle (A) und venöse (B) intravasale Blutdruckmessung am Fuß des Menschen. Die Körperlage wird zwischenzeitlich aus der Horizontallage in 45 ° Fußtieflage verändert. Ordinate: Gefäßinnendruck in mm Hg. Abszisse: Zeit in Minuten (Nach PAUSCHINGER, HUBER, MATIS (1972))

druckes am Fuß in Horizontallage und bei 45 ° Fußtieflage. Je nach Funktionszustand des Systems ist der venöse Druckanstieg bei orthostatischer Belastung mehr oder weniger rasch als Ausdruck einer funktionierenden oder nicht funktionierenden Kreislaufregulation gegeben, wenn von einer gestörten Venenklappenfunktion einmal abgesehen sein soll.

Der Druckanstieg im venösen System erzeugt nun je nachdem eine mehr oder weniger ausgeprägte Dilatation, die mit einer Volumenzunahme verknüpft ist. Im Normalfall "versacken" beim Aufstehen ca. 200 ml Blut in beide Beine. Dieser Wert kann in pathologischen Fällen mehr als das Dreifache betragen.

Die Abb. 11 zeigt das Normalverhalten und gleichzeitig die Zunahme der venösen Kapazität der unteren Extremität bei orthostatischer Regulationsstörung.

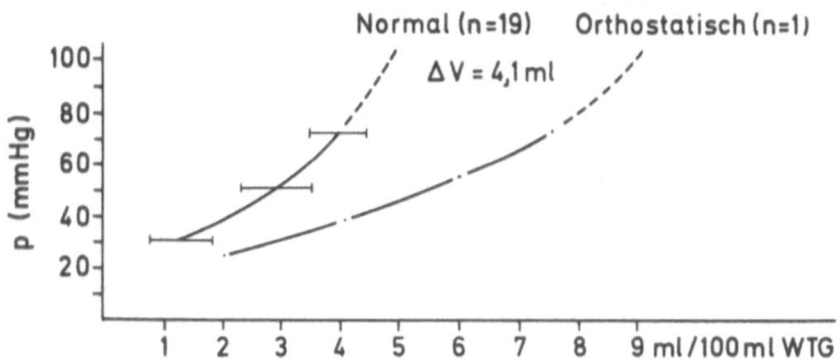

Abb. 11. Mittlere Druck-Volumen-Kurve von 19 Versuchspersonen (Normalkurve). Auf den Druckstufen 30, 50 und 70 mm Hg ist der mittlere Fehler des Mittelwertes eingetragen. Zusätzlich ist die Druck-Volumen-Kurve eines Orthostatikers aufgezeichnet. Bei der Druckstufe 100 mm Hg weist diese Kurve eine Zunahme der venösen Kapazität von 4,1 ml/100 ml Weichteilgewebe auf (Nach PAUSCHINGER (1972))

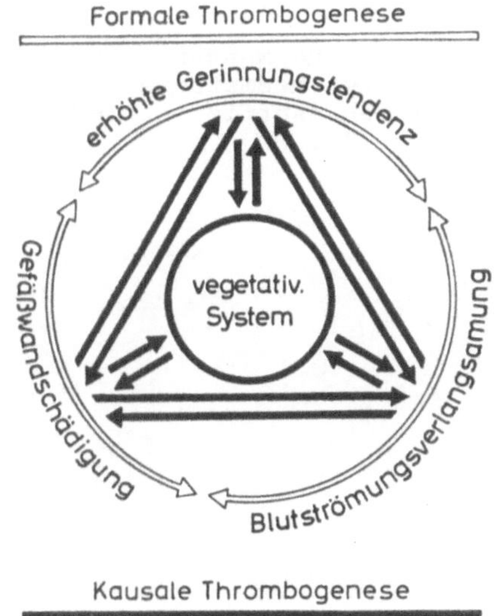

Abb. 12. Wechselbeziehungen zwischen den Faktoren der formalen Thrombogenese; Steuerung durch übergeordnete Regulationsmechanismen - kausale Thrombogenese (Nach MATIS, PAUSCHINGER, MOLL (1970))

Alle hier nur kurz geschilderten Mechanismen, die Abnahme des Schlagvolumens, die Veränderung der Kontraktilität und der Verkürzungsgeschwindigkeit und die damit oft verbundene Gefäßwandschädigung, dies alles sind unter vielen anderen Faktoren die hauptsächlichsten negativen Generatoren im Sinne eines Circulus vitiosus der Virchowschen Trias, die in der Abb. 12 dargestellt ist.

Herzzeitvolumen und Druckerzeugung einerseits, Stromzeitvolumen, Strömungsgeschwindigkeit und venöse Kapazität andererseits sind also unter anderem ausschlaggebende Parameter bei der Beurteilung der Kreislaufsituation des Risikopatienten.

Literatur

1. GANONG, W. F.: Lehrbuch der Medizinischen Physiologie. Berlin-Heidelberg-New York: Springer 1974.
2. HASSENSTEIN, E.: Kybernetik und Biologische Forschung. Frankfurt: Akademischer Verlag Athenaion 1966.
3. KEIDEL, W. D.: Kurzgefaßtes Lehrbuch der Physiologie. Stuttgart: Thieme 1970.
4. MATIS, P., PAUSCHINGER, P., MOLL, B.: Zirkulationsfördernde Maßnahmen. In: Thrombose und Embolie, Prophylaxe und Therapie in heutiger Sicht (eds. R. MARX, H. A. THIES). Stuttgart-New York: Schattauer 1970.
5. PAUSCHINGER, P., HUBER, P., MATIS, P.: Zur Dynamik des venösen Systems der unteren Extremität des Menschen. Phlebologie und Proktologie 1, 3 (1972).
6. PAUSCHINGER, P.: Die Venenkapazität und ihre Messung. In: Renale Durchblutungsstörungen; moderne apparative Meßmethoden am Venensystem; chirurgische Maßnahmen bei Niereninsuffizienz (ed. F. HEINRICH). Stuttgart-New York: Schattauer 1972.

Klinische Pathophysiologie des Herzens

Von D. Kettler

Die gesamte Pathophysiologie des Herzens auch nur in Umrissen abzuhandeln, ist in diesem vorgegebenen Rahmen unmöglich. Im folgenden werden deshalb die für den Anästhesisten wichtigsten pathologischen Zustandsbilder herausgegriffen und unter Zugrundelegung der pathophysiologischen Mechanismen ihre Bedeutung für die praktische Anästhesie erläutert. In diesem Beitrag fehlen aus Gründen der Beschränkung Krankheitsbilder wie die Endo- und Myokarditiden, Endo- und Myokardiopathien, Perikarderkrankungen, Herztumore und einige sekundäre Herzerkrankungen infolge anderer primärer Grundleiden. Es wird auch nicht auf die angeborenen Herzfehler eingegangen, die an anderer Stelle behandelt werden.

Im Mittelpunkt dieser Übersicht stehen die Pathophysiologie

I. der Herzklappenfehler,

II. der Herzinsuffienz und

III. der Koronarinsuffizienz.

I. Pathophysiologie der Herzklappenfehler

Bei den meisten infolge einer rheumatischen Erkrankung voll ausgebildeten Klappenfehlern dominiert die Störung der Hämodynamik infolge der pathologischen Klappenfunktion selbst. Eine Klappenverengung kann grundsätzlich auf drei Wegen hämodynamisch kompensiert werden:

a) Der proximal der Stenose entwickelte Druck steigt an, um ein ausreichendes Volumen durch das verengte Klappenlumen zu fördern;
b) durch eine gewisse Reduktion des Blutstromes kann die oft erhebliche Druckdifferenz in Grenzen gehalten werden;
c) die Strömungsdauer hinter der Stenose wird verlängert. Beispiel: Verlängerung der systolischen Auswurfdauer bei Aortenklappenstenose.

Im folgenden werden die klinisch häufigsten Klappenfehler im Hinblick auf ihre pathologischen Auswirkungen auf den Kreislauf dargestellt. Angeborene Klappenfehler im Rahmen anderer Herzmißbildungen finden keine Berücksichtigung.

1. Mitralklappenstenose (Abb. 1)

Die Symptome sind vom Schweregrad der Stenose abhängig. Während die Normalöffnungsfläche der Mitralklappe 4 - 6 cm^2 beträgt, kann diese bei stenotischen Klappen auf 0,3 - 0,4 cm^2 reduziert sein (Abb. 2) (20). Dieses ist auch die kleinste mit dem Leben vereinbare Öffnungsfläche. Hämodynamisch kommt es zum Anstieg des linksatrialen Druckes, der sich wiederum in die Pulmonalvenen, in das pulmonale Kapillarbett und die Pulmonalarterien fortpflanzt. Im Laufe der Zeit kann es dabei zu anatomischen Veränderungen der Pulmonalarteriolen kommen, die dann ein zweites Widerstandsgebiet bilden. Erhöhter pulmonaler Gefäßwiderstand, Rechtsherzversagen und systemische venöse Stauungen sind die Folge. Zur Aufrechterhaltung der linksventrikulären Füllung findet sich ein erhöhter diastolischer Druckgradient zwischen dem linken Vorhof und dem linken Ventrikel. Während normalerweise der linke Vorhof lediglich ein Reservoir oder einen Blutleiter darstellt, kann er sich bei Mitralstenose selbst stärker kontrahieren und den

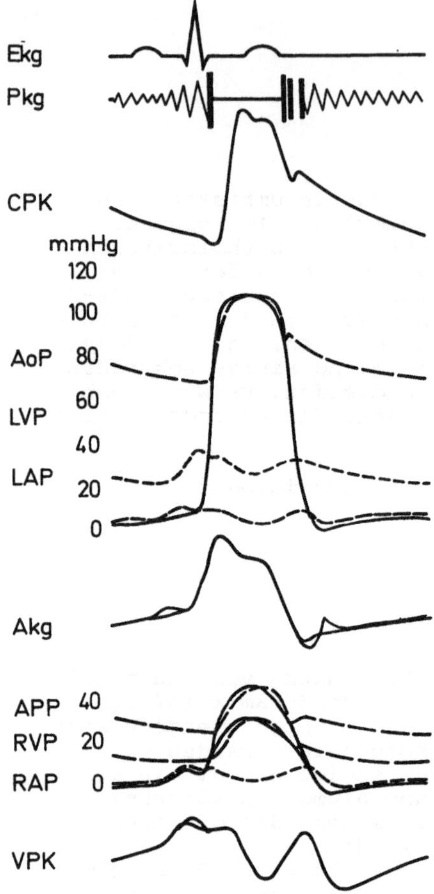

Abb. 1. Mitralklappenstenose (Nach LÜTHY u. Mitarb. (12)). Abkürzungen: Ekg = Elektrokardiogramm, Pkg = Phonokardiogramm, CPK = Karotispulskurve, AoP = Aortendruck, LVP = Druck im linken Ventrikel, LAP = Druck im linken Vorhof, Akg = Apexkardiogramm, APP = Druck in der A. pulmonalis, RVP = Druck im rechten Ventrikel, RAP = Druck im rechten Vorhof, VPK = Venenpulskurve. Erklärung siehe Text

Transport des Blutes durch die verengte Mitralklappe fördern. Bei stärkerer Dilatation ist Vorhofflimmern häufig und die Vorhofkontraktion in der Regel unmöglich.

Bei schwerer Mitralklappenstenose ist das Herzzeitvolumen in Ruhe reduziert. Bei weiterer Belastung ist eine nur ungenügende Adaptation an den erhöhten Stoffwechsel möglich, und es kommt zu einer vermehrten O_2-Extraktion (Zunahme der arterio-pulmonalarteriellen O_2-Differenz) sowie vermehrter anaerober Energiegewinnung. Gefährlich ist bei der manifesten Mitralstenose besonders eine Frequenzerhöhung - aus welchen Gründen auch immer -, die die Diastolendauer und damit die linksventrikuläre Füllung weiter reduziert. Die Gabe von Atropin und positiv chronotrop wirkenden Katecholaminen muß deshalb unter besonderer Vorsicht erfolgen.

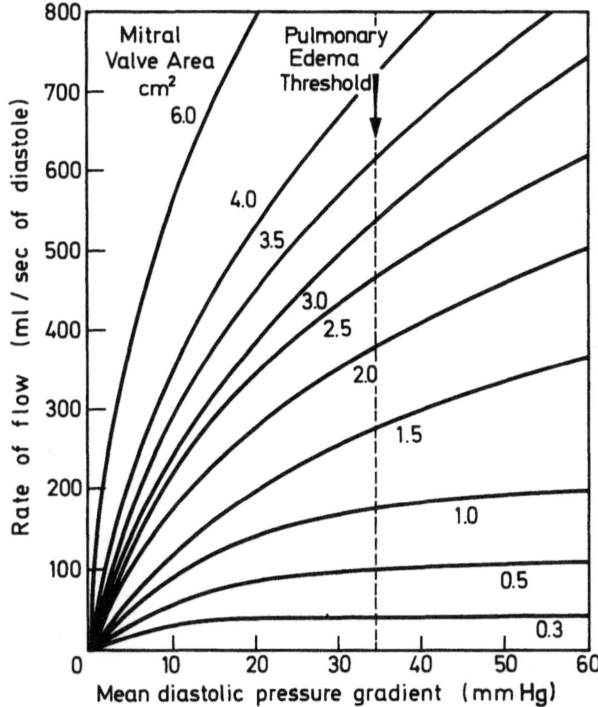

Abb. 2. Mitralklappenstenose. Beziehung zwischen mittlerem diastolischem Druckgradienten an der Mitralklappe (Abszisse) und diastolischer Blutströmungsgeschwindigkeit (Ordinate) durch die Mitralklappe, berechnet nach der von GORLIN und GORLIN (7) angegebenen Formel. Bei einer Mitralklappenöffnungsfläche von 1,0 cm^2 oder darunter führt eine Zunahme des Druckgradienten nur zu einem geringfügigen Flowzuwachs. Übersteigt der pulmonale Kapillardruck den onkotischen Druck des Plasmas (∿ 25 - 30 mm Hg), so kommt es zu Transsudation von den Pulmonalkapillaren in das Alveolarlumen, und ein Lungenödem entwickelt sich. Aus dem Diagramm wird ersichtlich, daß eine schwere Mitralinsuffizienz mit einer schweren Mitralstenose unvereinbar ist (Nach SCHLANT (20))

In fortgeschrittenen Stadien kommt es infolge der manifesten pulmonalen Widerstandserhöhung mit pulmonalem Hochdruck nicht selten zu vermehrter Transsudation in das Alveolarlumen, die wiederum eine alveoläre Hypoventilation und Gasaustauschstörungen nach sich zieht. Aus diesem Grund findet man auch häufig eine kompensatorische Hyperventilation, so daß die arteriellen Blutgase noch in der Norm liegen.

2. Mitralklappeninsuffizienz (Abb. 3)

Das zentrale Problem bei der Mitralklappeninsuffizienz ist der Rückfluß des Blutes vom linken Ventrikel in den linken Vorhof während der Ventrikelsystole. Infolge des großen Druckgradienten vom linken Ventrikel zum linken Vorhof genügt schon eine geringgradige Insuffizienz der Klappe, um ein großes Volumen in den linken Vorhof zurückzudrücken. Häufig ist die Mitralklappeninsuffizienz mit einer Mitralstenose eines bestimmten Grades vergesellschaftet. Die Folge der Klappeninsuffizienz ist eine Volumenüberlastung des linken Ventrikels und auch des linken Vorhofs. Vorhof und Ventrikel verrichten extrem große Volumenarbeit und sind kompensatorisch hypertrophiert und dilatiert. Dabei dient die Dilatation des linken Vorhofs auch der Kompensation,

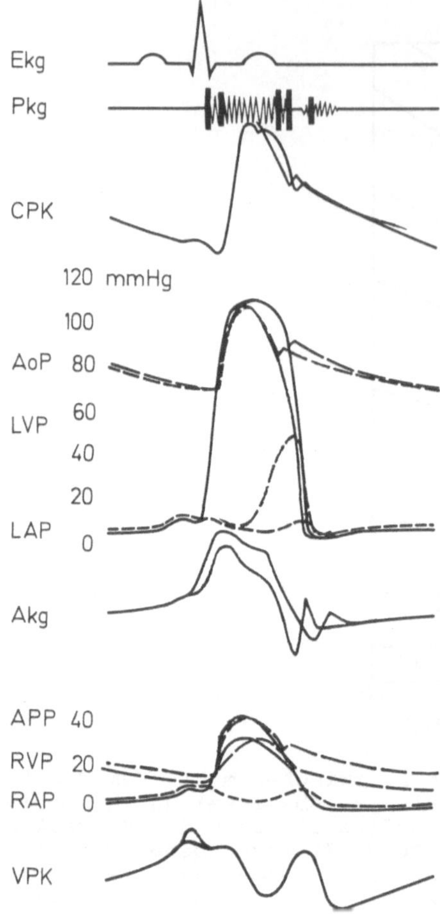

Abb. 3. Mitralklappeninsuffizienz (Nach LÜTHY und Mitarb. (12)). Die Abkürzungen entsprechen der Abb. 1. Erklärungen siehe Text

da dadurch das pulmonale Kapillarbett vor zu großer Drucküberlastung geschützt wird. So findet man häufig einen zwar extrem erweiterten linken Vorhof, jedoch nur geringfügig erhöhte Drucke. Erhöhte Compliance des linken Vorhofs ist vielleicht überhaupt der bedeutendste Faktor, der ein längeres Überleben bei Mitralinsuffizienz erlaubt.

Solange der linke Ventrikel suffizient bleibt, ist das Schlagvolumen normal, in schwereren Fällen jedoch reduziert. Periphere Widerstandserhöhung erhöht die Regurgitation, Vasodilatation kann sie vermindern. Liegt ein kombiniertes Mitralvitium vor, so lassen sich häufig erhebliche diastolische Druckerhöhungen im linken Ventrikel mit großen diastolischen Druckgradienten nachweisen.

Bei stärkerer Druckerhöhung im linken Vorhof finden sich ähnliche Veränderungen an der pulmonalen Strombahn bzw. in der Lungenfunktion wie sie bei der Mitralstenose beschrieben wurden. Aus diesen Gründen ist bei Mitralfehlern häufiger mit postoperativen pulmonalen Komplikationen zu rechnen und eine assistierte oder kontrollierte Beatmung in dieser Phase angezeigt.

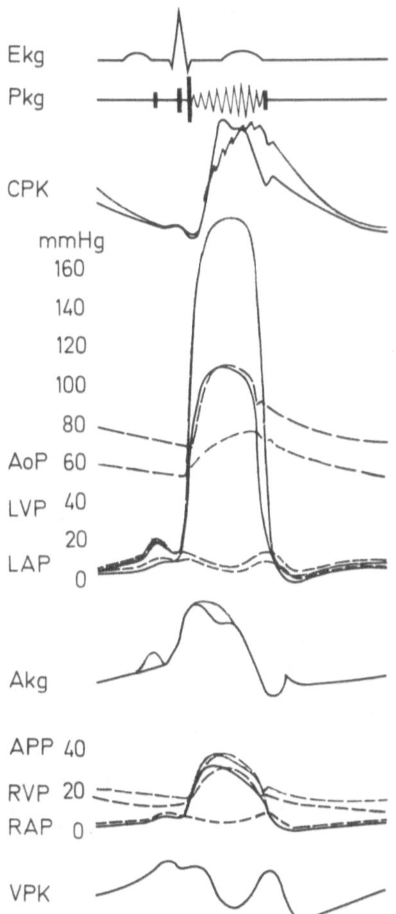

Abb. 4. Aortenklappenstenose (Nach LÜTHY und Mitarb. (12)). Die Abkürzungen entsprechen der Abb. 1. Erklärungen siehe Text

3. Aortenklappenstenose (Abb. 4)

Die pathophysiologischen Herz-Kreislauf-Veränderungen resultieren aus dem durch die veränderte Aortenklappe bedingten erhöhten Ausflußwiderstand, gegen den der linke Ventrikel das Schlagvolumen fördern muß. Während die Öffnungsfläche der Aorta beim Gesunden zwischen 2,5 und 3,5 cm^2 beträgt, kann sie auf gerade noch mit dem Leben vereinbare minimale Werte von 0,5 - 0,7 cm^2 reduziert sein (Abb. 5) (20). Als Folge entwickelt sich eine erhebliche systolische ventrikulo-aortale Druckdifferenz, die bis über 100 mm Hg betragen kann. Bei schwerer Aortenstenose sind intraventrikuläre Drucke von über 300 mm Hg gemessen worden. Es findet sich bei gedämpfter Pulswelle ein verspäteter Druckgipfel in der Aorta.

Ist das Vitium kompensiert, so liegt das Herzzeitvolumen meistens noch lange im Normbereich. Die Sauerstoffversorgung des Herzens ist bei der Aortenstenose häufig in Frage gestellt, da einerseits die hohe intramyokardiale Wandspannung einen hohen Energiebedarf nach sich zieht und andererseits der im Vergleich niedrige aortale Perfusions-

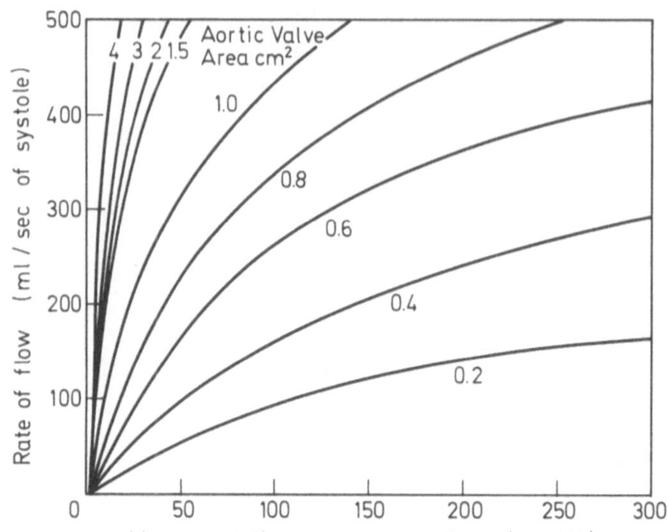

Abb. 5. Aortenklappenstenose. Beziehung zwischen mittlerem systolischem Druckgradienten an der Aortenklappe (Abszisse) und der systolischen Blutströmungsgeschwindigkeit durch die Aortenklappe (Ordinate), berechnet nach der von GORLIN und GORLIN (7) angegebenen Formel. In einem relativ großen Bereich der effektiven Aortenklappenöffnungsfläche zwischen 2,6 - 3,5 cm^2 ist ein nur geringfügiger Strömungswiderstand wirksam. Im Bereich der "kritischen" Öffnungsfläche zwischen 0,5 - 0,7 cm^2 führt ein weiterer Anstieg des Druckgradienten - auch in stärkerem Ausmaß - nur zu einem geringfügigen Flowzuwachs (Nach SCHLANT (20))

druck - insbesondere bei Vorliegen einer Koronarsklerose - für die Überwindung des myokardialen Einstromwiderstandes nicht ausreicht. Aus diesem Grunde sind schwere Aortenstenosen durch eine Tachykardie und Druckbelastung, z. B. durch Katecholamine, besonders gefährdet.

4. Aortenklappeninsuffizienz (Abb. 6)
Die hämodynamischen Veränderungen sind Folge der Schlußunfähigkeit der Aortenklappe während der Diastole, die eine oft erhebliche Regurgitation von der Aorta in den linken Ventrikel nach sich zieht. Infolge des hohen Druckgradienten zwischen Aorta und Ventrikel am Ende der Systole können während der Diastole Volumina von 1 - 15 l/min, die bis über 50 % des linksventrikulären Schlagvolumens ausmachen, in das Herz zurückfließen. Folge ist eine Dilatation des linken Ventrikels mit hohen enddiastolischen Volumina und Drucken. Eine zunehmende Herzinsuffizienz im Verlaufe des Krankheitsbildes mit Rückwirkung auf den linken Vorhof und die pulmonale Gefäßstrombahn unter ständiger Gefahr der Ausbildung eines Lungenödems ist die Regel. Bei starker linksventrikulärer Insuffizienz kommt es jedoch infolge Verminderung des Druckgradienten zu einer Abnahme der Regurgitation und scheinbarer Rückkehr zur Norm. Insgesamt ist der Regurgitationsanteil abhängig von

1. den Drucken im linken Ventrikel und der Aorta,
2. den Widerständen im Ventrikel, der Aortenklappe und der Kreislaufperipherie und
3. der Diastolendauer.

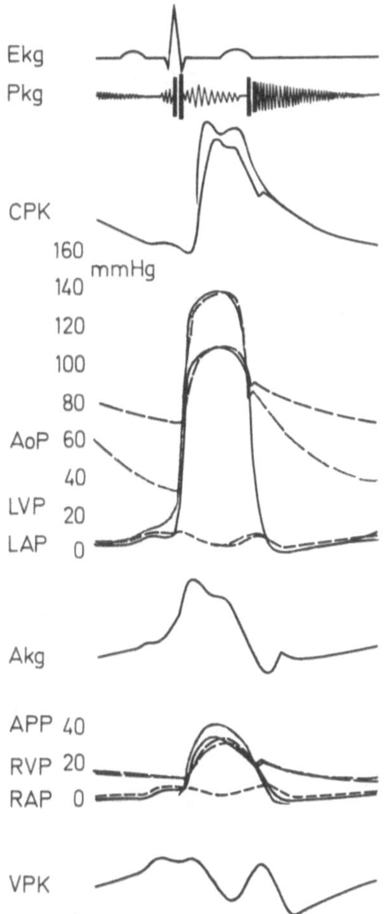

Abb. 6. Aortenklappeninsuffizienz (Nach LÜTHY u. Mitarb. (12)). Die Abkürzungen entsprechen der Abb. 1. Erklärungen siehe Text

Bei Widerstandserhöhung z. B. durch Arterenolgabe steigt der Rückfluß an. Häufig findet sich eine kompensatorische Vasodilatation, die den peripheren Abfluß verbessert und die Regurgitation reduziert. Eine mäßige Tachykardie ist bei der Aorteninsuffizienz als eher günstig zu betrachten, da die für die Regurgitation zur Verfügung stehende Gesamtdiastolendauer abnimmt. Auch bei der Aortenklappeninsuffizienz leidet das Myokard unter der erheblichen Druck- und Volumenbelastung, die einen entsprechenden myokardialen O_2-Bedarf nach sich zieht. Hinzu kommt der erheblich verminderte diastolische koronare Perfusionsdruck, so daß relativ leicht ein Mißverhältnis von Sauerstoffangebot zu Sauerstoffbedarf die Folge sein kann.

Es soll in diesem Zusammenhang am Rande noch auf die nicht seltene Vergesellschaftung einer Aortenklappeninsuffizienz mit Aortenklappenstenose und Mitralklappenfehler hingewiesen werden. Die Abb. 7 und 8 fassen die Volumenveränderungen bzw. die Druck-Volumen-Diagramme bei den wichtigsten Herzerkrankungen zusammen.

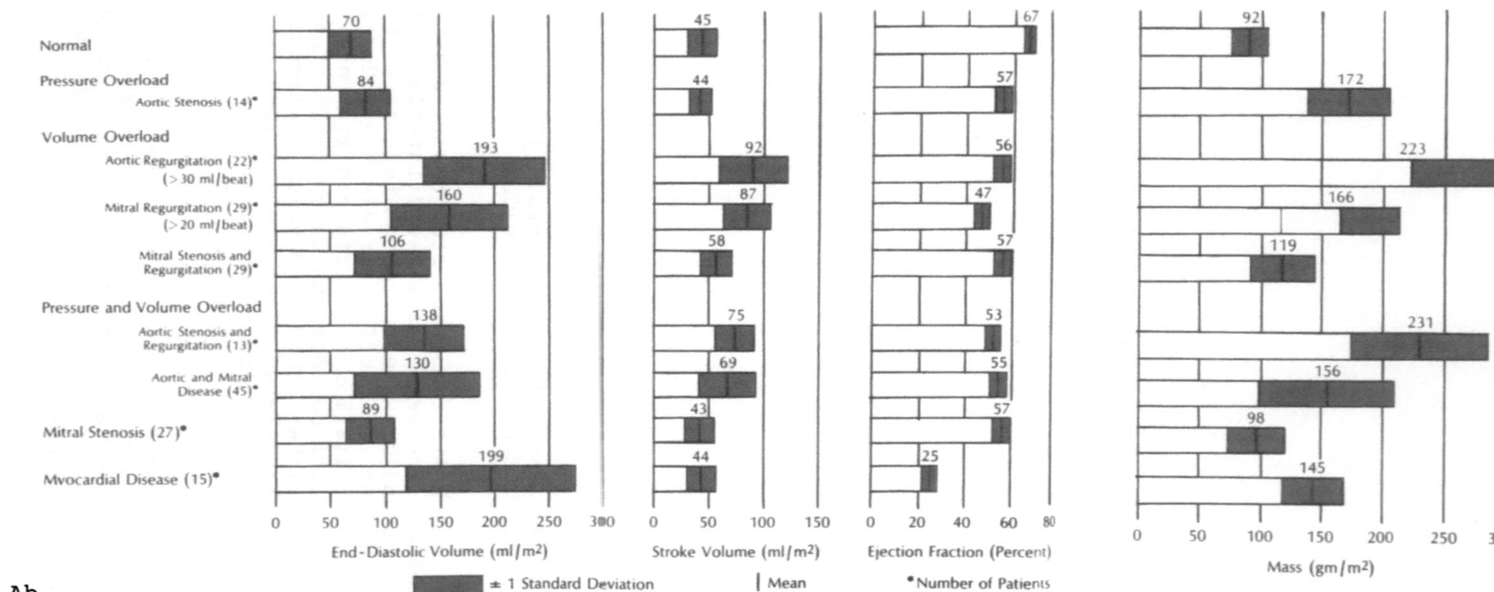

Ab[illegible] heiten (Nach DODGE (5)). Die Herzkammervolumina bei Herzklappenfehlern, die mit einer Volumenüberlastung einhergehen, verhalten sich ähnlich wie bei normalen linken Ventrikeln. Liegt eine Volumenüberlastung vor, kommt es zu einer Dilatation des linken Ventrikels. Das Ausmaß der Dilatation ist proportional dem Schlagvolumen. Bei den meisten Herzklappenfehlern werden ungefähr 2/3 des enddiastolischen Volumens in der Systole ausgeworfen, vergleichbar dem normalen Herzen. Liegt eine verminderte Auswurffraktion vor, kann auf eine disproportionale ventrikuläre Dilatation geschlossen werden, und es liegt der Verdacht auf eine sowohl myokardiale als auch valvuläre Herzschädigung vor

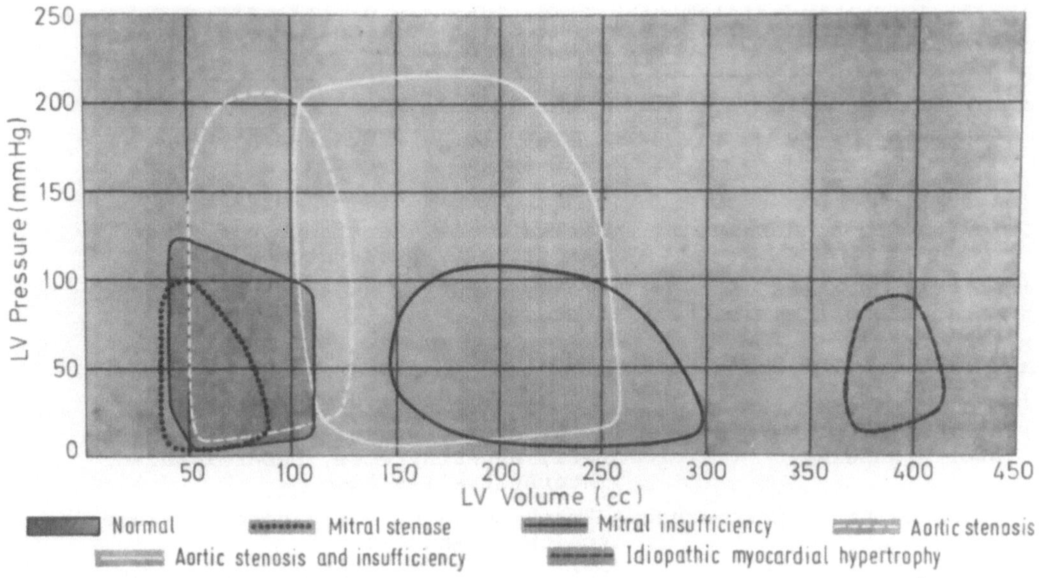

Abb. 8. Funktionsdiagramme des linken Ventrikels beim normalen Herzen und bei verschiedenen Herzerkrankungen (Nach DODGE (5)). In den gezeichneten linksventrikulären Druck-Volumen-Diagrammen von Patienten mit verschiedenen Herzerkrankungen ist die Höhe jeder Kurve durch den systolischen Druck und die "Weite" durch das Schlagvolumen determiniert. Die beiden engen Kurven stammen von einem Patienten mit Mitralstenose bzw. mit primärer Kardiomyopathie. Obwohl in beiden Fällen ein vergleichbares Schlagvolumen vorliegt, arbeitet der dilatierte linke Ventrikel bei Kardiomyopathie auf einem stark erhöhten Volumenniveau mit reduzierter Auswurffraktion. Die Mitralinsuffizienz ist charakterisiert durch Volumenüberlastung mit einer großen Kurvenexkursion parallel zur Volumenachse und dem Fehlen einer isovolämischen Kontraktionsperiode. Die Form der Kurve bei Aortenstenose demonstriert den Effekt einer Drucküberlastung. Aortenstenose und -insuffizienz spiegeln den Einfluß von Druck- und Volumenüberlastung wider

Auf die Pathophysiologie der Pulmonalklappenstenose wird hier nicht eingegangen, da sie meistens im Rahmen angeborener Herzfehler vorkommt. Ebenso werden die Trikuspidalklappenstenose und -insuffizienz nicht behandelt, da sie klinisch von geringerer Bedeutung sind und häufig sekundär als Folge von Mitralklappenfehlern, pulmonalem Hochdruck und Pulmonalstenose vorkommen.

II. Herzinsuffizienz

Unter diesem Begriff wird ganz allgemein der Zustand verstanden, in dem das Herz als Pumpe nicht länger in der Lage ist, ein adäquates Blutvolumen - bezogen auf den venösen Rückstrom und den metabolischen Bedarf des Gesamtkörpers - zu pumpen. Diese allgemeine Formulierung läßt sich auf viele klinische Krankheitsbilder anwenden, obgleich ihnen unterschiedliche Pathomechanismen zugrunde liegen. Das ergibt sich auch aus der pathophysiologischen Einteilung der Herzinsuffizienz (Tabelle 1): Man unterscheidet nach LÜTHY u. Mitarb. (12) erstens die primär mechanisch bedingte Herzinsuffizienz infolge Druck-

Tabelle 1. Pathophysiologische Einteilung der Herzinsuffizienz (Nach LÜTHY (12))

1. Primär mechanisch bedingte Herzinsuffizienz	
a) Drucküberlastung	Hypertonie, Stenose von Klappen und Ausflußbahn
b) Volumenüberlastung	Klappeninsuffizienz, Shunt, Infusion
c) Bewegungsbehinderung	Perikarditis, Herztamponade, Endomyokardfibrose, Myokardtumor
d) Relative Überlastung durch Muskelfaserverlust	Myokardinfarkt, Myokarditis, Myokardfibrose
2. Primär biochemisch bedingte Herzinsuffizienz	
e) Störung der Elektrolyte	endokrin, renal, Diuretika
f) Störung des Intermediärstoffwechsels	Hypoxie, Hyperkapnie, Azidose, Beri-Beri, Hyperthyreose, Leberzirrhose, interstitielles Ödem
g) Pathologische Speicherung	Hämochromatose, Amyloidose, Glykogenspeicherkrankheit
h) Pharmakologisch bedingte Störungen	Betarezeptorenblockade, Barbiturate, Halothan, Fluothane

überlastung, Volumenüberlastung, Bewegungsbehinderung oder Muskelfaseruntergang und zweitens die primär biochemisch bedingte Herzinsuffizienz durch Elektrolyt- und Stoffwechselstörungen, pathologische Speicherung und pharmakologisch bedingte Störungen. Da es von vornherein aussichtslos ist, auf die verschiedenen Formen der Herzinsuffizienz im Detail einzugehen, sollen hier nur die für den Kliniker wichtigen pathophysiologischen Gemeinsamkeiten erörtert werden. Physiologischerweise adaptiert das Herz seine Leistung an einen vermehrten Sauerstoffbedarf der Peripherie durch eine Steigerung des Herzzeitvolumens um das maximal 4- bis 5fache (Abb. 9 (B)). Weiterhin kann die normalerweise geringe Sauerstoffausschöpfung des Blutes erheblich zunehmen. Die Steigerung des Herzzeitvolumens kann wiederum einmal über eine Zunahme des Schlagvolumens, zum anderen und zu einem weit größeren Teil durch einen Anstieg der Herzfrequenz erfolgen (Abb. 9 (C)). Bezogen auf die Herzvolumina wird das Schlagvolumen vor allem durch Inanspruchnahme des diastolischen und systolischen Reservevolumens ansteigen können, wobei immer eine minimale Restblutmenge am Ende der Systole im Ventrikel verbleibt. Bei der Herzinsuffizienz ist die Funktion der Herzkontraktion gestört, so daß die Förderung eines ausreichenden Volumens nicht mehr möglich ist. Dabei wird klinisch zwischen einem noch kompensierten Zustand in Ruhe und Dekompensation bei Belastung (latente Herzinsuffizienz) und der bereits in Ruhe dekompensierten Insuffizienz (manifeste Herzinsuffizienz) unterschieden. In der Regel sind beide Ventrikel mehr oder weniger betroffen, es kommen jedoch auch isolierte kurzfristige Insuffizienzzustände nur einer Kammer vor. Folge der ungenügenden Herzzeitvolumenförderung ist die Zunahme der Sauerstoffextraktion ($avDO_2$), um den O_2-Bedarf zu decken.

Die eigentlichen biochemischen Veränderungen, die sich beim Übergang vom Zustand der Kompensation zur Dekompensation einstellen, sind bis heute noch nicht völlig aufgeklärt. Aus Inkubationsversuchen verschiedener Autoren läßt sich lediglich vermuten, daß die Störung des

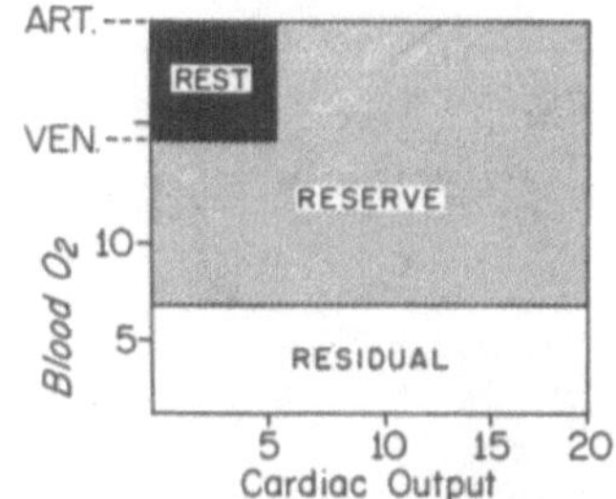

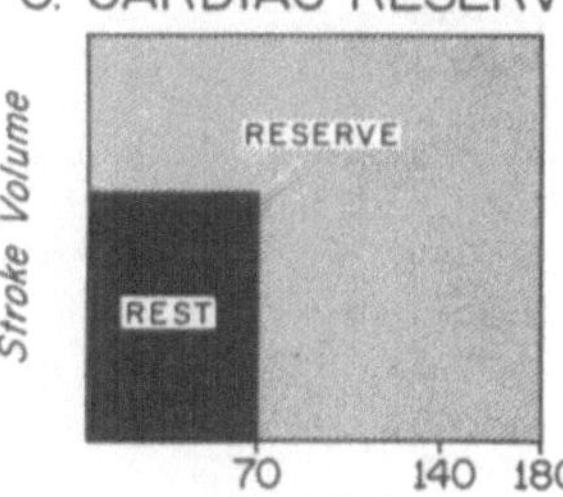

9. Kardiovaskuläre (B) und kardiale (C) :ve (Nach RUSHMER (17)). ie Sauerstoffabgabe an die Gewebe in Ru- st bestimmt durch das Produkt aus arte- pulmonalarterieller O_2-Differenz und dem zeitvolumen (schwarzer Bereich). Entspre- 1 der kardiovaskulären O_2-Reserve wird Maximum der Sauerstoffabgabe sowohl durch größere Sauerstoffextraktion (Vergröße- der avDO_2) als auch eine Zunahme des zeitvolumens (gestrichelter Bereich) er- nt. Selbst bei maximaler Belastung kommt ır zu einer unvollständigen Ausschöpfung avDO_2 (Residual). ie kardiale Reserve bezieht sich auf das aß, in dem das Herzzeitvolumen durch Zu- e des Schlagvolumens und der Herzfrequenz :richelter Bereich) gesteigert werden . Bemerke, daß die Herzfrequenz zu ei- größeren Teil an der Steigerung des Herz- zeitvolumens beteiligt ist als das Schlagvo- lumen

lziumstoffwechsels eine wichtige Rolle spielen mag. Dagegen finden ch keine Anhaltspunkte dafür, daß die oxydative Phosphorylierung insuffizienten Myokard gestört ist (Abb. 10). Weder die pro u Atom uerstoff phosphorylierte Menge von ADP (P/O-Quotient) noch die Men- Sauerstoff, die pro mg mitochondrialen Proteins verbraucht wird, igte zwischen normalem und insuffizientem Muskelgewebe signifikan- Differenzen (14). Ebensowenig ließ sich ein Unterschied im Verhält- s von geleisteter mechanischer Arbeit zu Energiekonsum zwischen nor- lem und insuffizientem Muskel nachweisen. Zum Glück fällt es dem iniker weitaus leichter, zwischen suffizienter und insuffizienter rzfunktion anhand hämodynamischer Kriterien zu unterscheiden. Ty- sch für ein Herz mit reduzierter Kontraktilität ist zum Beispiel e Insuffizienz, von gegebenen Vordehnungszuständen ausgehend eine rmale Spannung zu entwickeln (Abb. 11). Entsprechend fördert das suffiziente Herz bei vergleichbaren enddiastolischen Volumina und rkomerenlängen ein weitaus geringeres Schlagvolumen als ein suffi- enter Ventrikel. Abflachung und Rechtsverschiebung solcher Ventri- lfunktionskurven sind charakteristisch für das hämodynamische Ver- lten bei Herzinsuffizienz. Ein weiterer wesentlicher Unterschied steht darin, daß das suffiziente Herz bei Arbeit durch eine Tachy- rdie bei gleichbleibendem Schlagvolumen sein Herzzeitvolumen stei- rt, wogegen beim insuffizienten Herz eine stärkere kompensatori- he Steigerung der Herzfrequenz zu einem Abfall des Schlagvolumens d einem im günstigen Fall gleichbleibenden HZV führt (Abb. 12). In r Tabelle 2 sind die Veränderungen einiger wichtiger hämodynami- her Parameter unter manifester und latenter Herzinsuffizienz auf- führt (12). Betrachten wir die manifeste Herzinsuffizienz, so fin- n sich vor allem eine verminderte Kontraktilität mit verlängerter spannungszeit, vergrößerte endsystolische und enddiastolische Volu- na mit gleichzeitig vermindertem Schlagvolumen und Herzzeitvolumen, n oft noch normaler arterieller Druck und häufig eine erhöhte Herz- requenz. Der Venendruck und Pulmonalarteriendruck (wedge pressure)

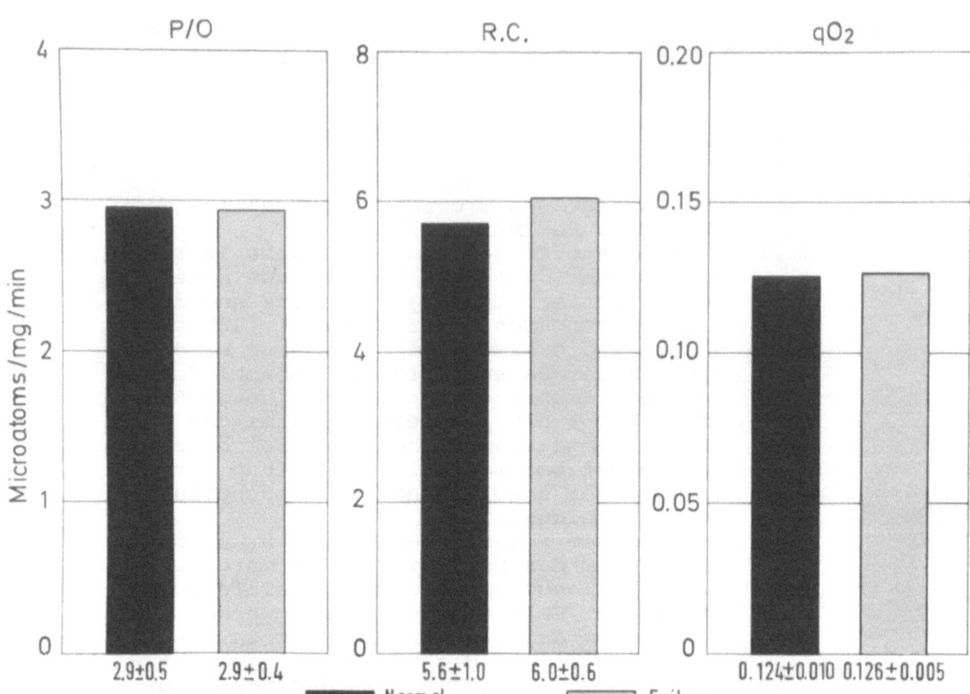

Abb. 10. Biochemische Untersuchungen zum Herzstoffwechsel bei Herzinsuffizienz (Nach POOL (14)). Die dieser Abbildung zugrundeliegenden Untersuchungen wurden an Katzenherzmitochondrien bei 25 °C unter Glutamat-Substratversorgung durchgeführt. Sowohl im Verhältnis von phosphoryliertem ADP zu aufgenommenem Sauerstoff (sog. P/O-Quotient) als auch im Verhältnis der Sauerstoffaufnahme unter Gegenwart und Abwesenheit von ADP (R. C.) und schließlich auch in dem Verhältnis der Sauerstoffaufnahme pro mg mitochondrialen Proteins pro min (qO_2) finden sich zwischen normalem und insuffizientem Myokard keine Unterschiede. Aus diesen Befunden können signifikante Unterschiede in der Effizienz der oxydativen Phosphorylierung zwischen normalem und insuffizientem Herzmuskel ausgeschlossen werden

sind meistens, vor allem bei Belastung, deutlich erhöht. Aus den nächsten beiden Originalregistrierungen von Indikatorauswaschkurven eines suffizienten und experimentell insuffizient gemachten linken Ventrikels wird das Auswurfverhalten deutlich: Während der suffiziente Ventrikel (Abb. 13) relativ rasch und in großen Stufen (Schlagvolumina) mit dem injizierten Indikatorvolumen fertig wird, benötigt das insuffiziente Herz (Abb. 14) dafür in vielen kleinen Auswurfschritten eine relativ lange Zeit (9). Berücksichtigt werden muß jedoch, daß es bei Vorliegen eines Herzversagens von Patient zu Patient erhebliche Unterschiede gibt, die sich in einem breit streuenden Verhalten der Relation "enddiastolischer Druck zu enddiastolischem Volumen" ausdrückt. So finden sich bei Patienten mit erhöhten enddiastolischen Druckwerten in einigen Fällen normale, in anderen dagegen erheblich vergrößerte (> 400 ml) enddiastolische Volumina, die auf eine unterschiedliche Compliance des Ventrikels hindeuten.

Im dekompensierten Stadium der Herzinsuffizienz ist durch Volumen- und Druckrückwirkung auf den linken Vorhof und die pulmonale Strom-

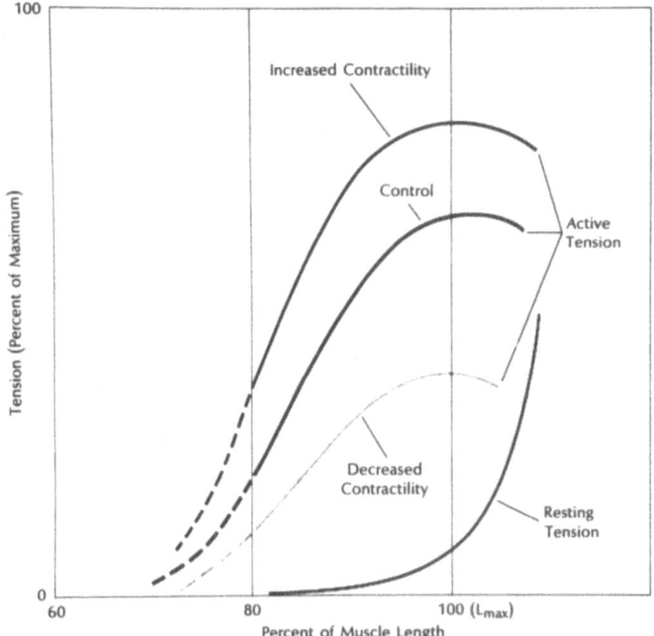

Abb. 11. Beziehungen zwischen initialer Muskelfaserlänge und entwikkelter Spannung im Herzmuskel unter verschiedenen Bedingungen (Nach SONNENBLICK (19)). Die Spannungskurve unter Ruhebedingungen steigt abrupt, wenn L_{max} - die Muskelfaserlänge, bei der die maximale aktiv entwickelte Spannung vorliegt - erreicht ist. Die Kurve der aktiven Spannungsentwicklung kann durch Steigerung der Kontraktilität (z. B. durch Kalzium oder Katecholamine) steiler bzw. durch negativ inotrope Pharmaka flacher werden

bahn auch die Lunge in ihrer Funktion gestört. Die Lungen insuffizienter Patienten sind bei der Sektion blutüberfüllt, schwer und induriert. Die Alveolarmembranen sind verdickt und ödematös, so daß die Diffusionsstrecke verlängert ist. Viele Alveolen sind teilweise oder komplett mit Ödemflüssigkeit ausgefüllt, die den Gasaustausch behindert. Insgesamt ist der Gaswechsel in der Lunge eines herzinsuffizienten Patienten auf drei Wegen gestört:

a) durch den vergrößerten Ein- und Ausatemwiderstand in den Alveolen,
b) durch die Überflutung der Alveolen mit Ödemflüssigkeit und
c) durch die verzögerte Diffusion von Gasen infolge Vergrößerung der Diffusionsstrecke (Abb. 15).

Aus diesem Zusammenhang zwischen Herzinsuffizienz und gestörter Pulmonalfunktion ergeben sich für die Anästhesie eine Reihe von prophylaktischen und therapeutischen Gesichtspunkten, die hier im einzelnen nicht diskutiert werden können.

Das sogenannte "low output-Syndrom" nach Herz-Lungen-Maschinen-Operationen gleicht in seinem klinischen Bild einer Herzinsuffizienz. Wir diagnostizieren ein low output-Syndrom bei Vorliegen folgender Werte: mittlerer Aortendruck < 70 mm Hg, Herzindex < 2,0 l/min, zentralvenöse Sättigung < 55 %, zentralvenöser Druck > 15 mm Hg, pulmonaler Kapillardruck > 20 mm Hg und Urinproduktion < 20 ml/h. Es handelt sich hierbei um eine - häufig temporäre - Minderleistung des gesamten Her-

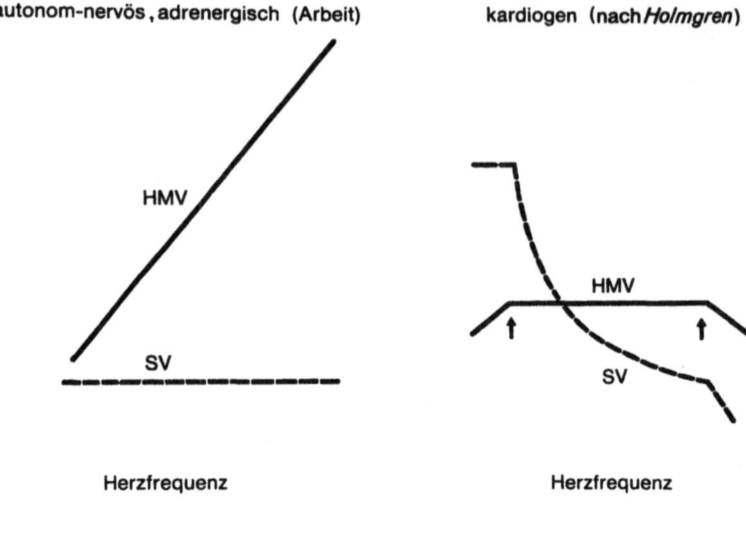

Abb. 12. Verhalten von Herzminutenvolumen und Schlagvolumen unter autonom-nervöser adrenergischer Stimulation bei Arbeit (linker Teil) und kardiogener Frequenzänderung (rechter Teil) (Nach LÜTHY u. Mitarb. (12)). Bei der autonom-nervös regulierten Frequenzänderung bleibt das Schlagvolumen weitgehend konstant, das Herzminutenvolumen ändert sich entsprechend der Herzfrequenz. Bei der kardiogenen Frequenzänderung hingegen bleibt über einen bestimmten Frequenzbereich das HMV konstant. Es fällt sowohl über einer oberen als auch unterhalb einer unteren "kritischen" sogenannten Grenzfrequenz ab

zens, die nicht selten gut auf therapeutische Interventionen anspricht. Einzelheiten zur Therapie dieses Syndroms sprengen den Rahmen dieses Beitrags.

III. Koronarinsuffizienz - koronare Herzkrankheit (CHD)

Gemessen an den 165.000 Todesfällen in der BRD infolge koronarer Herzkrankheit ist diese hinsichtlich der Morbidität für den Anästhesisten und Chirurgen von herausragender Bedeutung. Im August-Heft 1975 der Zeitschrift "Anesthesiology" kommt ROWE (16) in einem Übersichtsartikel zum Problem Anästhesie und Koronardurchblutung zu folgenden Schlüssen: "Jeder männliche Erwachsene - auch wenn er keinerlei Symptome einer kardiovaskulären Erkrankung zeigt - muß behandelt werden wie ein Patient mit einer "gewissen" Koronarsklerose" und weiter: "Personen mit Symptomen eines undefinierten Schweregrades einer Koronarinsuffizienz müssen prophylaktisch als schwer Koronarkranke eingeordnet werden".

Die Gefährdung des koronarkranken Patienten durch Narkose und Operation ist von zahlreichen Autoren statistisch untersucht worden. ROSEN und Mitarb. (15) fanden bei einem durchschnittlichen chirurgischen Krankengut bei 5,2 % der Patienten präoperative EKG-Veränderungen,

Tabelle 2. Verhalten einiger Kreislaufparameter bei den verschiedenen Formen der Herzinsuffizienz (Nach LÜTHY (12))

	Manifeste Herzinsuffizienz	Latente Herzinsuffizienz	Manifeste Herzinsuffizienz ohne Stauung (energetisch-dynamisch, sog. trocken)
Venendruck, enddiastolischer Druck	erhöht, unter Belastung Anstieg	normal, unter Belastung Anstieg	unterschiedlich, nicht wesentlich erhöht
Herzminutenvolumen	normal bis vermindert	normal, unter Belastung Anstieg vermindert	vermindert
Blutvolumen	erhöht	unterschiedlich	vermindert
Kreislaufzeiten	verlängert	normal	normal bis verlängert
Frequenz	häufig erhöht, inadäquater Anstieg unter Belastung	normal, inadäquater Anstieg unter Belastung	unterschiedlich
Schlagvolumen	vermindert (selten normal)	normal, unter Belastung vermindert	vermindert (selten normal)
Enddiastolisches Volumen Herzgröße	erhöht	normal oder erhöht, Zunahme unter Belastung	unterschiedlich
Systolischer Druck	normal	normal	vermindert
Enddiastolisches Volumen	erhöht	normal oder erhöht, Zunahme unter Belastung	unterschiedlich
Peripherer Widerstand	erhöht	normal	unterschiedlich
Kontraktilität	eingeschränkt	normal, verminderter Anstieg unter Belastung	eingeschränkt
Elektromechanische Systole (Q-2. Ton)	unterschiedlich	normal	verkürzt
Anspannungszeit	verlängert	normal	verlängert

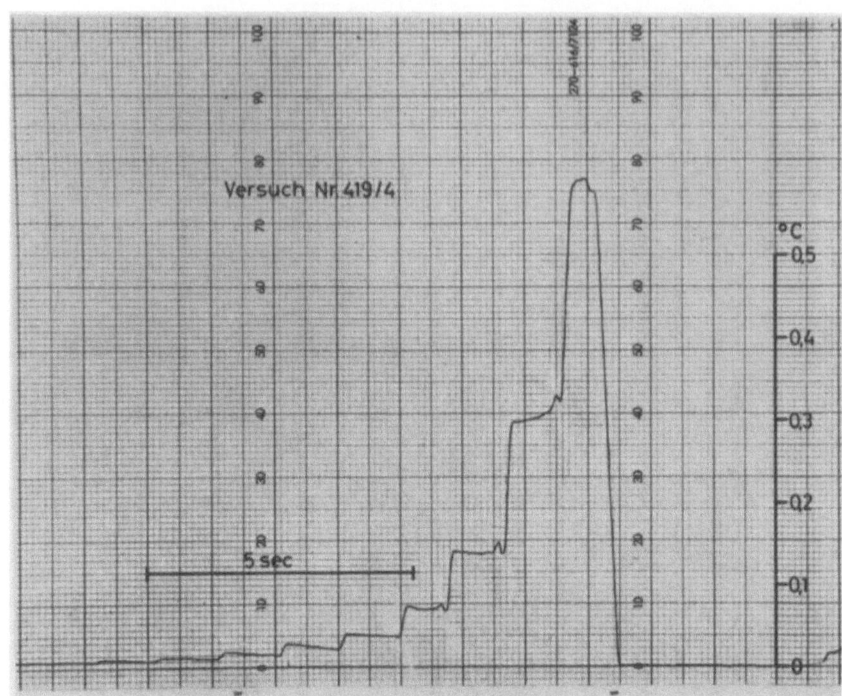

b. 13. Originalregistrierung einer Indikatorauswaschkurve des lin-
n Ventrikels im Hundeexperiment (Nach KETTLER (9)). Die relativ
oßen Stufenbildungen entsprechen einem suffizienten Herzen. Herz-
equenz = 78/min; Schlagvolumen = 40 ml; endsystolisches Volumen =
ml; enddiastolisches Volumen = 81 ml. Das Verhältnis von Schlag-
lumen zu endsystolischem Volumen beträgt 1:1

e auf eine koronarpathologische Situation hinwiesen. Prä-, intra-
d postoperative EKG-Veränderungen zusammengenommen fanden sich in
r gleichen Untersuchung bei etwa 20 % der Patienten. Die Tabelle 3
bt einen Überblick über verschiedene statistische Untersuchungen
m Anästhesie-Operationsrisiko bei koronarkranken Patienten bzw. bei
rliegen eines Herzinfarktes. Bei Vorbestehen von klinischen Sympto-
n bzw. EKG-Veränderungen, die auf eine Koronarerkrankung hinweisen,
egt die unmittelbare Mortalität in Verbindung mit Operation und
ästhesie nach DANA und OHLER (4) sowie MATTINGLY (13) zwischen
6 und 7,4 %. Für die 8-Wochen-Mortalität ergibt sich nach ARKINS
d Mitarb. (1) sogar ein Wert von 22 %. Diese Mortalitätsziffern
egen um ein Mehrfaches über denen von Patienten ohne Koronaranamne-
. Ebenfalls kommt es nach KNAPP und Mitarb. (10), TARHAN und Mit-
b. (23) sowie TOPKINS und ARTUSIO (24) bei Patienten mit Infarkt-
amnese zu einer bis auf das 50fache (TARHAN und Mitarb. (23)) er-
hten Rate eines Reinfarktes, verglichen mit einer Infarkthäufigkeit
i Patienten ohne vorhergehenden Infarkt.

egt das vorhergehende Infarktereignis in den letzten drei Monaten
r dem operativen Eingriff (sogenannter Frühinfarkt), so steigt die
rtalitätsrate infolge eines Reinfarktes sogar auf extrem hohe Wer-
zwischen 30 und 40 % (ARKINS und Mitarb. (1) und FRASER und HAMIL-
N (6)). Ein nicht aus vitalen Indikationen durchgeführter Eingriff
der Frühinfarktphase gilt deshalb als absolute Kontraindikation.

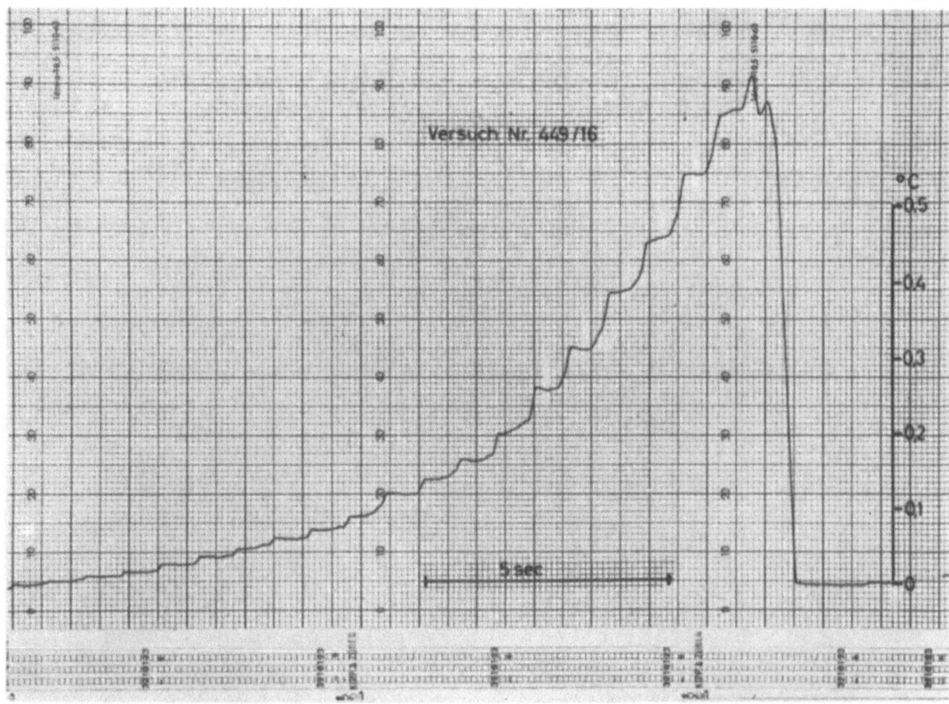

Abb. 14. Originalregistrierung einer Indikatorauswaschkurve bei einem insuffizienten Herzen (tiefe Halothannarkose) im Hundeexperiment (Nach KETTLER (9)). Im Vergleich zur Abb. 13 sind die einzelnen Stufen bedeutend kleiner: Dies beruht auf einem erheblich kleineren Schlagvolumen. Der linke Ventrikel braucht daher erheblich längere Zeit, um die injizierte Indikatormenge auszuwerfen. Herzfrequenz = 77/min; Schlagvolumen = 15 ml; endsystolisches Volumen = 71 ml; enddiastolisches Volumen = 86 ml. Das Verhältnis von Schlagvolumen zu endsystolischem Volumen beträgt etwa 1:5

Es läßt sich also feststellen, daß sich bei Patienten mit koronarer Vorerkrankung eine statistisch gesicherte erhöhte Rate hinsichtlich der Mortalität bzw. des Infarktrisikos ergibt.

Zum besseren Verständnis der Ursachen von Komplikationen bei koronarkranken Patienten und deren Behandlung im Rahmen von Narkose und Operation ist die Kenntnis der Pathophysiologie der Koronarinsuffizienz Voraussetzung. Aus Zeitgründen kann hier nicht auf die pathogenetischen Faktoren, die die Entwicklung einer Koronarerkrankung begünstigen, eingegangen werden, sondern allein die pathologische Situation des manifesten Koronarleidens behandelt werden.

Pathophysiologie der Koronarinsuffizienz

Obgleich der endgültige Beweis noch aussteht, gilt nach wie vor das traditionelle Konzept, daß eine Angina pectoris durch eine myokardiale Ischämie bedingt ist, die Folge einer Imbalance zwischen Sauerstoffangebot und Sauerstoffbedarf des Myokards ist. Wegen der zentralen Bedeutung dieses Problems für die Pathophysiologie der Koronarinsuffizienz sollen deshalb im folgenden noch einige Bemerkungen zum Verhältnis von "Sauerstoffangebot zu Sauerstoffbedarf des Myokards"

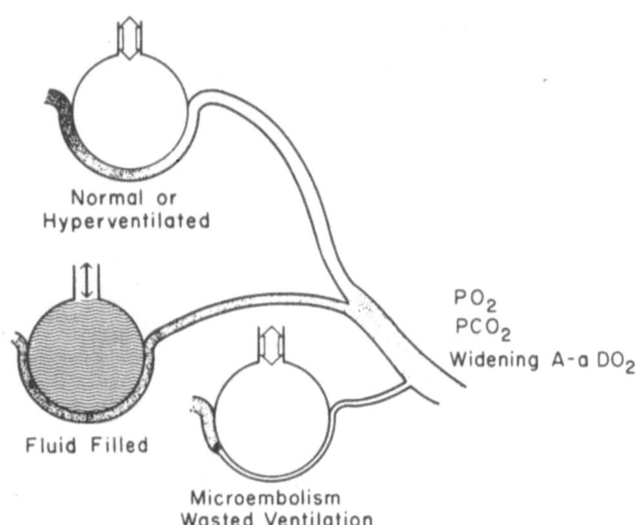

Abb. 15. Veränderungen des Verhältnisses von Ventilation zu Perfusion ($\dot{V}_A/\dot{Q}$) in der Lunge beim kardiogenen Schock. Neben einer normal ventilierten (oder hyperventilierten) und durchbluteten Alveole ist eine flüssigkeitsgefüllte und normal durchblutete Alveole bzw. eine normal ventilierte und unterperfundierte (Mikroembolie) Alveole dargestellt. In der Summe kommt es zu einer Störung des Verhältnisses von Ventilation zu Perfusion mit einer Vergrößerung der alveolo-kapillären O_2-Differenz

hinzugefügt werden. Zentrales Problem beim koronarkranken Patienten ist die Störung der dem gesunden Koronarsystem eigenen Fähigkeit zur autoregulativen Anpassung der Durchblutung an den - überwiegend durch die mechanische Herzleistung bedingten - Sauerstoffbedarf des Myokards. So kann im Extremfall bei physiologischerweise schon weitgehender Entsättigung des Blutes während der Koronarpassage von 95 auf etwa 35 % die Koronardurchblutung um den Faktor 5 bis 6 gesteigert werden. Das ist bei reduzierter Koronarreserve, Folge einer Erhöhung der vaskulären oder/und myokardialen Komponente des Gefäßwiderstandes, nicht mehr möglich. Der Koronarfluß hängt nach BRETSCHNEIDER (2) insgesamt ab von

a) dem Perfusionsdruck (überwiegend diastolisch, jedoch teilweise auch systolisch),
b) der vasalen Komponente des Gefäßwiderstandes, ihrerseits beeinflußt durch Hypoxie, Azidose, Stoffwechsel und Pharmaka,
c) der myokardialen Komponente des Koronarwiderstandes, abhängig von dem Funktionszustand des linken Ventrikels und negativ beeinflußt zum Beispiel durch Verminderung der koronarwirksamen Diastolendauer, ungenügender diastolischer Erschlaffung, Myokardödem und Anstieg des diastolischen Druckes im Ventrikellumen, z. B. infolge Herzinsuffizienz oder Klappenfehler (Abb. 16).

Schließlich spielt die Viskosität eine Rolle, da die Fließeigenschaften des Blutes weitgehend vom Hämatokrit abhängen und z. B. durch Anämie verbessert und durch Polyglobulie verschlechtert werden.

Tabelle 3. Mortalität und Komplikationen bei Patienten mit und ohne präoperative Infarkt- oder Koronaranamnese

		Infarkt- oder Koronaranamnese		Komplikationen in %		Verhältnis	Bezug
		mit	ohne	mit	ohne		
Arkins et al.	1964	1.005	-	22,3	-	-	8-Wochen-Mortalität
Dana et al.	1956	101	69	7,4	1,40	5,3	Mortalität
Knapp et al.	1962	427	8.557	6,0	0,70	8,6	Reinfarkte/Infarkte
Mattingly et al.	1963			6,6	2,90	2,3	Mortalität
Tarhan et al.	1972	422	32.455	6,6	0,13	50,0	Reinfarkte/Infarkte
Topkins et Artusio	1964	658	12.054	6,5	0,70	9,3	Reinfarkte/Infarkte
Arkins et al.	1964	27	-	40,0	-	-	Mortalität bei bestehendem Frühinfarkt
Fraser et al.	1967	60	-	32,0	-	-	Mortalität bei bestehendem Frühinfarkt

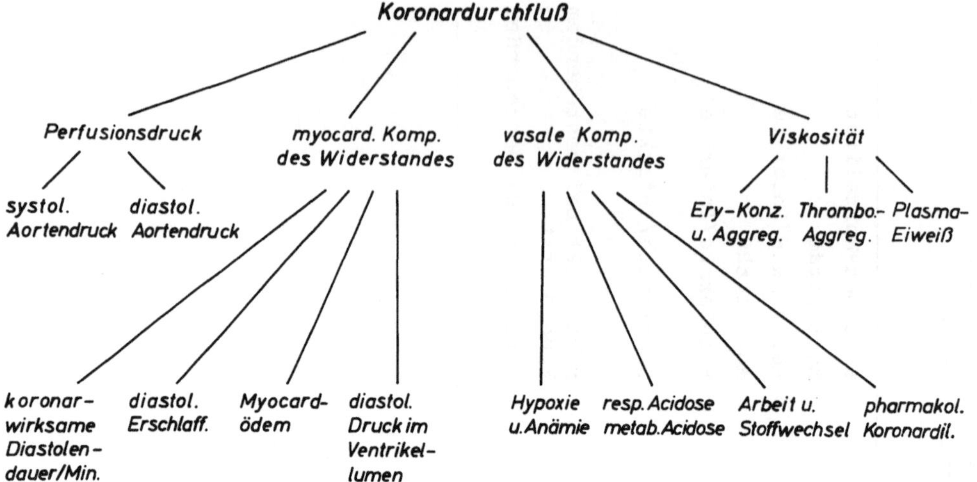

Abb. 16. Abhängigkeit der Koronardurchblutung von verschiedenen Faktoren (Nach BRETSCHNEIDER (2)). Erklärung siehe Text

Die Koronarreserve kann reduziert werden durch:

1. Eine strukturelle Erhöhung der vasalen Komponente des Koronarwiderstandes durch Koronarstenosen, insbesondere infolge Koronarsklerose,
2. eine strukturelle Erhöhung der vasalen Komponente des Koronarwiderstandes durch Myokardhypertrophie (Klappenstenosen und -insuffizienzen, Hypertonus),
3. eine Erhöhung der myokardialen Komponente des Koronarwiderstandes durch verlangsamte Kontraktion und Erschlaffung bzw. zu hohe Herzfrequenz, durch unvollständige Erschlaffung, durch Myokardödem oder Fortleitung eines erhöhten diastolischen Druckes im Ventrikellumen (z. B. Herzinsuffizienz, Übertransfusion, Aortenklappeninsuffizienz).

Besonders im fortgeschrittenen Zustand einer Koronarsklerose folgt die Koronardurchblutung nur noch einer überwiegend linearen Druck-Durchfluß-Beziehung. Da das Myokard seinen Energiebedarf im steady state wiederum nur aerob voll decken und keine längere Sauerstoffschuld eingehen kann, ist das Verhältnis eines ausreichenden Sauerstoffangebots zum aktuell gegebenen Sauerstoffbedarf für die Aufrechterhaltung der Pumpfunktion des Herzens wichtig. Das maximal verfügbare Sauerstoffangebot kann durch das Produkt von "maximal möglicher Koronardurchblutung bei maximaler arterio-koronarvenöser O_2-Extraktion" festgelegt werden. Eine weitere Steigerung des Sauerstoffangebotes über einen bestimmten Grenzwert ist nicht möglich. Übersteigt nun der Sauerstoffbedarf dieses maximal verfügbare Sauerstoffangebot, so wird ein schneller Zusammenbruch der Herzfunktion die Folge sein. Da also das verfügbare O_2-Angebot für den einzelnen Patienten im wesentlichen nicht beeinflußbar ist, gewinnt für die klinische Situation die Erfassung und Kontrolle des Sauerstoffbedarfes entscheidende Bedeutung. Es hat zahlreiche Bemühungen gegeben, den myokardialen Sauerstoffbedarf aus hämodynamischen Größen abzuschätzen. Erinnert sei hier an den von SARNOW und Mitarb. (18) entwickelten Tension-Time-Index, das ist die Fläche unter dem systolischen Anteil der Ventrikelkurve multipliziert mit der Herzfrequenz und dem später von BRETSCHNEIDER (2) modifizierten Tension-Time-Index:

mittlerer systolischer Druck x $\sqrt{\text{Herzfrequenz}}$, das in der Klinik heute häufig verwendete Produkt aus "maximalem systolischem Druck und Herzfrequenz" sowie die qualitative Zuordnung mechanischer Arbeitsparameter wie äußere Herzarbeit (Druck-Volumen-Arbeit), kontraktiler Status, myokardiale Wandspannung und Herzfrequenz zum Energiebedarf. Aufgrund physikalisch-biologischer Überlegungen und mit Hilfe ausgedehnter experimenteller Untersuchungen hat BRETSCHNEIDER (3) einen neuen physiologischen komplexen Parameter entwickelt, der die sauerstoffverbrauchenden Prozesse der Herztätigkeit additiv erfaßt (Tabelle 4). Der Parameter (Eg) besteht aus 5 additiven Komponenten (E_0 - E_4). E_0 stellt den Energiebedarf für den Basalstoffwechsel des stillgestellten normothermen Myokards dar. E_1 gibt den O_2-Bedarf für die elektrophysiologischen Prozesse wieder. E_2 steht für den O_2-Bedarf für die Haltebetätigung während der Auswurfphase. Schließlich spiegelt E_3 den Energiebedarf für die isometrische Spannungsentwicklung wider. E_4 ergibt den O_2-Bedarf für die Inaktivierung des kontraktilen Systems. Insgesamt sind E_2 und E_3, also der O_2-Bedarf für Spannungsentwicklung und Haltebetätigungsphase, von quantitativ herausragender Bedeutung, da sich die Glieder E_0, E_1 und E_4 nur unwesentlich unter variierenden hämodynamischen Bedingungen ändern. In alle Glieder des Parameters geht die Herzfrequenz (n) als multiplikativer Faktor ein, um eine Berechnung des O_2-Bedarfes pro min zu ermöglichen. Die Konstanten K_1 - K_4 wurden experimentell ermittelt. Insgesamt ergibt sich aus diesem komplexen Parameter, daß insbesondere Druck-, Frequenz- und Inotropieänderungen den myokardialen Energiebedarf erheblich beeinflussen. Kausal gehen darin weitere hämodynamische Größen wie die Herzvolumina und der diastolische Perfusionsdruck ("Gartenschlaucheffekt") ein. Die Kenntnis dieser Zusammenhänge ermöglichen dem Anästhesisten durch Kontrolle bzw. pharmakologische Einstellung von Aortendruck, Herzfrequenz und Inotropie die hämodynamische Situation für den koronarkranken Patienten zu optimieren. Diesem Prinzip dient sowohl die Senkung des erhöhten O_2-Bedarfes durch Verminderung der Herzarbeit (z. B. Drucksenkung bei exzessivem Hypertonus) und Verbesserung eines schlechten hämodynamischen Nutzeffektes (Wahl des Narkoseverfahrens, Rhythmusbehandlung, Digitalisierung) als auch der Ausgleich eines reduzierten O_2-Angebotes durch Erhöhung eines stärker reduzierten O_2-Gehaltes (Transfusion), Verbesserung einer erniedrigten arteriellen O_2-Sättigung (O_2-Inhalation und Beatmung), Anheben eines abgesunkenen Perfusionsdruckes (Volumeninfusion, Katecholamine) als auch die therapeutische Beeinflussung einer verkürzten Diastolendauer (Rhythmusbehandlung). Neben der Berücksichtigung dieser energetischen Globalbilanz zwischen Sauerstoffangebot und Sauerstoffbedarf spielen jedoch auch regionale Energieimbalancen eine Rolle, die für den Kliniker ohne Spezialuntersuchungsmethoden nur schwer diagnostizierbar sind. So ließen sich in Untersuchungen von HERRMANN und Mitarb. (8) regionale Ischämiezonen nachweisen, in denen eine Laktatproduktion - Ausdruck einer inadäquaten O_2-Versorgung - vorlag. Diese Zonen entsprachen pathologisch kontrahierenden Bezirken im Myokard. Es muß weiterhin darauf hingewiesen werden, daß unter bestimmten hämodynamischen Bedingungen eine Umverteilung der Durchblutung von den subendokardialen in die subepikardialen Myokardbezirke stattfindet.

Das Ausmaß der Störung der Koronarfunktion ist leider für den Anästhesisten, insbesondere wenn ihm nur die üblichen Voruntersuchungen zur Verfügung stehen, schwer abschätzbar. Aus koronarangiographischen Befunden von LICHTLEN (Abb. 17) an Patienten mit pektanginösen Beschwerden geht hervor, daß bei 55 % der untersuchten Patienten totale Verschlüsse, subtotale Verschlüsse bei 31 % und partielle Verschlüsse bei 14 % vorlagen. Bei 9 % der Fälle ließen sich totale Verschlüsse an zwei Ästen und immerhin bei 1 % sogar an drei Ästen nachweisen (11).

Tabelle 4. Übersicht über den komplexen hämodynamischen Parameter zur Bestimmung des myokardialen O_2-Verbrauchs.
E_g = Gesamtsauerstoffverbrauch pro 100 g linker Ventrikel
E_0 = Ruhe-O_2-Verbrauch in Normothermie
E_1 = Sauerstoffverbrauch der elektrophysiologischen Prozesse
E_2 = Sauerstoffverbrauch der Haltebetätigung während der Auswurfphase
E_3 = Sauerstoffverbrauch der Spannungsentwicklung während der isometrischen Anspannungsphase
E_4 = Sauerstoffverbrauch für die Inaktivierung des kontraktilen Systems während der Erschlaffungsphase
Abkürzungen: n = Herzfrequenz; t_{syst} = Systolendauer; t_{Ausw} = Auswurfzeit; P_{syst} = maximaler systolischer Ventrikeldruck; ESV/100 g = endsystolisches Ventrikelvolumen/100 g linker Ventrikel; dp/dt_{max} = maximale Druckanstiegsgeschwindigkeit; $d^2p/dt^2{}_{max}$ = maximale Druckanstiegsbeschleunigung. Die Konstanten K_0 bis K_4 wurden experimentell bestimmt

$$Eg = E_0 + E_1 + E_2 + E_3 + E_4 \quad \left[\frac{ml\ O_2}{min \cdot 100\ g}\right]$$

$$E_0 = K_0 \quad (K_0 = 7{,}0 \cdot 10^{-1})$$

$$E_1 = t_{syst} \cdot n \cdot k_1 \quad (k_1 = 3{,}0 \cdot 10^{-2})$$

$$E_2 = P_{syst} \cdot \sqrt[2]{ESV/100\ g} \cdot t_{Ausw} \cdot n \cdot K_2 \quad (K_2 = 2{,}0 \cdot 10^{-4})$$

$$E_3 = \frac{dp}{dt} max \cdot n \cdot k_3 \quad (K_3 = 1{,}2 \cdot 10^{-5})$$

$$E_4 = \frac{d^2p}{dt^2} max \cdot n \cdot K_4 \quad (K_4 = 1{,}0 \cdot 10^{-8})$$

Infolge des chronischen Charakters der koronaren Herzkrankheit müssen weiterhin häufige linksventrikuläre Kontraktionsanomalien in Betracht gezogen werden, die Folge der erwähnten regionalen inadäquaten Sauerstoffversorgung des Myokards sind. Dazu gehören nach LICHTLEN:

1. Eine latente oder manifeste Herzinsuffizienz mit Reduktion der linksventrikulären Compliance, die wiederum durch Erhöhung der myokardialen Komponente des Gefäßwiderstandes die Koronardurchblutung behindern kann. Insgesamt beobachtet man eine Verschlechterung der linksventrikulären Funktion mit Abflachung und Verschiebung der Ventrikelfunktionskurve nach rechts (Abb. 18).

2. Asynergistische Kontraktionsabläufe, insbesondere bei Ausbildung von Ventrikelaneurysmen nach Infarktgeschehen, die zu einer enormen Erhöhung der Wandspannung des Myokards und einem konsekutiven O_2-Verbrauchsanstieg führen können.

3. Bei Koronarpatienten häufige Rhythmusstörungen verschiedenartiger Genese, die die Ventrikelfunktion weiterhin verschlechtern und die koronarwirksame Diastolendauer vermindern können.

Aus den genannten Gründen muß also im Zweifelsfall bei Vorliegen einer koronaren Herzkrankheit immer mit Einschränkungen der linksventrikulären Hämodynamik im Sinne einer latenten oder manifesten Herzinsuffizienz gerechnet werden.

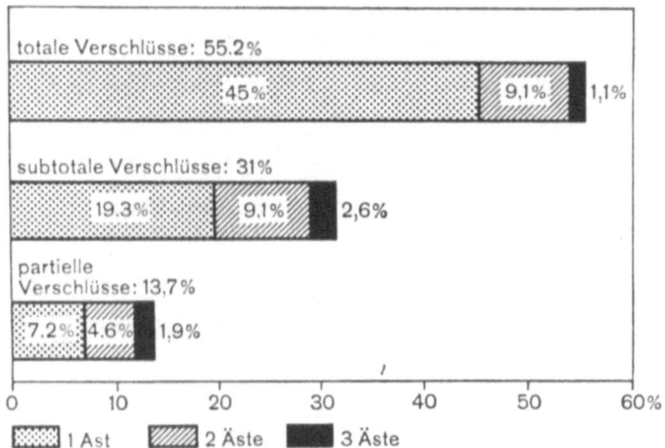

Abb. 17. Schweregrad der Koronarsklerose (Nach LICHTLEN (11)). Analyse von 265 Patienten. Selektive Koronarographie nach Sones. Berücksichtigt sind die rechte Koronararterie, der Ramus interventricularis anterior und der Ramus circumflexus sinister. Erklärung siehe Text

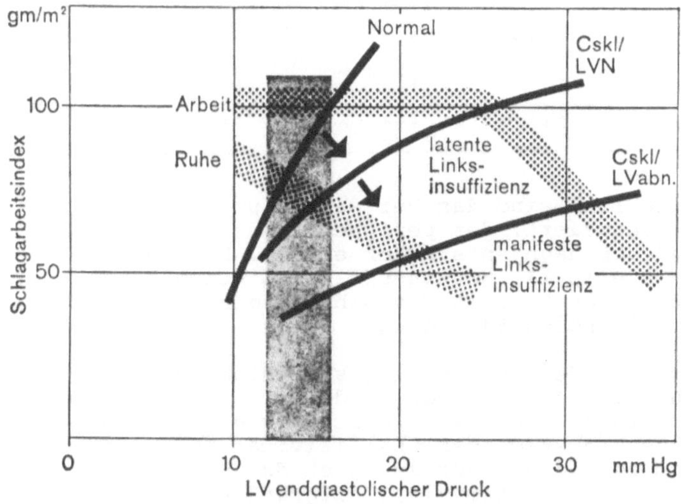

Abb. 18. Ventrikelfunktion bei Koronarsklerose in Ruhe und unter Arbeit (Nach LICHTLEN (11)). Relation zwischen Schlagarbeit (Ordinate) und enddiastolischem Druck (Abszisse). Bei noch normalem linkem Ventrikel wird bei Koronarsklerose (Cskl/LVN) die Schlagarbeit noch der Norm entsprechend gesteigert, unter gleichzeitig abnormer Zunahme des enddiastolischen Druckes (latente Linksinsuffizienz). Bei anatomisch geschädigtem linkem Ventrikel (Cskl/LV_{abn}) kann bei gleicher Belastung die Schlagarbeit trotz Steigerung des enddiastolischen Druckes nicht mehr der Norm entsprechend erhöht werden (manifeste Linksinsuffizienz). Die Ventrikelfunktionskurve verlagert sich somit mit zunehmender kardialer Insuffizienz nach rechts. Schraffiert = Normbereich für Schlagarbeit und enddiastolischen Druck in Ruhe und unter Arbeitsbelastung. Erklärung siehe Text

Der akute Myokardinfarkt

Der akute Myokardinfarkt, Folge eines länger dauernden Sauerstoffmangels und Zelltod bestimmter Myokardareale, zieht je nach Schweregrad Veränderungen der wichtigen hämodynamischen Größen (systolischer arterieller Druck, zentraler Venendruck, HZV, peripherer Kreislaufwiderstand) nach sich. In der Tabelle 5 sind diese Veränderungen qualitativ dargestellt. Während die Veränderungen beim unkomplizierten Infarkt bzw. beim Infarkt mit nur geringfügiger Einschränkung der Pumpfunktion diskret sind, finden sich beim schweren Herzversagen ein Abfall des HZV, ein Anstieg des peripheren Kreislaufwiderstandes und ein erhöhter venöser Füllungsdruck.

Tabelle 5. Hämodynamische Veränderungen nach akutem Myokardinfarkt verschiedenen Schweregrades. Erklärungen siehe Text

Clinical Classification	Systemic Arterial Pressure	Cardiac Output	Peripheral Vascular Resistance	Central Venous Pressure
Uncomplicated	normal or ↓	normal	normal	normal
Mild congestive heart failure	usually normal	usually normal	usually normal	usually normal
Severe congestive heart failure	normal or ↑↓	↓↓	↑↑	usually ↑ or ↑↑
Shock:				may be normal
Cardiogenic (usual)	↓↓↓	↓↓↓↓	↑↑↑	↑↑
Cardiogenic (unusual)	↓↓↓	↓↓	↑	↑
Hypovolemic	↓↓↓	↓↓↓	↑↑↑	↓↓

Im kardiogenen Schock schließlich sind das Herzzeitvolumen und der arterielle Druck erheblich reduziert, der periphere Widerstand und der zentralvenöse Füllungsdruck dagegen stärker erhöht. Die ungenügende Herzleistung führt - wie in II. Herzinsuffizienz beschrieben - zu einer maximalen Extraktion des Sauerstoffs während der Körperpassage und Absinken der zentralvenösen Sättigung.

Für die Diagnostik und Prognose des Herzinfarktes spielen Enzymveränderungen im infarzierten Myokard eine bedeutende Rolle. So konnte SOBEL (22) am inkubierten infarzierten Myokard im Vergleich zu normalem Gewebe eine erhebliche Reduktion der CPK-Aktivität nachweisen. Entsprechend findet sich im zeitlichen Verlauf nach dem Koronarverschluß ein Anstieg der CPK im Serum (Abb. 19). Aufgrund von Serienuntersuchungen mit gleichzeitiger morphologischer Quantifizierung der Infarktgröße an Hunden ergibt sich nach SOBEL und Mitarb. sogar die Möglichkeit, nach dem Kurvenverlauf der Serum-CPK die Infarktgröße abzuschätzen.

Auf weitere Einzelheiten der Diagnostik und Therapie des akuten Myokardinfarkts im Rahmen von Narkose und Operation sei hier verzichtet, da diese an anderer Stelle behandelt werden. Es sollte abschließend noch einmal betont werden, daß die Optimierung der hämodynamischen Situation des Koronarpatienten einschließlich der dazu notwendigen Begleittherapie die besten Voraussetzungen schafft, das Koronarrisiko in Narkose so gering wie möglich zu halten.

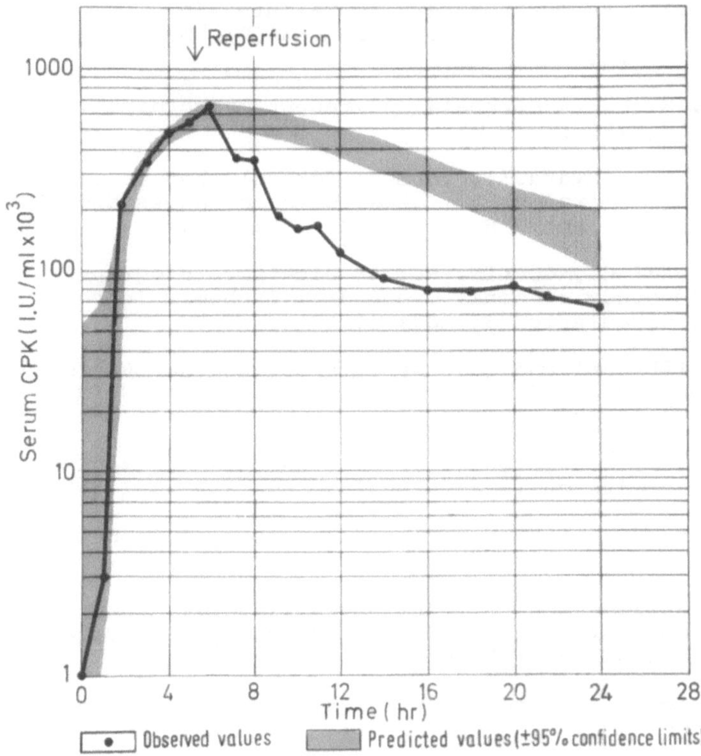

Abb. 19. Vorherbestimmung der Infarktgröße nach experimentellem Koronarverschluß aus dem zeitlichen Verlauf der Serumkreatininphosphokinasewerte. Die aus der punktierten Linie ablesbare Infarktgröße liegt unter der vorhergesagten Größe (schraffierter Bereich). Die Verkleinerung des Infarktes resultiert aus einer 5 h nach Koronarokklusion erfolgten Reperfusion (Nach SOBEL (22))

Literatur

1. ARKINS, R., SMESSAERT, A. A., HICKS, R. G.: Mortality and morbidity in surgical patients with coronary artery disease. JAMA 190, 485 (1964).

2. BRETSCHNEIDER, H. J.: Aktuelle Probleme der Koronardurchblutung und des Myokardstoffwechsels. Regensburg. Jb. ärztl. Fortbild. 15, 1 (1967).

3. BRETSCHNEIDER, H. J.: Die hämodynamischen Determinanten des myokardialen Sauerstoffverbrauches. In: Die therapeutische Anwendung β-sympathikolytischer Stoffe (ed. H. J. DENGLER). Stuttgart: Schattauer 1972.

4. DANA, J. B., OHLER, R. L.: Influence of heart disease on surgical risk. JAMA 160, 878 (1956).

5. DODGE, H. T.: Hemodynamic aspects of cardiac failure. In: The Myocardium: Failure and Infarction (ed. E. BRAUNWALD). New York: HP Publishing Co. Inc. 1974.

6. FRASER, G., HAMILTON, S. D.: Anesthesia and recent myocardial infarction. JAMA 199, 318 (1967).

7. GORLIN, R., GORLIN, S. G.: Hydraulic formula for calculation of the area of the stenotic mitral valve, other cardiac valves and central circulatory shunts. Amer. Heart J. 41, 1 (1951).

8. HERMAN, M. V., ELLIOT, W. C., GORLIN, R.: An electrocardiographic, anatomic and metabolic study of zonal myocardial ischemia in coronary heart disease. Circulation 35, 834 (1967).

9. KETTLER, D.: Sauerstoffbedarf und Sauerstoffversorgung des Herzens in Narkose. Anaesthesiologie und Wiederbelebung 67. Berlin-Heidelberg-New York: Springer 1973.

10. KNAPP, R. P., TOPKINS, M. J., ARTUSIO, J. F.: The cerebrovascular accident and coronary occlusion in anesthesia. JAMA 182, 332 (1962).

11. LICHTLEN, P.: Die Myokardfunktion bei Coronarsklerose. Triangel 9, 282 (1971).

12. LÜTHY, E., WIRZ, P., RUTISHAUSER, W., KRAYENBÜHL, H. P., SCHEU, H.: Pathophysiologie des Herzens. In: Klinische Pathophysiologie (ed. W. SIEGENTHALER). Stuttgart: Thieme 1970.

13. MATTINGLY, T. W.: Patients with coronary artery disease as a surgical risk. Amer. J. Cardiol. 12, 279 (1963).

14. POOL, P. E.: The biochemical basis of heart failure. In: The Myocardium: Failure and Infarction (ed. E. BRAUNWALD). New York: HP Publishing Co. Inc. 1974.

15. ROSEN, M., MUSHIN, W. W., KILPATRICK, G. S., CAMPBELL, H., DAVIES, L. G. G., HARRISON, E.: Study of myocardial ischaemia in surgical patients. Brit. med. J. 2, 1415 (1966).

16. ROWE, G. G.: Responses of the coronary circulation to physiologic changes and pharmacologic agents. Anesthesiology 41, 182 (1974).

17. RUSHMER, R. F.: Cardiovascular Dynamics. Philadelphia-London-Toronto: W. B. Saunders Co. 1970.

18. SARNOFF, S. J., BRAUNWALD, E., WELCH jr., G. H., CASE, R. B., STAINSBY, W. N., MACRUZ, R.: Hemodynamic determinants of oxygen consumption of the heart with special reference to the tension-time-index. Amer. J. Physiol. 192, 148 (1958).

19. SONNENBLICK, E. H.: Myocardial ultrastructure in the normal and failing heart. In: The Myocardium: Failure and Infarction (ed. E. BRAUNWALD). New York: HP Publishing Co. Inc. 1974.

20. SCHLANT, R. C.: Altered cardiovascular function of rheumatic heart disease and other acquired valvular disease. In: The Heart. Arteries and Veins (eds. J. W. HURST, R. B. LOGUE). New York-St. Louis-San Francisco-London-Mexico-Panama-Sydney-Toronto: Mc Graw-Hill Book Comp. The Blakiston Division 1970.

21. SCHLANT, R. C.: Altered cardiovascular physiology of coronary atherosclerotic heart disease. In: The Heart. Arteries and Veins (eds. J. W. HURST, R. B. LOGUE). New York-St. Louis-San Francisco-London-Mexico-Panama-Sydney-Toronto: Mc Graw-Hill Book Comp. The Blakiston Division 1970.

22. SOBEL, B. E.: Biochemical and morphologic changes in infarcting myocardium. In: The Myocardium: Failure and Infarction (ed. E. BRAUNWALD). New York: HP Publishing Co. Inc. 1974.

23. TARHAN, S., MOFFITT, E. A., TAYLOR, W. F., GIULIANI, E. R.: Myocardial infarction after general anesthesia. JAMA 220, 1451 (1972).

24. TOPKINS, M. J., ARTUSIO jr., J. F.: Myocardial infarction and surgery. Anesth. Analg. Curr. Res. 43, 716 (1964).

Wirkung von Narkotika auf das Herz-Kreislauf-System

Von R. Krebs

Von der Besprechung der Anästhetika werden Substanzen wie Chloroform, Chloräthyl und Trichloräthylen ausgeklammert, weil sie wegen ihrer erheblichen Nebenwirkungen, die unter anderem auch das kardiovaskuläre System betreffen, heute praktisch keine Indikation mehr besitzen und keinesfalls in größerem Umfange zur Narkose Verwendung finden sollten.

I. Blutdruck

Das stärkste Interesse wurde bei Untersuchungen der kardiovaskulären Wirkung von Anästhetika dem Verhalten des Blutdruckes entgegengebracht. Obwohl aus der Veränderung dieser, von zahlreichen Parametern beeinflußten Größe keinerlei nähere Aussage auf den zugrundeliegenden Mechanismus möglich ist, liegen hierfür sehr zahlreiche Mitteilungen vor. Zum überwiegenden Teil dürfte das auf die einfachen Möglichkeiten seiner Bestimmung zurückzuführen sein. Zum anderen lassen sich aus dieser Größe bei erhaltener Autoregulation der Gefäße Rückschlüsse auf die Qualität der Organperfusion ziehen. Unter pathophysiologischen und pharmakologischen Bedingungen ist dieser Schluß jedoch nicht ohne weiteres möglich, da z. B. bei extremen Veränderungen des peripheren Widerstandes auch bei ausreichender Blutdruckhöhe eine verminderte Blutversorgung verschiedener Organe bestehen kann.

Bei Ausklammerung der durch Herzrhythmusstörungen erklärbaren Veränderungen kann nach den bisher vorliegenden Untersuchungen prinzipiell jedes Anästhetikum zu einem Blutdruckabfall führen. Hierbei ergeben sich jedoch deutliche quantitative Unterschiede zwischen den einzelnen Substanzen. Einheitlich wird unter Halothan ein konzentrationsabhängiger Blutdruckabfall beobachtet. Die mitgeteilten Schwellenkonzentrationen schwanken zwischen 0,5 und 1,5 Vol.%. Ein Absinken des Blutdruckes in klinisch verwandten Konzentrationen wird regelmäßig ebenso nach Methoxyfluran, Propanidid und bei Neuroleptanalgesie beobachtet. Dagegen ist der Blutdruckabfall durch Oxybarbiturate, Thiobarbiturate, Äther, Enfluran und Cyclopropan zwar regelmäßig und ebenfalls konzentrationsabhängig in höheren als den üblicherweise klinisch verwandten Konzentrationen auslösbar, doch kann der Blutdruck im Toleranzstadium am herzgesunden Menschen unter diesen Substanzen weitgehend unverändert, unter manchen Bedingungen sogar leicht erhöht sein. Besonders interessant schien daher Ketamine zu sein, bei dessen Anwendung regelmäßig Erhöhungen des Blutdruckes beobachtet wurden.

II. Ursachen der hämodynamischen Wirkungen

Den beschriebenen Veränderungen des Blutdruckes unterliegen sowohl zentrale als auch periphere, d. h. das Herz und die Gefäße betreffende, Wirkungen der Anästhetika. Die quantitative Beteiligung zentraler und peripherer Mechanismen kann im Moment noch nicht exakt abgeschätzt werden. Werden extrakardial modifizierende reflektorische, hämodynamische und vegetative Einflüsse ausgeschlossen, so ergibt sich bei Konstanz von Vorbelastung, Nachbelastung und Frequenz, daß am Herzen in vitro reversible, direkt negativ inotrope Effekte unter allen Anästhetika und auch für Droperidol und Fentanyl sowie deren Kombination nachweisbar sind. Sichere Unterschiede in der negativ inotropen Wirkung zwischen den einzelnen Anästhetika konnten bisher nicht demonstriert werden. Im Gegenteil sprechen die vorliegenden Untersuchungen sogar dafür, daß die kardiodepressorische Wirkung aller Anästhetika bei Vergleich äquinarkotischer Konzentrationen identisch ist. Sie ist überdies konzentrationsabhängig und sicher bereits in einem Bereich nachweisbar, der unter klinischen Bedingungen im Toleranzstadium erreicht wird. Die Ursache der negativ inotropen Wirkung besteht in einer verminderten Bereitstellung von Kalzium für den Kontraktionsvorgang. Bei intaktem Kreislauf äußert sich der negativ inotrope Effekt in einer Abnahme der Kontraktionsgeschwindigkeit und - unabhängig von der Füllung des Herzens bzw. des enddiastolischen Druckes - auch des Schlagvolumens, die auch nach Äther, Cyclopropan und Ketamine immer dann nachweisbar sind, wenn die gegenläufig wirksame Erhöhung der sympathischen Aktivität reduziert wird. Gleiches gilt für die bei vielen Anästhetika nachgewiesene Erhöhung des enddiastolischen Ventrikeldruckes, während der zentrale Venendruck sowohl wegen der in der Regel durchgeführten Wechseldruckbeatmung als auch wegen der direkten Beeinflussung des venösen Blutrückstromes eine Interpretation der Myokardfunktion meist nicht zuläßt.

Eine Abnahme des Herzminutenvolumens kann in klinisch üblicher Dosierung am Herz-Kreislauf-Gesunden durch reflektorische Steigerung der Herzfrequenz unter Äther, Cyclopropan, Propanidid und Ketamine in der Regel verhindert werden, oder es kann sogar zunehmen. Dagegen wird die mögliche Frequenzerhöhung in der Narkose mit Barbituraten nicht ausreichend wirksam und fehlt bei Halothan, Methoxyfluran und Enfluran praktisch vollständig, weshalb bei diesen Substanzen das Herzminutenvolumen konzentrationsabhängig absinkt, weil die Verminderung des Schlagvolumens nicht kompensiert werden kann.

III. Neuroleptanalgesie

Eine gesonderte Besprechung erfordert die Neuroleptanalgesie, weil es sich bei der Kombination von Dehydrobenzperidol und Fentanyl um ein Anästhesieverfahren handelt, bei dem Narkotika primär nicht eingesetzt werden.

Von seiten des Herzens betrachtet ist hierbei ein wesentlicher Vorteil der NLA, insbesondere gegenüber den Anästhetika aus der Reihe der halogenierten Kohlenwasserstoffe, darin zu sehen, daß Rhythmusstörungen am Herzen bei ausreichend hoher Dosierung des Droperidol wegen dessen ausgeprägter antiarrhythmischer Wirkung praktisch nicht auftreten. Der antiarrhythmische Effekt des Droperidol beruht auf dessen chinidinartiger Wirkung am Herzen und ist dementsprechend mit einer Verminderung der Anstiegssteilheit bei gleichzeitiger Reduktion von Amplitude und Dauer des Aktionspotentials verbunden. Aus diesen Veränderungen des Aktionspotentials ergibt sich eine Verzögerung der atrioventrikulären Überleitung, die nur deshalb nicht zu Irregularitäten führt, weil durch den gleichen Mechanismus auch die Impulsbildung im Sinusknoten und die Erregungsausbreitung im Ventrikel vermindert werden.

Auf der anderen Seite muß bei Verkürzung der Aktionspotentialdauer, insbesondere seiner dem Kalziumeinstrom korrelierten Plateauphase, in aller Regel ein negativ inotroper Effekt erwartet werden. Tatsächlich konnte dieser Effekt, gemessen an der Senkung der Kontraktionsgeschwindigkeit (dp/dt), sowohl für die Wirkung der Einzelsubstanzen - Droperidol und Fentanyl - als auch bei Kombination beider bereits im therapeutischen Bereich nachgewiesen werden. Im Gegensatz zu dieser Feststellung konnten SCHAPER und Mitarbeiter (1963) in ihrer Untersuchung der hämodynamischen Wirkung des Droperidol an Hunden keine Veränderung der Kontraktionsgeschwindigkeit des Herzmuskels feststellen. Die Ursache dafür dürfte darin zu suchen sein, daß der direkte negativ inotrope Effekt von Droperidol durch die beträchtliche Erhöhung der Herzfrequenz in diesen Untersuchungen antagonisiert wurde.

Obwohl ein direkter Vergleich zwischen Narkose und Neuroleptanalgesie wegen der unterschiedlichen Wirkungsmechanismen nicht legitim ist, scheint in Hinsicht auf die Gemeinsamkeit beider Verfahren, die in der Herstellung der Operationsfähigkeit des Patienten besteht, der kardiodepressive Effekt unter Neuroleptanalgesie im Vergleich zur Narkose geringer zu sein. Dennoch sollte man den an gesunden Herzen mit maximal 20 % als schwach zu bezeichnenden negativ inotropen Effekt besonders bei vorgeschädigten Herzen ernst nehmen, da diese nach Untersuchungen von THOMAS und Mitarbeiter (1965) z. B. bereits nach Opiat-Analgetika allein sehr viel stärker reagieren.

Sicher ist der kardiodepressive Effekt von Droperidol und Fentanyl zu gering, um bei dem in zahlreichen Untersuchungen festgestellten Abfall des systolischen und diastolischen Blutdruckes eine quantitativ bedeutsame Rolle zu spielen. Hierfür muß ganz überwiegend der Abfall des peripheren Widerstandes durch periphere Vasodilatation verantwortlich gemacht werden. An der Vasodilatation durch Droperidol ist über die quantitativ im Vordergrund stehende Blockade der Alpharezeptoren hinaus eine direkte Wirkung des Droperidol an der glatten Muskulatur der Gefäße beteiligt. Die Verstärkung der blutdrucksenkenden Wirkung von Droperidol durch Fentanyl weist auf eine zusätzliche Beteiligung der analgetischen Komponente hin. Gleichzeitig wird dadurch das Risiko der Hypotension in der NLA durch die additive Wirkung von Droperidol und Fentanyl erhöht. Die Ursachen der vasodilatorischen Wirkung von Opiat-Analgetika sind komplex. Neben Histaminfreisetzung und einer geringen Hemmung des Vasomotorenzentrums müssen besonders die Verminderung der Herzfrequenz sowie eine Hemmung der Freisetzung von Noradrenalin aus postganglionären Nervenfasern, die allerdings nicht am Herzen nachweisbar war, diskutiert werden.

Die ursächliche Beziehung zwischen Vasodilatation und Blutdruckabfall, der doch immerhin zwischen 20 - 30 % betragen kann, dokumentiert sich in einer ausgesprochenen Abhängigkeit der Stärke des Blutdruckabfalles sowohl von der Geschwindigkeit der Einleitung als auch insbesondere von der Volumenfüllung des Kreislaufes und damit direkt vom venösen Rückstrom zum Herzen. Dementsprechend ist auch ein stärkerer Blutdruckabfall nach Zufuhr von Droperidol und Fentanyl dann zu erwarten, wenn das Reaktionsvermögen der Gefäße durch Pharmaka vorher (z. B. Antihypertonika) oder gleichzeitig (z. B. Anästhetika) zusätzlich reduziert wird, oder das immer mit einer Gefäßerweiterung verbundene und auch in der NLA nachgewiesene Blutpooling in der Peripherie, z. B. durch Applikation von Muskelrelaxantien, noch verstärkt wird.

Eine ausreichende Blutzirkulation könnte unter diesen Umständen zunächst nur durch eine Erhöhung der Herzfrequenz ausgeglichen werden, wobei aber diese Regulationsmöglichkeit dem Organismus in der NLA nicht zur Verfügung steht.

Die Höhe der Herzfrequenz in der NLA ergibt sich als Resultante aus reflektorischer Frequenzsteigerung nach Droperidol sowie Frequenzsenkung durch Erregung parasympathischer Strukturen nach Gabe von Fentanyl. Bei Kombination beider Substanzen überwiegt meist die Frequenzsenkung durch Fentanyl, die jedoch sehr gut mit Atropin aufgehoben werden kann.

IV. Beeinflussung der Organdurchblutung

Die Befunde hinsichtlich des Verhaltens des peripheren Gesamtwiderstandes unter Einwirkung von Anästhetika zeigen eine außerordentlich große Variabilität, was bereits aus der Modifikation der der Berechnung zugrundeliegenden Parameter durch die Untersuchungsbedingungen erwartet werden konnte. Doch selbst wenn seine Größe für jedes Anästhetikum exakt bekannt wäre, so ließe die differierende Regulation der Durchströmung einzelner Organe dennoch keine Aussage über deren Durchblutung zu. Diese muß vielmehr in jedem Falle direkt gemessen werden, weil auch bei maximal erniedrigtem Gefäßwiderstand eine ausreichende Durchblutung nur dann gegeben ist, wenn eine kritische Höhe des Perfusionsdruckes nicht unterschritten wird. Genau dies jedoch ist der Fall, wenn durch Verwendung höherer Konzentrationen der Anästhetika ein stärkerer Blutdruckabfall erzeugt wird. Die im folgenden aufgeführten Wirkungen der Anästhetika auf die Durchblutung wichtiger Organe gilt daher nur für Anwendung in der üblichen klinischen Dosierung am Herz-Kreislauf-Gesunden.

1. Gehirn:

Die Gehirndurchblutung wird durch die Inhalationsanästhetika Halothan, Äther, Cyclopropan und Stickoxydul in der Regel erhöht, obwohl der Sauerstoffverbrauch des Gehirns im Toleranzstadium absinkt. Im Gegensatz dazu wird die Gehirndurchblutung unter Barbituraten und Neuroleptanalgesie, wahrscheinlich aber auch durch Propanidid und Ketamine, herabgesetzt. Unter allen Anästhetika bleibt unabhängig von der Veränderung der Hirndurchblutung die Regulation der Gefäße durch Änderung des CO_2-Partialdruckes, wenn auch auf absolut verändertem Niveau, erhalten. Im Gegensatz zu den Anästhetika, bei denen Durchblutung und zerebraler Gefäßwiderstand in umgekehrter Beziehung zueinander stehen, wird in der NLA die Gehirndurchblutung ohne Veränderung des Hirngefäßwiderstandes offenbar allein aufgrund der eintretenden Hypotension reduziert. Die Messung saurer Stoffwechselprodukte im abfließenden venösen Blut ergab auch bei Einschränkung der Blutzufuhr im üblichen Rahmen keinen Anhalt für ischämische Zustände. Eine potentielle Gefahr kann jedoch aus einer Durchblutungssteigerung mit konsekutiver Erhöhung des intrakraniellen Druckes bei entsprechend gefährdeten Patienten entstehen.

2. Koronarien:

Die Koronardurchblutung wird durch Halothan und Barbiturate konzentrationsabhängig entsprechend der Abnahme des HMV und des Perfusionsdruckes vermindert. Am gesunden Herzen tritt dabei keine Ischämie auf. Cyclopropan und Äther steigern die Koronardurchblutung, offenbar parallel dem Herzfrequenzanstieg.

3. Niere:

Die Durchblutung des Splanchnikusgebietes und der Niere wird unter Narkose mit allen bisher untersuchten Substanzen - Äther, Halothan, Cyclopropan und Barbiturate - eingeschränkt. Eine Ausnahme besteht lediglich für die NLA, bei der die Nierendurchblutung auch über einen relativ weiten Bereich eines Blutdruckabfalles unverändert gefunden wurde. Doch sind bei vergleichenden Untersuchungen auch deutliche Unterschiede zwischen einzelnen Anästhetika bekannt geworden. So wird unter äquianästhetischen Konzentrationen die Nierendurchblutung durch

Cyclopropan im Vergleich zu Halothan wesentlich stärker vermindert. Die Einschränkung der Urinproduktion ist jedoch offenbar unter allen bisher untersuchten Anästhetika größer als der Abnahme der glomerulären Filtration entspricht und kann auch nur in begrenztem Umfang durch Volumenzufuhr gesteigert werden. Dieser Effekt soll nach übereinstimmender Meinung hauptsächlich durch eine Erhöhung der ADH-Abgabe unter Anästhetika zustandekommen, was in guter Übereinstimmung mit der Beobachtung steht, daß die Urinproduktion durch Zurückdrängung der ADH-Freisetzung mittels Äthanolzufuhr auch in der Narkose erhöht werden kann.

V. Beeinflussung der hämodynamischen Wirkungen der Narkotika

1. Pharmakokinetik

Zur Frage der Steuerbarkeit können, ohne zunächst näher auf einzelne Substanzen einzugehen, bereits zwischen den großen Anästhetikagruppen grundsätzliche Unterschiede festgestellt werden.

Eindeutig eingeschränkt sind die Möglichkeiten der Narkosesteuerung immer dann, wenn die Dauer der Substanzwirkung ausschließlich durch den metabolischen Abbau und ihre Elimination über Leber und Nieren bestimmt wird. Diese Einschränkung der Steuerbarkeit trifft prinzipiell bei allen intravenös oder rektal zur Erhaltung der Narkose zugeführten Anästhetika, besonders aber für die Barbiturate zu. Eine Ausnahme ergibt sich bei Anwendung von Ketamine und Propanidid, deren Metabolisierung offenbar so rasch verläuft, daß eine ausreichende Steuerbarkeit bei intravenöser Zufuhr gegeben scheint.

Im Falle der rektalen Applikation, bei der noch zusätzlich die Unsicherheit der Resorption in zeitlicher und quantitativer Hinsicht besteht, kann bereits die auf diese Weise durchgeführte Narkoseeinleitung zu unübersehbaren Gefahren im Verlaufe der weiteren Narkose führen. Da auch noch so große klinische Erfahrung nie das Wissen um die individuelle metabolische und exkretorische Kapazität einschließen kann, sind die intravenöse Unterhaltung länger dauernder Barbituratnarkosen sowie jede rektale Zufuhr von Anästhetika selbst unter Einhaltung größter prä-, intra- und postnarkotischer Vorsichtsmaßnahmen nicht akzeptabel. Dies nicht zuletzt auch deshalb, weil uns unter den Inhalationsanästhetika einige Substanzen zur Verfügung stehen, die relativ gute Eigenschaften nicht nur hinsichtlich der Steuerbarkeit, sondern auch hinsichtlich ihrer Nebenwirkungen aufweisen.

Die narkotische Wirkung der Narkosemittel hängt unmittelbar von ihrem Partialdruck bzw. ihrer Konzentration im Gehirn ab. Die Geschwindigkeiten des Anklingens und Abklingens der Narkose sowie deren Tiefe wird durch einige Faktoren, die zwischen Applikationsort und Wirkungsort liegen, beeinflußt. Die entscheidendste Größe seitens des Anästhetikums liegt in seinen physiko-chemische Eigenschaften, wovon wiederum seiner Lipophilie wohl die größte Bedeutung zukommt, weil dadurch die Löslichkeit im Blut, aber auch in anderen Geweben entscheidend bestimmt wird.

Angeordnet nach den Blut-Gas-Löslichkeitskoeffizienten

Cyclopropan	0,46	Chloroform	10,3
Stickoxydul	0,47	Diäthyläther	12,1
Halothan	2,30	Methoxyfluran	13,0

ergibt sich die bekannte Tatsache, daß z. B. Stickoxydul sehr schlecht, Äther dagegen sehr gut im Blut löslich ist.

Daraus ergeben sich einige für die Geschwindigkeit des Narkoseeintritts bedeutungsvolle Gesetzmäßigkeiten:

1.1. Partialdruck des Inhalationsnarkotikums im Einatmungsgemisch:
Wird die Erhaltungskonzentration bereits auch für die Einleitungsphase verwendet, so ergeben sich um so größere Latenzen bis zum Narkoseeintritt, je größer die Lipoidlöslichkeit der Substanz ist. Z. B. erreicht der arterielle Partialdruck 90 % des Partialdruckes des Narkotikums im Einatemgemisch bei Stickoxydul innerhalb von 20 min, bei Äther dagegen erst nach 20 h. Diese Einstellungsgeschwindigkeit wird verzögert, wenn das Atemminutenvolumen oder die pulmonale Gasaustauschfläche eingeschränkt sind. Als Konsequenz ergibt sich, daß zur Beschleunigung der Einleitung der alveoläre Partialdruck des Narkotikums um so höher gewählt werden muß, je größer die Lipophilie der Substanz ist. Das dadurch bei ungestörter Blutflußgeschwindigkeit, z. B. auch in der Lunge, Anfluten der Substanz in höherer Konzentration birgt, da die weitere Verteilung nachgeschaltet ist, Gefahren, z. B. hinsichtlich stärkerer Reaktionen des kardiovaskulären Systems.

1.2. Verteilung:
Sehr wesentlich für den Konzentrations-Zeit-Verlauf des Anästhetikums im Blut und damit auch für die Geschwindigkeit der Gleichgewichtseinstellung im Gehirn ist die Verteilung in periphere Strukturen. Vergleicht man z. B. die arteriellen Konzentrationen von Stickoxydul und Cyclopropan miteinander, so ergibt sich, daß Cyclopropan von dem im Beginn identischen Verlauf zunehmend in den Bereich geringerer arterieller Konzentrationen abweicht. Ursache dafür ist die bessere Löslichkeit von Cyclopropan im Gewebe, obwohl der Blut-Gas-Quotient beider Substanzen praktisch identisch ist. Mit zunehmender Lipophilie nimmt der Gewebe-Blut-Verteilungsquotient eines Anästhetikums und damit seine Ablagerung in Depots zu. Erst nachdem die Konzentration des Anästhetikums in den Speicherorten eine gewisse Höhe erreicht hat, steigt der Partialdruck im Blut auf die Höhe, die am Gehirn zur Erzielung einer ausreichenden narkotischen Konzentration notwendig ist. An der Gleichgewichtseinstellung ist neben dem Gewebe-Blut-Verteilungsquotienten selbstverständlich aber auch die Organdurchblutung entscheidend beteiligt, wodurch wiederum den hämodynamischen Nebenwirkungen der Anästhetika Beachtung geschenkt werden muß. Gleichzeitig ist die unterschiedliche Ablagerung der Anästhetika in Depots mitbestimmend für die Geschwindigkeit des Abklingens der Narkose, was sehr gut die Faustregel erklärt, nach der die Geschwindigkeiten in Anklingen und Abklingen der Narkose in etwa der gleichen Reihenfolge verläuft:
Stickoxydul > Cyclopropan > Enfluran > Halothan > Äther > Methoxyfluran.

Während die Einleitungsphase in gewissen Grenzen durch Erhöhung des Gradienten und damit der pro Zeit zugeführten Narkosemittelmenge für die lipophilen Anästhetika verkürzt werden kann, ist dies in der Ausleitungsphase nicht möglich. Zwar würde durch die Hyperventilation die Clearance des Blutes vom Anästhetikum zunehmen, doch kann auch unter Zugabe von CO_2 die dabei mögliche Verminderung der Gehirndurchblutung den Abtransport des Anästhetikums aus dem Gehirn sogar verzögern. Insbesondere unter den im Organismus gut löslichen Anästhetika kann auch deshalb eine Verzögerung im Aufwachen des Patienten oder ein erneutes Einschlafen durch Hyperventilation hervorgerufen werden, weil der entstehende Gradient zwischen niedrigem Lungen- und hohem peripherem Gewebspartialdruck zur raschen Freisetzung des Anästhetikums führen würde. Die hohe anflutende Konzentration führt zu einem erneuten Gleichgewicht mit dem Gehirn, wodurch sich die Aufwachphase verlängert.

1.3. Biotransformation:
Die Metabolisierungskapazität hat insbesondere Bedeutung für den Ablauf der intravenösen Narkose. Da der Abbau von Propanidid und Keta-

mine, der rasch abläuft, praktisch keine Probleme bietet, gilt dies insbesondere für den Abbau der Barbiturate in der Leber. Von den Inhalationsanästhetika wird etwa 2 - 4 % des Äthers über Äthanol und Acetaldehyd rasch zu CO_2 umgewandelt. Am besten untersucht ist der Metabolismus von Halothan. Innerhalb von etwa 14 Tagen postoperativ wird im Urin Trifluoressigsäure und Bromid ausgeschieden. Der Anteil des Metabolismus an der Elimination von Halothan beträgt 12 - 20 % und ist damit beim Menschen sehr viel größer als bei jeder anderen Spezies. Größte Bedeutung für die Dauer der Neuroleptanalgesie hat der Abbau von Dehydrobenzperidol und Fentanyl. Dehydrobenzperidol wird nur zu etwa 10 % in unveränderter Form ausgeschieden, der Rest wird durch N-Dealkylierung in unwirksame Metabolite überführt, die ihrerseits wiederum nach Koppelung an Glukuronsäure durch die Niere ausgeschieden werden. Die starke Temperatur- und pH-Empfindlichkeit des Dehydrobenzperidol läßt aber auch an die Möglichkeit einer raschen hydrolytischen Spaltung unter verschiedenen pathophysiologischen Bedingungen denken, zumal bei Erkrankungen der Leber keine Verlängerung oder Verstärkung der Wirkung nachgewiesen werden kann. Nach 24 h sind etwa 80 % des zugeführten DHB aus dem Organismus eliminiert. Fentanyl wird ebenfalls in der Leber durch oxydative Dealkylierung in unwirksame Spaltprodukte umgewandelt, die im Verlaufe einiger Tage durch glomeruläre Filtration ausgeschieden werden.

VI. Beeinflussung der Wirkung von Narkosemitteln

1. Muskelrelaxantien:

Die hypotensive Wirkung insbesondere von Halothan, den Barbituraten und der NLA kann durch Muskelrelaxantien verstärkt werden. Die Ursache ist überwiegend in der Verminderung des venösen Rückstromes durch Abnahme des Skelettmuskeltonus zu suchen. Der Effekt tritt daher bei Hypokaliämie und ungünstiger Lagerung des Patienten stärker auf. Zusätzlich kann die Hypotension durch die Histaminliberation der Relaxantien vom Curaretyp verstärkt werden. Einer stärkeren Hypotension kann durch langsame Injektionsgeschwindigkeit bei der Applikation von Muskelrelaxantien nur teilweise begegnet werden.

Die Wirkungsdauer von d-Tubocurarin wird durch Äther, Methoxyfluran und Halothan bis zum Zweifachen verlängert. Eine Verstärkung der muskelrelaxierenden Wirkung der kompetitiven Hemmstoffe ist klinisch nur bei Äther, Methoxyfluran und Enfluran, die selbst zur Erschlaffung der Skelettmuskulatur führen, bedeutungsvoll. Die muskelerschlaffende Wirkung dieser Narkotika kann nicht durch indirekte Parasympathikomimetika, wie z. B. Neostigmin, aufgehoben werden.

2. Prämedikation:

Da sich die Effekte zentral depressiv wirksamer Substanzen addieren, führt eine Prämedikation mit sedierenden Pharmaka und morphinähnlich wirkenden Analgetika zur Verstärkung der zentralen Anästhetikawirkungen. Die Gesamtdauer der Narkose mit Halothan, Methoxyfluran und Enfluran kann zunehmen, weil die Elimination der Anästhetika durch die herabgesetzte Empfindlichkeit des Atemzentrums auf den CO_2-Reiz reduziert wird. Die Wahl anderer stark wirkender Analgetika bietet keine Alternative: Pentazocin führt ebenfalls zu Atemdepression, wobei diese aber nicht spezifisch antagonistisch beeinflußt werden kann, und Tilidin, dessen atemdepressive Wirkung durch Morphinantagonisten aufhebbar ist, hat bezogen auf äquianalgetische Dosen eine dem Morphin vollständig identische Atemdepression zur Folge. Dazu ist bei Tilidin die Dauer der Atemdepression im Vergleich zu Morphin länger und Nausea und Erbrechen treten häufiger auf.

Tabelle 1. Wechselwirkungen

Substanz I	Substanz II	Wirkung
Halothan, Äther	kompetitive Muskelrelaxantien	Substanz II verstärkt
Halothan	Muskelrelaxantien	Hypotension verstärkt
Halothan, Methoxyfluran, Trichloräthylen, Cyclopropan, Chloroform	Adrenalin Noradrenalin Metaraminol Dopamin	erhöhte Arrhythmiegefahr
Anästhetika	L-Dopa	größere Blutdruckschwankungen in und nach Narkose
Äther Cyclopropan	Betarezeptorenblocker	Hypotension verstärkt
Tranquillantien	Anästhetika, Opiate Hypnotika	Wirkung der Substanz II verstärkt
Tranquillantien	Chlorpromazin Reserpin	Hypotension verstärkt
Trizyklische Antidepressiva, Reserpin, Guanethidin Alpha-Methyl-Dopa	Adrenalin Noradrenalin Ephedrin Mephentermin Phenylephrin	Gefahr gefährlicher Hypertensionen
Propanidid	Suxamethonium	Wirkung verlängert
Narkose	Östrogene	Thrombosegefahr erhöht
Methoxyfluran	Tetracycline	Nephrotoxizität gesteigert
Suxamethonium	Chinidin	Neuromuskuläre Blockade verstärkt

Abzuraten ist von der Verwendung von Neuroleptika vom Typ der Phenothiazine, durch die stärkere Hypotensionen auf die Zufuhr praktisch aller Anästhetika beobachtet wurden. Dazu rufen sie eine längere postnarkotische Somnolenz hervor.

Die Erhöhung der Herzfrequenz und des Koronardurchflusses durch Atropin bleibt unter allen Narkotika erhalten. Die frequenzsteigernde Wirkung von Atropin ist jedoch unter Halothan, Enfluran und NLA im Vergleich zu Äther, Cyclopropan und Ketamine geringer.

3. Narkoseeinleitung:
Durch Zugabe von Stickoxydul kann die Gleichgewichtseinstellung des Halothan beschleunigt werden. Stickoxydul führt jedoch, besonders ausgeprägt bei tiefer Halothannarkose, auch zur Veränderung der pharmakodynamischen Wirkungen von Halothan, indem der gesenkte periphere Widerstand durch Stickoxydul angehoben wird.

Die Narkoseeinleitung mit Barbituraten unterdrückt die CO_2-Ansprechbarkeit des Atemzentrums in Abhängigkeit von der Dosis für mehrere Stunden.

Die Hyperventilation ist als Maßnahme zur Beschleunigung des Narkoseeintrittes gefährlich, weil durch Verminderung des CO_2-Partialdruckes der zerebrale Gefäßwiderstand ansteigt und dadurch eher sogar eine Verzögerung des Narkoseeintrittes auftreten kann. Gefahr droht unter diesen Bedingungen aus der hohen Konzentration, die im peripheren Kreislauf stärkere kardiodepressive Effekte hervorrufen kann.

VII. Wichtige Substanzwechselwirkungen in Narkose

Eine Zusammenstellung der wesentlichsten Substanzinteraktionen, die in der Narkose Bedeutung haben können, finden sich in der Tabelle. Besonderes Interesse gilt dabei der Aktivität im sympathischen Nervensystem. Diese ist unter Äther, Cyclopropan und Ketamine eindeutig gesteigert, wobei aber diese Substanzen im zugrundeliegenden Mechanismus differieren. Betarezeptorenblocker führen bei diesen Substanzen verstärkt zur Hypotension. Die Tatsache, daß die hämodynamische Wirkung von Halothan weder durch Reserpinvorbehandlung noch durch Betarezeptorenblocker beeinflußt wird, spricht gegen eine nennenswerte Beteiligung sympathischer Strukturen. Im Gegenteil wurde bei Phäochromozytomoperationen sogar eine Verminderung der Katecholaminfreisetzung durch Halothan beobachtet. Dies ändert sich jedoch, wenn Stickoxydul hinzugegeben wird. Der deutliche Anstieg des peripheren Widerstandes bei Kombination beider Substanzen wird auf eine Zunahme der sympathischen Aktivität zurückgeführt.

Das Auftreten von Arrhythmien durch direkte und indirekte Sympathikomimetika wird bei Verwendung von Halothan, Methoxyfluran, Enfluran und Cyclopropan eindeutig gesteigert, weil das Herz unter diesen Narkotika sehr viel empfindlicher auf Sympathikomimetika reagiert.

Literatur

1. CHENOWETH, M. B.: Modern Inhalation Anesthetics. Handbook of Experimental Pharmacology XXX. Berlin-Heidelberg-New York: Springer 1972.

2. KREBS, R.: Pharmakologische Grundlagen der Anästhesie beim Neugeborenen, Säugling und Kleinkind. Klinische Anästhesiologie 2, 80 (1973). München: Lehmanns Verlag.

3. KREBS, R.: Wirkung und Nebenwirkung der in der Prämedikation verwandten Mittel. Klinische Anästhesiologie 4, 32 (1974). München: Lehmanns Verlag.

4. KREBS, R., KERSTING, F.: Zur Ursache der hämodynamischen Nebenwirkungen einiger Narkotika. Anaesthesist 21, 153 (1972).

5. LAURENCE, D. R.: Clinical Pharmacology. Edinburg-London: Churchill Livingstone, 1973.

6. PAPPER, E. M., KITZ, R. J.: Uptake and Distribution of Anesthetic Agents. New York-Toronto-London: Mc Graw-Hill 1963.

7. PICHLMAYR, J.: Grundlagen und neue Gesichtspunkte zur Wirkung von Narkotika auf cerebrale Funktionsabläufe. Anaesthesist 22, 133 (1973).

8. PRICE, H. L., DRIPPS, R. D.: General Anesthetics. In: The Pharmacological Basis of Therapeutics (eds. L. S. GOODMANN, A. GILMAN), p. 71. London-Toronto: Mac Millan 1970.

9. SCHAPER, W. K. A., JAGENEAU, A. H. M., BOGAARD, J. M.: Hemodynamic and respiratory responses to Dehydrobenzperidol, a potent neuroleptic compound in intact anesthetized dogs. Arzneimittelforsch. 13, 316 (1963).

10. THOMAS, M., MALMCRONA, R., FILLMORE, S., SHILLINGFORD, J.: Hemodynamic effects of morphine in patients with acute myocardial infarction. Brit. Heart J. 27, 863 (1965).

11. WOLLMAN, H., DRIPPS, R. D.: Preanesthetic medication. In: The Pharmacological Basis of Therapeutics (eds. L. S. GOODMANN, A. GILMAN), p. 56. London-Toronto: Mac Millan 1970.

12. WOLLMAN, H., DRIPPS, R. D.: Uptake, distribution, elimination, and administration of inhalational anesthetics. In: The Pharmacological Basis of Therapeutics (eds. L. S. GOODMAN, A. GILMAN), p. 60. London-Toronto: Mac Millan 1970.

Risikofaktor Hochdruck. Erfordernis einer effektiven antihypertensiven Therapie

Von H. Vetter und F. Krück

Die Hochdruckerkrankung führt über vaskuläre Veränderungen zu irreversiblen Schäden an Herz, Gehirn und Niere. Aufgrund der chronischen Blutdruckerhöhung tritt zusätzlich eine Hypertrophie der linken Herzkammer auf. Je höher der Blutdruck liegt, desto ernster ist die Prognose im Hinblick auf kardiale, zerebrale und nephrogene Komplikationen. In der Häufigkeit der Todesursachen beim Hypertoniker stehen die kardialen Komplikationen (Herzinsuffizienz, Herzinfarkt) an erster Stelle, gefolgt von den zerebralen (Hirnblutung, Enzephalomalazie) und nephrogenen (Niereninsuffizienz) Hochdruckschäden.

Eine effektive antihypertensive Dauertherapie führt zu einem deutlichen Rückgang in der Morbidität und Letalität der obengenannten Folgeerkrankungen des Hochdruckes. Dies gilt ebenfalls für Patienten mit nur geringgradig erhöhtem diastolischem Blutdruck oder isolierter systolischer Hypertension. Zwangsläufig bietet sich somit in den meisten Fällen eine medikamentöse Dauertherapie an. Vor Einleitung der Therapie ist es allerdings notwendig, durch zum Teil diagnostisch aufwendige Maßnahmen Patienten mit sekundären Hochdruckerkrankungen, die durch eine chirurgische Behandlung geheilt werden können (Phäochromozytom, Cushing-Syndrom, primärer Aldosteronismus bei Nebennierenrindenadenom, ein Teil der Patienten mit renovaskulärer oder renoparenchymatöser Hypertension u. a.), abzusondern.

Ein einmalig erhöht gemessener Blutdruck (diastolischer Druck über 120 mm Hg) stellt noch keine Indikation zur Einleitung einer medikamentösen Therapie dar. Pathologische Werte sollten an mehreren Tagen reproduzierbar sein.

Bei grenzwertigem Blutdruck (systolischer Druck je nach Alter zwischen 140 - 150 und 150 - 160 mm Hg; diastolischer Druck zwischen 90 - 95 mm Hg) erfordern eine familiäre Belastung, Hinweise für kardiovaskuläre oder renovaskuläre Veränderungen, ein pathologisch veränderter Augenhintergrund sowie der Nachweis einer Hyperlipidämie die Einleitung einer medikamentösen Behandlung. Bei männlichen Patienten sollte die Indikation strenger gestellt werden, da sie bei Hypertension eher als Frauen zu vaskulären Komplikationen neigen.

Das Vorhandensein von einem oder mehreren zusätzlichen Risikofaktoren (Tabelle 1) begünstigt in zunehmendem Maße das Auftreten von vaskulären Komplikationen. Zu jeder antihypertensiven Therapie gehört somit in jedem Falle auch die Behandlung bzw. Ausschaltung vorhandener Risikofaktoren. Ob hohe Reninspiegel bei der essentiellen Hypertonie als prognostisch ungünstig (gehäuftes Auftreten von kardiovaskulären und zerebrovaskulären Komplikationen) zu werten sind, ist umstritten (2, 3, 6).

Die Ursache des altersbedingten Abfalls der renalen Reninsekretion (zunehmend niedrigeres Plasmarenin mit höherem Lebensalter) sowohl bei Normalpersonen als auch bei Patienten mit essentieller Hypertonie (Abb. 1) ist möglicherweise in einer Abnahme der Aktivität des adrenergen Nervensystems zu sehen, das eine wesentliche Rolle in der Kontrolle der Reninsekretion spielt. Die vorgenannten Befunde erklären zum Teil das gehäufte Auftreten von erniedrigtem bzw. kaum stimulier-

abelle 1. Risikofaktoren

iabetes mellitus
yperlipidämie
yperurikämie
bergewicht
ohe NaCl-Zufuhr
ikotin
rhöhtes Plasmarenin?
Bewegungsarmut)

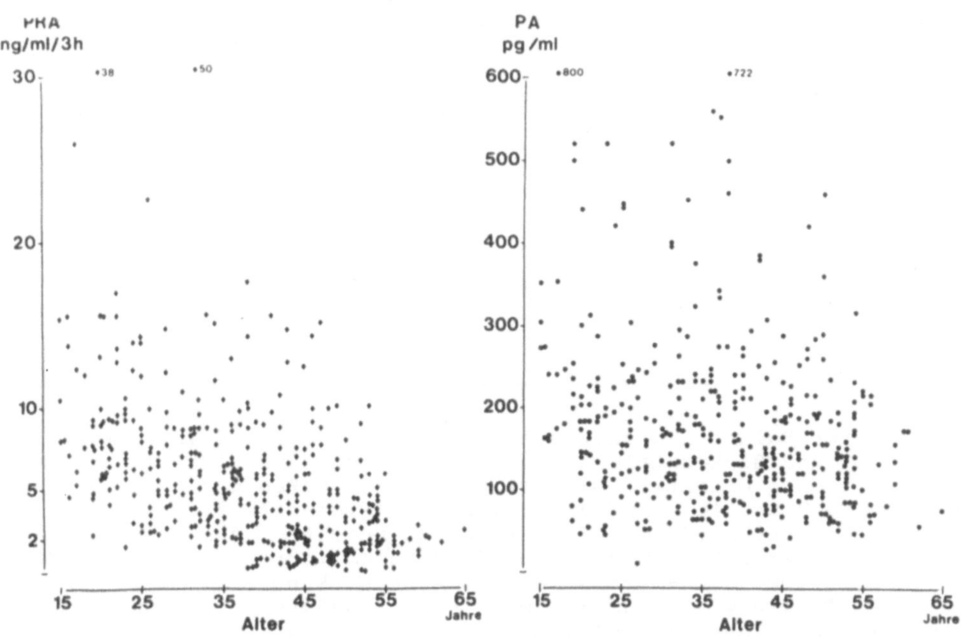

bb. 1. Plasmareninaktivität (PRA) und Plasmaaldosteron (PA) nach ntravenöser Applikation von Furosemid (40 mg) und zweistündiger ak- iver Orthostase bei Patienten mit essentieller Hypertonie (n = 398) (Nach VETTER, H. et al. (1975))

oarem Plasmarenin bei älteren Hypertonikern (sogenannte hyporenin- ämische essentielle Hypertonie). Darüber hinaus bieten die im Ver- gleich zum Plasmarenin unverhältnismäßig hohen Aldosteronspiegel (5, 7) bei einem Großteil der Patienten mit hyporeninämischer essentiel- ler Hypertonie Anhalt für eine - durch die renal-tubuläre Wirkung des Aldosterons bedingt - inadäquate hohe Natrium- und Wasserretention.

Das gute Ansprechen gerade dieser Patienten auf eine Therapie mit Diuretika stützt diese Annahme. Auch nach eigenen Erfahrungen unter- scheiden sich hier Thiazide von Spirolactonderivaten (1) in ihrer Wirksamkeit nicht (Tabelle 2).

Tabelle 2. Blutdrucksenkender Effekt einer 6wöchigen Behandlung mit Thiaziden oder Spirolactonderivaten bei Patienten mit essentieller Hypertonie. Die Patienten erhielten in den ersten zwei Wochen 50 mg Hydrochlorothiazid oder 100 mg Spironolacton oder 80 mg Canrenon pro Tag. In den folgenden zwei Wochen wurde die Dosis verdoppelt und in den letzten zwei Wochen wurde eine dreifach höhere Dosis als die Anfangsdosierung verabreicht. Die Blutdruckwerte von Patienten mit hyporeninämischer essentieller Hypertonie sind noch einmal (im Vergleich zum Gesamtkollektiv) gesondert aufgeführt. Diese Patienten wurden mit Spirolacton (n = 6) oder Hydrochlorothiazid (n = 3) behandelt

Essentielle Hypertension	vor Therapie	unter Therapie (6 Wochen)
	mittlerer Blutdruck systolisch/diastolisch mm Hg	
Thiazide (n = 10)	170/115	140/102
Spirolacton		
Spironolacton (n = 14)	167/117	143/104
Canrenon (n = 13)	171/118	146/104
hyporeninämische Hypertension (n = 9)	179/120	138/ 99

Wegen der unter Saluretika auftretenden Hypokaliämie mit Verminderung der Glykosid- und Glukosetoleranz empfiehlt sich eine Kombination mit antikaliuretischen Diuretika wie Amilorid, Triamteren und Spirolacton. Kaliumsparende Diuretika sind allerdings bei Niereninsuffizienz kontraindiziert (Hyperkaliämie). Ferner ist zu beachten, daß bei deutlich eingeschränkter Nierenfunktion (Glomerulumfiltrat unter 25 ml/min; Serumkreatinin über 3 mg%) eine saluretische Wirkung nur mit stärker wirksamen Diuretika wie Furosemid oder Ethacrynsäure zu erzielen ist. Bei Niereninsuffizienz mit Natriumverlust sollte auf ein Diuretikum gänzlich verzichtet werden.

Eine alleinige Therapie mit Diuretika führt bei leichter, aber auch bei mittelschwerer Hypertonie in der Regel zu einer Normalisierung des Blutdruckes (diastolischer Blutdruck unter 110 mm Hg), während bei schwerer Hypertonie (diastolischer Blutdruck dauernd über 110 mm Hg) und hier auch bei essentieller Hypertonie mit normaler oder erhöhter Reninsekretion (Tabelle 2) oftmals keine ausreichende Blutdrucksenkung zu erreichen ist. In der weiteren antihypertensiven Therapie dieser Hypertoniker sollte allerdings die tägliche Applikation eines Diuretikums beibehalten werden, um die unter einer Behandlung mit Antihypertensiva auftretende Natrium- und Wasserretention zu verhindern.

Der höhere Anteil der jugendlichen Hypertoniker mit gesteigerter Reninsekretion reflektiert eine erhöhte Aktivität des adrenergen Nervensystems (4). Entsprechend sollte bei diesen Patienten mit zum Teil labiler Hypertension eine primäre Behandlung mit Betarezeptorenblockern erfolgen. Auch ohne Kenntnis des Plasmarenins bieten sich je nach Alter des Patienten entweder Betarezeptorenblocker oder Diuretika als Basistherapie an. Dies gilt in besonderem Maße für die essentielle

Hypertonie. Bei unzureichender Blutdrucksenkung unter einer derartigen Monotherapie können beide Medikamente zusammen verabreicht werden. Sollte auch jetzt noch eine Normalisierung des Blutdruckes nicht zu erzielen sein, so empfiehlt sich zusätzlich die Applikation eines Vasodilatators (z. B. Dihydralazin). Das Auftreten von ansonsten unter einer alleinigen Behandlung mit Vasodilatatoren zu beobachtenden Nebenwirkungen, wie Steigerung des Sympathikotonus mit Erhöhung des Herzzeitvolumens sowie Retention von Natrium und Wasser mit Zunahme des Extrazellulär- und Plasmavolumens, wird durch die zusätzliche Gabe von Betarezeptorenblockern (Propranolol) und Diuretika verhindert. Ein weiterer Vorteil einer derartigen Kombinationstherapie besteht darin, daß die Stimulation der Alpharezeptoren und damit auch die vasokonstriktorischen Reflexe erhalten bleiben. Orthostatische Hypotension und Störungen der Sexualfunktion werden nicht beobachtet.

Eine Kombinationstherapie von Diuretika, Betarezeptorenblockern und Vasodilatatoren mit Dosierungsangabe ist in Tabelle 3 angeführt. Als Alternative hierzu setzen wir, falls unter der erstgenannten Kombination keine ausreichende Blutdrucksenkung zu erzielen war, eine Kombination von Diuretika mit Clonidin oder Alpha-Methyl-Dopa ein.

Tabelle 3. Kombinationstherapie bei Hypertonie (orale Dosierungen/Tag)

A. Diuretika

z. B. 50 (- 100) mg Hydrochlorothiazid
+ 5 (- 10) mg Amilorid oder
50 (- 100) mg Triamteren oder
100 (- 200) mg Spirolacton

B. Betarezeptorenblocker

z. B. 3 x 40 (- 160) mg Propranolol oder
2 - 3 x 5 mg Prindolol

C. Vasodilatatoren

z. B. 3 x 25 (- 50) mg Dihydralazin

Patienten unter 35 Jahre:

Basistherapie B
Zusatztherapie A (+ C)

Patienten über 35 Jahre:

Basistherapie A
Zusatztherapie B (+ C)

Alternativtherapie bei ungenügender Blutdrucksenkung unter einer Kombination von A, B und C.

1. A + 2 - 3 x 75 (- 150) mg Clonidin

2. A + 500 - 2.000 mg Alpha-Methyl-Dopa

Da die letztgenannten Medikamente ihre blutdrucksenkende Wirkung über eine Beeinflussung der Sympathikusaktivität (an Herz und Blutgefäßen) entwickeln, wird hier als Nebenwirkung (besonders bei höherer Dosierung) eine orthostatische Hypotension beobachtet. Der Erfolg der Therapie muß hier durch Blutdruckmessungen im Liegen und im Stehen kontrolliert werden. Ferner ist zu beachten, daß bei Absetzen des Clonidins Blutdruckkrisen auftreten können, die durch intravenöse Applikation von Propranolol und Phentolamin beherrscht werden können.

Zusammenfassend kann gesagt werden, daß bei der arteriellen Hypertonie zur Vermeidung von vaskulären Komplikationen, die heute eine der häufigsten Todesursachen darstellen, eine Behandlung des Bluthochdruckes erforderlich ist.

In den meisten Fällen kann dies durch konsequente medikamentöse Dauertherapie erfolgen. Dabei sollten die eingesetzten Antihypertensiva wirksam und möglichst frei von Nebenwirkungen sein. Als primäre Therapie empfiehlt sich bei jüngeren Patienten (unter 35 Jahre) die Applikation von Betarezeptorenblockern, während ältere Patienten in der Regel auf Diuretika gut ansprechen.

Bei nicht ausreichendem Behandlungserfolg können Betarezeptorenblocker mit Diuretika zusammen verabreicht werden. Ist darüber hinaus eine zusätzliche antihypertensive Medikation erforderlich, so hat sich eine Kombination von Diuretikum, Betarezeptorenblocker und Dihydralazin als effektiv und relativ nebenwirkungsarm erwiesen.

Literatur

1. ADLIN, E. V., MARKS, A. D., CHANNICK, B. J.: Spironolactone and hydrochlorothiazide in essential hypertension: blood pressure response and plasma renin activity. Arch. intern. Med. 130, 855 (1972).

2. BRUNNER, H. R., LARAGH, J. H., BAER, L., NEWTON, M. A., GOODWIN, F. T., KRAKOFF, L. R., BARD, R. H., BÜHLER, F. R.: Essential hypertension: renin and aldosterone, heart attack and stroke. New Engl. J. Med. 286, 441 (1972).

3. CHRISTLIEB, A. R., GLEASON, R. E., HICKLER, R. B., LAULER, D. P.: Renin: a risk factor for cardiovascular disease? Ann. intern. Med. 81, 7 (1974).

4. ESLER, M. D., NESTEL, P. J.: Renin and sympathetic nervous system responsiveness to adrenergic stimuli in essential hypertension. Amer. J. Cardiol. 32, 643 (1973).

5. LARAGH, J. H., SEALEY, J., BRUNNER, H. R.: The control of aldosterone secretion in normal and hypertensive man: abnormal renin-aldosterone patterns in low renin hypertension. Amer. J. Med. 53, 649 (1972).

6. MROCZEK, W. J., FINNERTY, F. A., CATT, K. J.: Lack of association between plasma-renin and history of heart-attack or stroke in patients with essential hypertension. Lancet II, 464 (1973).

7. VETTER, H., ALLASSO, I., DÜSING, R., GLÄNZER, K., KOLLOCH, R., STUMPE, K. O., WITASSEK, F., KRÜCK, F.: Einfluß des Lebensalters auf Plasma-Renin und Plasma-Aldosteron bei essentieller Hypertonie. Vergleich zu Normalpersonen. Vortrag Jahrtgg. der Dtsch. Ges. f. Angiol., Köln, Oktober 1975 (im Druck).

Zusammenfassung der Diskussion

FRAGE:
Bestehen definierte Beziehungen zwischen verschiedenen Lagerungen und dem Blutrückfluß zum Herzen?

ANTWORT:
Dies kommt sehr auf den Einzelfall an. Unter der Voraussetzung, daß der arterielle Perfusionsdruck bei der vorgenommenen Lagerung die Peripherie in ausreichendem Maße erreicht, sind zwei Parameter für den venösen Rückfluß zum Herzen ausschlaggebend: Einmal muß arteriell eine genügend große Blutmenge den venösen Schenkel tatsächlich auch erreichen, d. h. der periphere Widerstand darf nicht extrem hoch werden. Zum anderen bestimmt der venöse Rückflußwiderstand die zum Herzen zurückfließende Blutmenge. Sollte durch ungeeignete Lagerung dieser Rückflußwiderstand stark ansteigen, so kann durch den geringen Veneninnendruck der venöse Rückfluß trotz vorhandener arterieller Pulsation gegen null gehen. Die Rolle der Kollateralkreisläufe hängt weitgehend von örtlichen Faktoren ab.

FRAGE:
Nach Angaben von MESSMER und PAUSCHINGER nimmt der Flow sowohl unter Narkose als auch bei Bettruhe deutlich ab. Ist dies als normale Adaptation an einen verminderten Bedarf oder als Störung anzusehen?

ANTWORT:
Bei gesunden Personen ist die Einschränkung der Durchblutung und die Abnahme der venösen Rückflußgeschwindigkeit unter Narkose und bei Bettruhe sicher ein normaler Adaptationsmechanismus an den verminderten Bedarf.

Wenn jedoch im Sinne der Virchowschen Trias in pathologischen Fällen eine erhöhte Gerinnungstendenz sowie Gefäßwandschädigungen hinzukommen, ist die Blutströmungsverlangsamung als pathogenetischer Störfaktor anzusehen. In diesen Fällen muß der Thrombosegefahr u. a. durch Antikoagulantien und Erhöhung der Blutströmungsgeschwindigkeit entgegengewirkt werden.

FRAGE:
Wird die Koronardurchblutung vorwiegend von örtlichen oder übergeordneten Mechanismen bestimmt? Welche Bedeutung kommt z. B. einer vermehrten Adrenalinausschüttung zu?

ANTWORT:
Diese Mechanismen sind in ihrer Gewichtung im einzelnen noch nicht ausreichend bekannt. Sicher spielen Faktoren "vor Ort" die bedeutendere Rolle. Wahrscheinlich fungieren Chemorezeptoren als Meßfühler für Veränderungen der zu regelnden Größe - Sauerstoffpartialdruck im Myokard - im lokalen Regelkreis. Die zentralen Einflüsse auf diese Vorgänge treten demgegenüber in den Hintergrund.

FRAGE:
In welcher Form und Reihenfolge bedient sich der Organismus gegenregulatorischer Maßnahmen bei Vorliegen einer Kreislaufinsuffizienz:
a) ausgehend vom Herzen,
b) ausgehend vom Kreislauf?

ANTWORT:
Die Kreislaufinsuffizienz ist gekennzeichnet durch das Vermögen des Kreislaufsystems, eine ausreichende Ver- und Entsorgung des Organismus sicherzustellen.

Treten Störungen dieser Funktion auf, so versucht der Organismus, zumindest eine ausreichende Perfusion der lebenswichtigen Organe aufrechtzuerhalten. So tritt z. B. im Zuge regulatorischer Maßnahmen eine Verringerung der Extremitätendurchblutung auf, was allgemein als Zentralisation des Kreislaufs bezeichnet wird.

Inwieweit das hypodyname Herz einen solchen zentralisierten Kreislauf noch ausreichend perfundieren kann, hängt weitgehend von der noch vorhandenen Leistungsfähigkeit des Herzens ab.

FRAGE:
Welchen Einfluß üben die heute gebräuchlichen Anästhetika auf die Herz-Kreislauf-Funktion des Gesunden aus?

ANTWORT:
Um eine Narkose mit einem bestimmten Pharmakon durchführen zu können, ist es notwendig, eine bestimmte Mindestdosis zu verabreichen, um den gewünschten Effekt zu erzielen. Versucht man eine vergleichende Beurteilung der heute verwandten Anästhetika, so ist es daher nötig, äquianalgetische und äquihypnotische Dosen der verschiedenen Pharmaka zu vergleichen. Die Schwierigkeit bei der Bewertung der Ergebnisse liegt in der Beurteilung, ob die verschiedenen Untersucher bei Anwendung verschiedener Anästhetika tatsächlich die gleiche Narkosetiefe erreicht haben.

Auch in bezug auf mögliche Nebenwirkungen stellt der Vergleich äquipotenter Mengen ein besonders wichtiges Kriterium dar. Weiter muß beachtet werden, daß bisher noch ungeklärt erscheint, ob eine "kardiale Depression" ein echtes Minus an Leistung darstellt oder ob es sich um eine Minderung der Leistung bei gleichzeitiger Minderung des Bedarfs handelt. Für die letztere Ansicht spricht die Beobachtung, daß der O_2-Verbrauch bei Abnahme der kardialen Kontraktilität durch Halothangabe ebenfalls absinkt. So wurde nachgewiesen, daß bei einer Senkung des arteriellen Mitteldruckes auf 50 mm Hg durch Halothan eine entsprechende Senkung des myokardialen O_2-Verbrauchs erzielt werden konnte, ohne daß eine Laktatumkehr oder eine metabolische Azidose aufgetreten wäre. Es muß jedoch betont werden, daß bei Unterschreiten einer kritischen Schwelle besonders bei Koronarsklerotikern der nötige Perfusionsdruck nicht mehr erreicht wird und plötzlich eine Myokardinsuffizienz auftreten kann. Allgemein anerkannt wurde, daß mit der Neuroleptanästhesie (in den heute gebräuchlichen verschiedenen Variationen) ein Verfahren zur Verfügung steht, das bei adäquater Dosierung eine sehr niedere Rate von unerwünschten Nebenwirkungen in bezug auf das Herz-Kreislauf-System aufweist. Unter der Wirkung einer NLA bleibt der nötige Perfusionsdruck am Herzen erhalten, durch eine geringe Vasodilatation wird der "afterload" nicht erhöht und die kardiale Kontraktilität nicht beeinflußt.

YAFFA beschreibt in einer Arbeit eine "kardiodepressive" Wirkung des Fentanyl, die Ursache ist jedoch unklar. In der Herzchirurgie tätige Anästhesisten beobachteten ein "venöses Pooling" des Blutes nach Anwendung von Morphin oder Morphinderivaten. Diese Blutansammlung im venösen Schenkel kann die Zufuhr großer Volumenmengen erfordern, um einen Blutdruckabfall auszugleichen. Es bleibt die Frage offen, ob die Befunde von YAFFA auf ähnliche "indirekte Mechanismen" zurückzuführen sind.

Es läßt sich unter kritischer Betrachtung der vorliegenden Befunde lediglich feststellen, daß bei den Anästhetika, die für die Allgemeinanästhesie eingesetzt werden, die Mittel der NLA mit hoher Wahrscheinlichkeit die geringsten Nebenwirkungen auf das Herz-Kreislauf-System ausüben. Die übrigen Anästhetika weisen in den Nebenwirkungen auf das Herz-Kreislauf-System bei Gesunden und Risikopatienten unter der Voraussetzung einer äquipotenten Dosierung nur geringe Unterschiede auf, sie sind aber bei allen stärker ausgeprägt als bei der NLA.

FRAGE:
Es wird berichtet, daß es bei der Anwendung von DHB bei Herzinfarktpatienten zum Auftreten von Bradykardien gekommen ist. Ist die Neuroleptanästhesie aus diesem Grunde bei Vorliegen einer Bradykardie mit Vorsicht anzuwenden?

ANTWORT:
Aus dem Bereich der Kardiochirurgie angeborener Herzfehler wurden Befunde berichtet, wonach es nach Überdosierungen von Fentanyl und DHB zu passageren AV-Blockierungen kommt (2, 3).

Als Erklärung wird eine Verlängerung der Refraktärphase in den automatischen Zentren des Sinusknotens und eine Verlängerung der AV-Überleitungszeit diskutiert. Inwieweit es sich hierbei um eine chinidinartige Wirkung handelt, ist nicht endgültig zu entscheiden. Chinidin kann eine uniforme Reduktion aller Ionenströme verursachen. Das bedeutet, daß der Aufstrich des Aktionspotentials langsamer, der Overshoot geringer, das Plateau flacher und die Repolarisation verzögert ablaufen. Die zitierte Beobachtung über die blockierende Wirkung von Dehydrobenzperidol kann daher nicht allein durch die Verlängerung der Refraktärperiode geklärt werden.

Auffällig ist, daß diese AV-Blockierung bei Anwendung von DHB in hohen Dosen als Alphablocker nicht beobachtet wurde. Es scheint sich hier also um einen Summationseffekt zu handeln, ohne daß der Einfluß der einzelnen Größen exakt abgrenzbar wäre. Zur Abklärung bietet sich an, die Sinusknotenerholungszeit bei Anwendung von DHB in der Narkose zu überprüfen (1, 4, 5, 6, 7, 8).

FRAGE:
Lassen sich im Hinblick auf die Herz-Kreislauf-Wirkung bestimmte Kriterien bei der Auswahl der intravenös anzuwendenden Anästhetika finden? Ist eine Bewertung dieser Anästhetika hinsichtlich der Sicherheit ihrer Anwendung und die Zahl ihrer Nebenwirkungen in Relation zu ihren gewünschten anästhetischen Eigenschaften möglich?

ANTWORT:
Entscheidend ist auch hier wieder die Frage der Dosierung und der Injektionsgeschwindigkeit, d. h. der Konzentration des Anästhetikums im Blut.

Dies gilt speziell bei der Anwendung der Barbiturate und Thiobarbiturate. Die Injektionsmenge muß sich hier stets nach der Wirkung richten. Bei entsprechend langsamer Injektion sind nennenswerte kardiozirkulatorische Nebenwirkungen nicht zu erwarten. Ähnliches gilt für das Etomidate, jedoch ist hier zu berücksichtigen, daß es bei zu niedriger Dosierung aufgrund einer zu flachen Narkose zur Katecholaminfreisetzung kommen kann.

FRAGE:
Mit welchen Nebenwirkungen der Inhalationsanästhetika auf Herz und Kreislauf müssen wir beim Gesunden rechnen? Läßt sich ein Vergleich der verschiedenen hier zur Anwendung kommenden Pharmaka anstellen?

ANTWORT:
Die Diskussion ergab, daß sich keine klinisch relevanten Unterschiede zwischen den heute gebräuchlichen Inhalationsanästhetika gezeigt haben. Auch hier scheint die besondere Schwierigkeit der vergleichenden Bewertung im Auffinden geeigneter Parameter zu liegen, um äquipotente Inhalationskonzentrationen zu vergleichen. Es wurde allgemein abgelehnt, die minimale anästhetische Konzentration (MAC) als Größe zur Beurteilung äquipotenter Konzentrationen heranzuziehen, da deren Streubreite bei gesunden Probanden bereits sehr groß ist. Die Aussage, bei einer bestimmten Konzentration würden 50 % der Patienten auf einen definierten Schmerzreiz nicht mehr reagieren, ist daher als Basis für vergleichende Untersuchungen nicht verwertbar.

FRAGE:
Sind aus pharmakologischer Sicht bei Vorliegen von kardialen Risikofaktoren Besonderheiten bei der Anwendung bestimmter Muskelrelaxantien zu beachten? Sind die immer wieder beschriebenen Elektrolytveränderungen bei Anwendung von depolarisierenden Muskelrelaxantien hier von besonderer Bedeutung?

ANTWORT:
Beim Herz-Kreislauf-Gesunden sind klinisch relevante Nebenwirkungen sicher nicht zu befürchten. Diese Aussage muß jedoch bei fraktionierten Nachinjektionen eingeschränkt werden. Bei allen nicht genau definierten Risikopatienten sind Muskelrelaxantien wie Alloferin^{R} und Pancuronium^{R} zu bevorzugen, da bei Anwendung dieser Medikamente direkte Kreislaufwirkungen nicht zu erwarten sind. Die Elektrolytveränderungen, namentlich des Kaliums, im Zusammenhang mit der Injektion von Succinylcholin sind nur bei Polytraumatisierten, bei Polyneuritis und Tetanus und nach Verbrennungen relevant. Es ist nicht bekannt, daß bei Vorliegen von kardialen Risikofaktoren es nach Succinylcholin zu einem Anstieg der Serumkaliumkonzentration kommt.

FRAGE:
Welche Wirkungen auf die Herz-Kreislauf-Funktion des Gesunden sind bei Lokalanästhetika in Betracht zu ziehen? Bestehen graduelle Unterschiede der Nebenwirkungen in Abhängigkeit vom Typ des Lokalanästhetikums?

ANTWORT:
Klinisch relevante Störungen bei Herz-Kreislauf-Gesunden sind bei der Anwendung von Lokalanästhetika in äquipotenter Dosierung nicht zu er-

warten. Die Kontraktilitätsreserve des gesunden Herzens ist so groß, daß die negativ inotrope Wirkung der üblichen Lokalanästhetika (z. B. Lidocain, Carbostesin) nicht bedeutsam wird.

FRAGE:
Welche Prämedikation empfiehlt sich aus pharmakologischer Sicht bei kardiozirkulatorischen Risikopatienten?

ANTWORT:
Im Vordergrund stehen neben der direkten kardialen Wirkung die Dauer der Wirkung eines Prämedikationsmittels. Es muß beachtet werden, inwieweit es zu einer Addition dieser Wirkung mit der Wirkung der Anästhetika kommen kann. Allgemein befürwortet wurde, daß in der abendlichen Prämedikation ein Präparat, das der Patient eventuell routinemäßig mit gutem Erfolg einnimmt, beibehalten werden sollte; ansonsten haben sich die Tranquilizer besonders bewährt. In der Prämedikation am Operationstag selbst können nach Meinung der Mehrzahl der Teilnehmer die Tranquilizer nicht die Rolle spielen, da ihnen weitgehend die erwünschte antiemetische Wirkung fehlt. Hier hat z. B. das Promethazin (Atosil^R) immer noch seinen festen Platz. Die Kombination mit einem Analgetikum sollte bei kardial und zirkulatorisch vorgeschädigten Patienten wegen der Gefahr einer zusätzlichen Atemdepression vorsichtig erfolgen.

Die seit Jahren anhaltende Diskussion zwischen Pharmakologen und Klinikern, ob Atropin präoperativ gegeben werden muß oder nicht, wurde breit erörtert. Die Atropingabe soll heute nicht mehr als Routinemaßnahme gelten, sie muß speziell bei kardialen Risikopatienten nur nach sorgfältiger Indikationsstellung erfolgen. Bei kardial vorgeschädigten Patienten muß speziell bei intravenöser Injektion wegen der Gefahr von Extrasystolen oder sogar Kammerflimmern besonders vorsichtig appliziert werden.

FRAGE:
Ist die Anwendung von Pyridostigminbromid (Mestinon^R) zur Aufhebung einer vermuteten Restcurarisierung bei kardialen Risikopatienten angezeigt? Muß Atropin vorher gespritzt werden, kann die Injektion gleichzeitig erfolgen oder muß auf Atropin bei bestimmten kardialen Erkrankungen verzichtet werden?

ANTWORT:
Allgemein wurde betont, daß bei dieser Gruppe von Patienten bei fraglicher Restwirkung eines Muskelrelaxans eine vorübergehende assistierende Beatmung ohne Zweifel das schonendste und risikoärmste Verfahren darstellte. Darüber hinaus wurde bezweifelt, daß bei einer Normalfrequenz eine geringe Pulsfrequenzsenkung irgendeine Bedeutung hätte. Wegen der möglichen Nebenwirkungen sollte bei kardial Vorgeschädigten auf Atropin verzichtet werden, solange die Sinusfrequenz zwischen 70 und 100/min liegt. Zu beachten sind jedoch die Patienten, bei denen eine Erfordernisfrequenz aufgrund einer Herzinsuffizienz nicht unterschritten werden darf, hier ist die vorsichtige und angepaßte Atropingabe angezeigt. Wird Atropin verwendet, so kann es in jedem Falle gleichzeitig mit den Antagonisten injiziert werden, ein Vorspritzen des Atropins ist nicht erforderlich.

Literatur

1. CHADDA, K. D., BANKA, V. S., BODENHEIMER, M. M., HELFANT, R. H.: Corrected sinus node recovery time. Experimental physiologic and pathologic determinants. Circulation 51, 797 (1975).

2. ETSCHENBERG, E.: Anästhesie mit Droperidol und Fentanyl. Aulendorf: Edition Cantor KG 1973.

3. HÜGEL, W., BRUNNER, L., KONCZ, J. et al.: Der reversible AV-Block nach Korrekturoperationen angeborener Herzfehler. Thoraxchirurgie 21, 438 (1973).

4. MANDEL, W., HAYAKAWA, H., DANZIG, R., MARCUS, H. S.: Evaluation of sino-atrial node function in man by overdrive suppression. Circulation 44, 59 (1971).

5. NARULA, O. S., SAMET, P., JAVIER, R. P.: Significance of sinus-node recovery time. Circulation 45, 140 (1972).

6. ROSEN, K. M., LOEB, H. S., SINNO, M. Z., RAHIMTOOLA, S. H., GUNNA, R. M.: Cardiac conduction in patients with symptomatic sinus node disease. Circulation 43, 836 (1971).

7. RUNGE, M.: Analyse des Reizbildungs- und Erregungsleitungssystems durch Elektrostimulation und intrakavitäre EKG-Registrierung. Münch. med. Wschr. 117, 1333 (1975).

8. STEINBECK, G., KÖRBER, H. J., LÜDERITZ, B.: Die Bestimmung der sinuatrialen Leitungszeit beim Menschen durch gekoppelte atriale Einzelstimulation. Klin. Wschr. 52, 1151 (1974).

Myokardiale und koronare Risikofaktoren

Von K. Huth, R. Sirbulescu, K. Knorpp und H. G. Lasch

Einleitung

Erkrankungen des Herzens sind heute keine Kontraindikationen mehr für den Anästhesisten und Chirurgen. Im Zeitalter der Herzchirurgie spricht man nur noch von koronaren und myokardialen Risiken. Der Exitus in tabula ist selten geworden. Während er nach HORATZ (6) von 1938 - 1942 noch in 0,5 % der Fälle (n = 6.245) beobachtet wurde, fand er sich von 1955 - 1963 trotz Berücksichtigung der Herzchirurgie nur noch in 0,06 % (n = 27.910). Wesentliche Todesursachen waren bei insgesamt 68 Fällen 16mal eine Blutung, 14mal eine Peritonitis, 10mal eine desolate Grundkrankheit und nur 9mal ein echtes Herzversagen. Da heute immer mehr ältere Menschen operiert werden und auch immer mehr Herzkrankheiten operativ angegangen werden, hat sich der Prozentsatz von Herzerkrankungen in der intra- und unmittelbar postoperativen Todesursachenstatistik in den letzten 30 Jahren etwa verdoppelt. Das gleiche gilt für Komplikationen von seiten der Lunge, die teilweise mit kardialen Dekompensationserscheinungen zusammenhängen und etwa ein Drittel seltener sind.

Im folgenden sollen die wichtigsten kardialen Komplikationen bei Operationen, ihre Ätiologie und Diagnose, ihre näherungsweise Quantifizierung sowie ihre Prophylaxe und Therapie besprochen werden. Es ist dabei darauf hinzuweisen, daß nur relativ wenig Daten über kardiale Narkoserisiken und die Beziehungen präoperativ vorhandener Herzerkrankungen zu individuellen Operationsmethoden vorliegen. Die Basis unserer Darstellung sind deshalb persönliche klinische Erfahrungen.

Zunächst einmal ist hervorzuheben, daß eine absolute Kontraindikation für eine Narkose oder Operation von seiten des Herzens aus der Sicht des Internisten nicht vorhanden ist. So stellt der frühe chirurgische Eingriff bei einem Neoplasma fast immer die einzige Heilungschance dar. Eine Kontraindikation aus kardialen Gründen kann nur dann berücksichtigt werden, wenn es sich um ein Terminalstadium handelt. Notoperationen werden auch bei manifesten Herzkrankheiten dann vorgenommen, wenn es sonst zu einem fatalen Ende kommen muß. Dazu gehören z. B. die akute massive Blutung sowie Perforationen im Bereich des Magen-Darm-Trakts, die akute kardiale Tamponade, das internistisch nicht zu beherrschende Aneurysma dissecans, die akute phlegmonöse Appendizitis, die torquierte Ovarialzyste und verschiedene Ileusformen.

Für die Mehrzahl der Fälle gilt jedoch, daß die vorhandenen kardialen Risiken bei größeren Eingriffen berücksichtigt werden müssen, da eine Allgemeinnarkose eine ungewöhnliche Belastung des Kreislaufs darstellt und das kranke Herz gegenüber dieser Belastung empfindlicher reagiert als das gesunde. Die gestellte Frage lautet also nicht nur, ob und welche Herzkrankheit vorliegt, sondern auch, ob diese Herzkrankheit durch Anästhesie und Operation verschlimmert werden kann. Im folgenden sollen zunächst einmal die akuten lebensbedrohlichen Komplikationen während Allgemeinnarkose und operativen Eingriffen besprochen werden.

I. Akute lebensbedrohliche kardiale Komplikationen bei Allgemeinnarkose und chirurgischen Eingriffen

Tabelle 1

1. Herzstillstand
2. Akute Herzinsuffizienz
   a) Kardiogener Schock
   b) Akutes Linksherzversagen mit Lungenödem
   c) Akute hypodiastolische Herzinsuffizienz infolge Tachykardie
3. Frischer Myokardinfarkt

Zum klinischen Bild des Kreislaufstillstands kommt es infolge einer Asystolie oder eines Kammerflimmerns. Nach FRIEDBERG findet sich ein Herzstillstand in einer von 3.673 bis einer von 1.200 Operationen. Bei Herzoperationen ist der Herzstillstand häufiger, er wurde einmal unter 41 Fällen beobachtet. Der häufigste Grund eines Herzstillstands ist eine Anoxie des Myokards, die durch eine Störung der Sauerstoffzufuhr, eventuell bereits während der Intubation, zustandekommen kann. Andere ätiologische Mechanismen sind vagale Reflexe, Hyperkaliämie, Überdigitalisierung und zu tiefe Narkose. Seltenere Ursachen stellen der Sekundenherztod bei chronischem Cor pulmonale, ein frischer Myokardinfarkt, eine kalzifizierende Aortenstenose und gelegentlich auch eine Sepsis dar.

Unter kardiogenem Schock versteht man eine akute Abnahme des Herzminutenvolumens mit Tachykardie und Abfall des arteriellen Blutdruckes. Ursache ist eine in der Regel mehr als 40 % des linksventrikulären Myokards befallende ischämische Herzerkrankung.

Ein Linksherzversagen mit "backward failure" und Lungenödem kann auf die gleiche Weise verursacht werden, daneben auf einer Mitralstenose oder einem dekompensierten Aortenvitium beruhen.

Zu einem akuten hypodiastolischen Herzversagen kommt es einmal infolge einer Tachykardie mit einer Kammerfrequenz von mehr als 180 - 200 Schlägen/min, sowohl bei supraventrikulärer als auch ventrikulärer Tachykardie, zum anderen beim Panzerherz. Hier ist die diastolische Füllung des Ventrikels derartig reduziert, daß das Herzminutenvolumen kritisch absinkt und der reduzierte koronare Fluß auch bei intakten Koronarien eine myokardiale Ischämie nach sich zieht.

Der akute Herzinfarkt als kardiale Komplikation ohne Herzstillstand, ohne kardiogenen Schock, ohne Lungenödem und ohne Kammertachykardie ist ebenfalls eine lebensgefährliche Komplikation, die entweder zu einer akuten oder subakuten Dekompensation des Herzens führen kann (z. B. über Rhythmusstörungen).

II. Vorerkrankungen mit erhöhtem Risiko akuter kardialer Komplikationen

Akute Komplikationen von seiten des Herzens bei Allgemeinnarkose und chirurgischen Eingriffen sind besonders bei vorbestehender Herzerkrankung anzunehmen. Diese Herzerkrankungen, ihre Erkennung und das quantitativ abschätzbare Risiko sollen im folgenden Abschnitt näher be-

Tabelle 2

1. Kardiale Vorerkrankungen
2. Sekundäre Herzbelastungen bei
   a) Anämie
   b) Hyperthyreose
   c) Emphysembronchitis u. a.
3. Medikamentöse Vorbehandlung
   a) Digitalis
   b) Reserpin
   c) Betablocker
   d) Chinidin
   e) Saluretika
4. Emotionaler Streß

handelt werden. Daß die elektrokardiographische Analyse dabei von besonderer Bedeutung ist, so daß diese niemals vor Durchführung einer Narkose und Operation versäumt werden darf, soll hier bereits hervorgehoben werden.

III. Quantifizierung des kardialen Risikos

Tabelle 3

1. Hohes Risiko
   a) Herzinsuffizienz
   b) Frischer Myokardinfarkt
   c) Manifeste koronare Herzkrankheit ohne Herzinsuffizienz
   d) Bifaszikulärer Schenkelblock oder AV-Block I. Grades + Schenkelblock
   e) Angeborene Herzfehler mit Rechts-links-Shunt

Komplikationen von seiten des Herzens sind bei den genannten Zuständen mit großer Wahrscheinlichkeit zu erwarten. An erster Stelle stehen die Patienten mit Linksherzinsuffizienz infolge Hypertonie, mit globaler Herzinsuffizienz im Rahmen einer schweren koronaren Herzkrankheit und mit dekompensiertem chronischem Cor pulmonale bei Lungenerkrankungen. Typische Zeichen der muskulären Herzinsuffizienz sind eine Vergrößerung des Herzens, Ruhetachykardie, Belastungsdyspnoe, Stauungsbronchitis, ein erhöhter zentraler Venendruck mit gestauten Halsvenen, eine Stauungsgastritis, Lebervergrößerung, Stauungsproteinurie, Aszites und Ödeme. Seltenere Ursachen einer muskulären Herzinsuffizienz können rheumatische oder auch angeborene Herzfehler, eine rheumatische oder virale Myokarditis oder eine syphilitische Erkrankung von Herz und Aorta sein. Herzfehler lassen sich aufgrund der Anamnese und des charakteristischen Herzschalls ausschließen, typisch für eine Myokarditis sind Veränderungen der PQ-Zeit im EKG, intraventrikuläre Leitungsstörungen und eine anderweitig nicht zu erklärende supraventrikuläre Tachykardie.

Ein bereits vorbestehender Myokardinfarkt erhöht das Risiko akuter kardialer Komplikationen erheblich. So fanden TARHAN und GIULIANI bei 32.877 Patienten der Mayo-Klinik einen postoperativen Herzinfarkt durchschnittlich bei 0,13 % derjenigen Patienten, die präoperativ keinen Herzinfarkt aufgewiesen hatten. 422 Patienten zeigten bereits präoperativ die Zeichen eines Myokardinfarkts. Am häufigsten fand sich ein vorausgegangener Myokardinfarkt bei Patienten jenseits des 69. Lebensjahres. Einen Reinfarkt erlitten 6,6 % der genannten 422 Patienten während der ersten postoperativen Woche. Von diesen 28 Patienten starben insgesamt 15; 12 während der ersten 48 h, offenbar überwiegend infolge von Rhythmusstörungen.

VORMITTAG und Mitarbeiter berichteten kürzlich in der Deutschen Medizinischen Wochenschrift über postoperative Myokardinfarkte bei 214 Fällen, wobei es sich in 11,7 % um einen Reinfarkt handelte. Die Geschlechtsverteilung der postoperativen Myokardinfarkte war männlich zu weiblich wie 13:5. Interessanterweise erwiesen sich in dieser Untersuchung - ebenso wie in der größeren der Mayo-Klinik - das Alter der Patienten sowie Dauer und Art der Narkose als nicht signifikante Faktoren. Infarktauslösend wirkten dagegen ein intraoperativer Blutverlust auf weniger als 3,5 Millionen Erythrozyten und ein Blutdruckabfall um 70 mm Hg oder mehr.

Das anästhesiologische und chirurgische Risiko steigen erheblich, wenn Narkose und Operation unmittelbar nach einem frischen Herzinfarkt durchgeführt werden. Patienten mit vorausgegangenem Herzinfarkt sind relativ häufiger kardiorespiratorischen Komplikationen ausgesetzt, z. B. einem Reinfarkt, einer Bronchopneumonie, einer Lungenembolie oder einer hydropischen Herzinsuffizienz. Deshalb ist darauf zu achten, daß Operationen nach einem frischen Herzinfarkt möglichst nicht früher als nach 6 Monaten durchgeführt werden. Ein Elektrokardiogramm sollte stets präoperativ abgeleitet werden, um einen stummen Herzinfarkt auszuschließen. Gelegentlich zeigen Routine-EKGs Herzinfarkte, die bekanntermaßen akute abdominelle Beschwerden verursachen können, welche als akutes Abdomen infolge einer chirurgischen Erkrankung fehlgedeutet werden.

Eine manifeste koronare Herzkrankheit ohne muskuläre Herzinsuffizienz und Zeichen eines abgelaufenen Myokardinfarkts kann in erster Linie aus der Anamnese einer Angina pectoris gravis und aus einem pathologischen Ruhe-EKG abgeleitet werden. Das gleichzeitige Vorkommen einer peripheren arteriellen Verschlußkrankheit mit Claudicatio intermittens stellt ebenfalls einen indirekten Hinweis auf eine Koronararteriensklerose dar. Aus der Framingham-Studie (8) wissen wir, daß das Risiko eines Herzinfarkts eng mit pathologischen EKG-Veränderungen verknüpft ist. Die Zeichen der Linksherzhypertrophie gehen den Fällen eines kardiovaskulären Todes in 45 % voraus und sind mit einem mehr als 10fachen Risiko eines "plötzlichen Herztodes" verbunden. Innerhalb von acht Jahren ist die Hälfte der Betroffenen gestorben (7). Die Zeichen der Linksherzhypertrophie (ST-Senkung und T-Wellenabflachung) spiegeln nicht nur die Dauer und Schwere einer arteriellen Hypertension wider, sondern kennzeichnen auch die Anwesenheit einer erheblichen ischämischen Herzerkrankung. Derartige EKG-Veränderungen sind aufgrund der Framingham-Statistik gravierender als eine Angina pectoris und sogar gravierender als ein abgelaufener Myokardinfarkt, wahrscheinlich weil sie sehr häufig mit einer arteriellen Hypertension verknüpft sind.

Der bifaszikuläre Schenkelblock und der AV-Block I. Grades mit Schenkelblock sind deshalb gefährlich, weil sich aus ihnen ein vollständiger AV-Block oder eine AV-Dissoziation entwickeln können. Ätiologisch handelt es sich in der Regel um eine koronare Herzkrankheit.

In diesem Zusammenhang sei erwähnt, daß der Nachweis eines Linksschenkelblocks gravierender ist als der eines Rechtsschenkelblocks, daß aber die Annahme eines gesunden Herzens trotz Rechtsschenkelblocks nur bei jüngeren Probanden der ersten vier Dekaden berechtigt ist.

Seit 1968 (10) finden die Hemiblöcke zunehmende Beachtung. Es handelt sich hierbei um die Blockierung des vorderen oder hinteren Faszikels des linken Schenkels, wobei dem linksanterioren Hemiblock häufig ein Hinterwandinfarkt, eine Lungenembolie oder Thoraxdeformitäten zugrunde liegen, dem linksposterioren Hemiblock häufig eine kardiopulmonale Erkrankung. In mehr als 4/5 der Fälle ist ätiologisch eine koronare Herzkrankheit ohne oder mit Hypertension anzunehmen. Das häufige Zusammentreffen von Rechtsschenkelblock und linksanteriorem Hemiblock beruht auf der gemeinsamen Blutversorgung. Die Bedeutung des Hemiblocks liegt in seiner Neigung, in einen totalen AV-Block überzugehen.

Tabelle 4

2. Mittleres Risiko

   A. "Klassische Risikofaktoren" der koronaren Herzkrankheit:
      a) Lebensalter, Geschlecht
      b) Hypertonie
      c) Hyperlipoproteinämien
      d) Zigarettenrauchen
      e) Diabetes mellitus
      f) Obesitas und Hyperurikämie
      g) Körperliche Inaktivität
      h) Familiäre Belastung (genetische Faktoren)

   B. Kompensierte Herzfehler

   C. Angeborene Herzfehler ohne Zyanose

   D. Kompensiertes chronisches Cor pulmonale

   E. Arteriovenöse Fisteln

Bei den Patienten mit einem mittleren Risiko sind kardiale Komplikationen möglich, die Wahrscheinlichkeit ihrer Entwicklung hängt von der Anzahl der vorhandenen Risikofaktoren ab, in erster Linie von den Risiken der Entwicklung einer Herzinsuffizienz. Hier kommt wiederum dem Alter und Geschlecht die größte Bedeutung zu, wobei Frauen über 70 Jahre und Männer über 60 Jahre grundsätzlich in diese Risikogruppe einzureihen sind. Eine Hypertonie ist ein zusätzlicher Risikofaktor, der sich mit einem kompensierten rheumatischen Herzklappenfehler, einem angeborenen Herzfehler oder einem chronischen Cor pulmonale addieren kann. Von der Häufung koronarer Risiken wissen wir, daß es hierbei nicht zu einer Addition, sondern Potenzierung der Risiken kommt. Häufig ist z. B. die Kombination von Übergewicht, Diabetes mellitus, Hyperurikämie, Hypertriglyzeridämie und Hypertonie.

Eine Methode zum Nachweis einer beginnenden Herzinsuffizienz stellt die Apexkardiographie dar. Hier findet man eine überhöhte a-Welle als Ausdruck eines erhöhten Drucks im linken Vorhof. Empfindlicher als diese Methode ist der sogenannte Einschwemmkatheter, mit dessen Hilfe man den pulmonalen Kapillardruck und damit indirekt den enddiastolischen Druck im linken Ventrikel messen kann. Ein erhöhter enddiastolischer Druck im linken Ventrikel weist auf eine drohende Linksherzinsuffizienz hin.

Entscheidend für die Diagnose einer latenten Koronarinsuffizienz ist das Belastungs-EKG. Das Ruhe-EKG ist nämlich trotz schwerer koronarer Veränderungen nach ALDOR und HEEGER in 50 % der Fälle unauffällig. Die Belastung soll mindestens 80 % der für Alter und Geschlecht maximalen Leistung erreichen. Die ischämischen EKG-Veränderungen finden sich am häufigsten in den Ableitungen V4 - V6, charakteristisch sind schräg deszendierende ST-Senkungen oder ST-Hebungen in den entgegengesetzten Ableitungen. Die ST-Senkungen sind nur dann zu verwerten, wenn der Patient kein Digitalis einnimmt, da Digitalis praktisch alle pathologischen EKG-Veränderungen imitieren kann. Nach MARTIN und McCONAHAY (9) sollen die ST-Senkungen 0,1 mV ausmachen; dann finden sich falsch-positive Befunde beim Vergleich mit einer Koronarangiographie nur in 11 % und falsch-negative nur in 38 % der Fälle.

Tabelle 5. Belastungs-EKG bei koronarer Herzerkrankung und bei 90 % der altersentsprechenden maximalen Herzfrequenz nach MARTIN und McCONAHAY

ST-Senkung mV	falsch-positiv %	falsch-negativ %
$\geqq$ 0,05	43	16
$\geqq$ 0,1	11	38
$\geqq$ 0,2	0	62

IV. Zusammenfassende Darstellung der für den Anästhesiologen wichtigsten Herzkrankheiten

1. Die koronare Herzkrankheit führt zu einem höheren Narkose- und Operationsrisiko als alle anderen Herzerkrankungen. Sie bewirkt mindestens eine Verdoppelung der Operationsmortalität gegenüber Patienten mit fehlender koronarer Herzkrankheit. Dennoch ist zu betonen, daß auch größere chirurgische Eingriffe von der Mehrzahl der Patienten mit klinisch manifester koronarer Herzkrankheit gut toleriert werden, insbesondere wenn präoperativ eine emotionale Belastung sowie eine allzu tiefe Narkose, eine intraoperative Hypoxie und ein Volumenmangel vermieden werden. BRUMM und WILLIUS berichteten über nur 11 kardiale Todesfälle bei 257 Patienten (= 4,3 %) mit schwerer koronarer Herzkrankheit, die sich großen Eingriffen unterziehen mußten. Das Durchschnittsalter dieser Patienten lag bei 60 Jahren.

Schenkelblock und AV-Block sind nach FRIEDBERG keine absoluten Kontraindikationen für chirurgische Eingriffe. Bei 51 großen und 107 kleineren chirurgischen Eingriffen an 56 Patienten mit einem Durchschnittsalter von 67 Jahren, die einen solchen Block aufwiesen, zeigten sich keine Todesfälle. Postoperativ kam es jedoch bei 16 Patienten zu einem Schock. Adams-Stokessche Anfälle erhöhen das Risiko von Operationen. Hier sollte rechtzeitig ein Schrittmacherkatheter gelegt werden.

Chronisches Vorhofflimmern erhöht die Mortalität chirurgischer Eingriffe nicht. FINKHEIMER und Mitarbeiter berichteten über eine Operationsmortalität von 5 % bei 60 Patienten mit kardiovaskulären Erkrankungen und chronischem Vorhofflimmern. Allerdings war die Rate kardiovaskulärer Komplikationen mit 71 % und kardiopulmonaler Komplikationen mit 22 % sehr hoch. Nur 23 % der Fälle verliefen unkompliziert. Die hohe Inzidenz von Komplikationen hing mit einer Digitalisunterdosierung, einem erst kürzlich durchgemachten muskulären Herzversagen, Angina pectoris gravis, Lungenemphysem, Harnstoffretention oder Fettsucht zusammen.

2. Rheumatische Herzerkrankungen stellen in der Regel ein geringeres Mortalitätsrisiko als die koronare Herzkrankheit oder die Syphilis im Bereich von Herz und Aorta dar. Das Risiko chirurgischer Eingriffe bei rheumatischen Herzerkrankungen entspricht im allgemeinen dem Risiko einer Schwangerschaft bei rheumatischen Herzerkrankungen. Es hängt vorwiegend mit der Leistungsfähigkeit des erkrankten Herzens zusammen. Der gut kompensierte Patient mit einem rheumatischen Vitium toleriert chirurgische Eingriffe praktisch genauso gut wie der Gesunde. Das Operationsrisiko steigt allerdings wesentlich, wenn eine muskuläre Herzinsuffizienz kürzlich durchgemacht wurde oder noch vorhanden ist. Die Operationsmortalität steigt ferner bei rheumatischen Herzerkrankungen und einem Alter von mehr als 35 Jahren, da sich die Folgen der altersabhängigen koronaren Herzkrankheit mit der vitienbedingten Herzvergrößerung addieren. Das gleiche gilt für angeborene Herzfehler. Eine septische Endokarditis kann sich nicht nur nach Zahnextraktionen, sondern auch nach Klappenersatzoperationen und Operationen im Urogenitaltrakt entwickeln.

Schlußfolgerungen

Bei Patienten mit großem kardialem Risiko sollen Allgemeinnarkose und Operation möglichst vermieden werden oder so lange wie möglich aufgeschoben werden, um Zeit für therapeutische Maßnahmen zu gewinnen. Wenn eine Operation unumgänglich notwendig ist, dann sollte der Eingriff so klein wie möglich gehalten werden und die Narkose besonders schonend und unter Kontrolle von EKG, Blutdruck und Elektrolyten vorgenommen werden. Grundsätzlich sind heute jedoch Allgemeinnarkose und Operationen auch bei kardialen Risikopatienten möglich.

Zur Vorbereitung des Patienten dienen eine klare und komplette Diagnose des kardialen Status unter besonderer Berücksichtigung von Anamnese und EKG sowie eine Beurteilung der kardialen Leistungsfähigkeit. Zur präoperativen Behandlung des kardialen Risikopatienten gehören die Verabfolgung von Sedativa, die Digitalisierung und das Vermeiden von Volumen- und Kaliummangel. Vor Herzoperationen wird empfohlen, Digitalis 1 - 3 Tage lang wegzulassen, um Rhythmusstörungen zu vermeiden. Der kardiale Risikopatient neigt bei Hypovolämie stärker als der Gesunde zum Volumenmangelschock, bei Überinfusion zum Linksherzversagen mit Lungenödem. Eine Überwachung mit Hilfe eines zentralvenösen Katheters oder noch besser mit Hilfe eines Einschwemmkatheters in die Arteria pulmonalis ist deshalb ratsam. Um einer intraoperativen Hypoxie vorzubeugen, sollte regelmäßig der PO_2 kontrolliert werden. Ein elektrokardiographisches Überwachungsgerät soll dazu beitragen, eventuell auftretende Rhythmusstörungen rechtzeitig zu erkennen und zu behandeln. Auch postoperativ ist auf eine ausreichende Ventilation und Sauerstoffversorgung des Herzens sowie auf eine engmaschige Überwachung zu achten.

In diesem Sinne kann die prä-, intra- und postoperative Untersuchung und Betreuung des kardialen Risikopatienten zu einem besonders glücklichen Beitrag zum Teamwork zwischen Anästhesiologen und Internisten bzw. Kardiologen werden.

Literatur

1. ALDOR, E., HEEGER, H.: Dtsch. med. Wschr. 99, 823 (1974).

2. BRUMM, H. J., WILLIUS, F. A.: J. amer. med. Ass. 112, 2377 (1939).

3. FINKHEIMER, J. A., WROBLEWSKI, F., LA DUE, J. S.: J. amer. med. Ass. 227, 535 (1954).

4. FRIEDBERG, Ch. K.: Diseases of the Heart, 3rd ed.. Philadelphia: W. B. Saunders 1966.

5. HALONEN, P., LOUHIJA, A.: Early Diagnosis of Coronary Heart Disease, vol. 8. Advances in Cardiology. Basel-München-Paris-London-New York-Sidney: S. Karger 1973.

6. HORATZ, K.: Arch. klin. Chir. 322, 1278 (1968).

7. KANNEL, W. B., GODON, T., CASTELLI, W. P., MARGOLIS, J. R.: Ann. intern. Med. 72, 813 (1970).

8. KANNEL, W. B., DAWBER, T. R.: Heart and Lung 1, 797 (1972).

9. MARTIN, C. M., McCONAHAY, D. R.: Circulation 46, 956 (1972).

10. ROSENBAUM, M. B., ELIZARI, M. C., LAZZARI, J. O.: Los Hemibloqueos. Buenos Aires: Paidos 1968.

11. SCHRÖDER, R.: Intensive med. 9, 278 (1972).

12. TARHAN, S., GIULIANI, E. R.: Amer. Heart J. 87, 137 (1974).

13. VORMITTAG, A., KOHN, P., ZEKERT, F., GRABNER, H.: Dtsch. med. Wschr. 100, 1365 (1975).

14. WEITZ, U.: Lebensversicherungsmed. 27, 126 (1975).

15. WIEMERS, K.: Arch. klin. Chir. 322, 1286 (1968).

Rhythmusstörungen als Risikofaktoren

Von H. Just

Herzrhythmusstörungen zählen zu den häufigsten und gefährlichsten Funktionsstörungen bei anästhesiologischen bzw. operativen Eingriffen. In über 70 % der Eingriffe werden bei kontinuierlicher Überwachung Arrhythmien beobachtet, in 0,5 - 1 °/oo aller Fälle zeigen sich Arrhythmie-Todesfälle.

Die Häufigkeit und Vielfalt der Erscheinungsformen einerseits und die zahlreichen wirksamen Behandlungsmöglichkeiten andererseits erfordern Kenntnisse der Pathophysiologie und der Differentialdiagnostik sowie ein sorgfältiges Abwägen der therapeutischen Möglichkeiten und der Dringlichkeit des Eingreifens.

Im folgenden sollen die wichtigsten Herzrhythmusstörungen besprochen werden:

1. Sinustachykardie

1. 1. Die Sinusfrequenz ist bei normaler AV-Überleitung auf Frequenzen über 100/min gesteigert. Je höher die Frequenz, desto weniger werden die normalen respiratorischen Frequenzänderungen erkennbar.

1. 2. Das AV-Intervall ist normal. Die P-Welle kann überhöht sein, besonders in Abl. II; der räumliche P-Vektor bleibt jedoch normal. Eine Abgrenzung ist wichtig gegenüber Vorhofflattern mit 2:1 Überleitung, Vorhoftachykardie und AV-Tachykardie.

1. 3. Die Ursachen liegen meistens extrakardial: Volumenmangel, Fieber, Lungenembolie, Medikamentenwirkungen (Atropin, Katecholamine), Herzinsuffizienz u. a..

1. 4. Eine Gefährdung erwächst dem Kranken meistens aus der Grundkrankheit selbst. Die rasche Herzfrequenz wird bei normalem Herzen erst oberhalb von ca. 180/min zu einer Reduktion des Herzminutenvolumens führen. Bei koronarer Herzkrankheit kann jedoch in Abhängigkeit vom Schweregrad der Kranzgefäßverengung bereits bei 120 - 140/min eine Myokardischämie eintreten, denn die Herzfrequenz wird auf Kosten der Diastolendauer gesteigert, diese letztere ist jedoch für die Koronardurchblutung entscheidend. Ähnliches gilt für die Mitralstenose, bei der in Abhängigkeit von der Frequenz eine Lungenstauung eintreten kann. Hier ist die Entleerung des linken Vorhofes von der Diastolendauer abhängig.

1. 5. Therapeutisch wird prinzipiell die auslösende Ursache beseitigt. Dies setzt oft erhebliche diagnostische Anstrengungen voraus. Spezifische Behandlung ist mit Betaadrenolytika möglich, vorausgesetzt, es handelt sich nicht um eine versteckte Herzinsuffizienz. Digitalisglykoside sind zur Herzfrequenzsenkung bei Sinusrhythmus nicht geeignet.

2. Sinusbradykardie und Sinusbradyarrhythmie

2. 1. Die regelmäßige oder unregelmäßige Sinusfrequenz unter 60/min kann unter Umständen längere Pausen aufweisen (Sinusstillstand, sinuatrialer Block). Dabei können Knotenersatzschläge bzw. -rhythmen vorkommen.

2. 2. Bei der langsamen Frequenz ist das PQ-Intervall oft geringgradig verlängert. Die P-Wellen sind normal oder auch mehr oder weniger stark deformiert. QRS ist normal konfiguriert. Sinusbradyarrhythmie kann mit Morgagni-Adams-Stokes-Anfällen (MAS-Anfälle) oder mit intermittierenden Anfällen von Vorhofflimmern oder -flattern vorkommen ("erkrankter Sinusknoten", Bradykardie-Tachykardie-Syndrom). Die Abgrenzung von sinuatrialem Block kann sehr schwierig sein, ist jedoch therapeutisch ohne Belang. Solche Blockierungen werden erkannt, wenn das PP-Intervall der Pause ein ganzzahliges Vielfaches des normalen PP-Abstandes beträgt oder wenn sich eine Wenckebach-Charakteristik mit progressiver PP-Verkürzung zeigt, gefolgt von einem langen PP-Intervall, welches weniger als das Zweifache des letzten voraufgegangenen PP-Intervalls beträgt.

2. 3. Als Ursache kommen überwiegend degenerative, vaskuläre Erkrankungen in Frage.

2. 4. Gefahren können für den Kranken aus der langsamen Schlagfolge direkt entstehen, wenn die Schlagfolge unter 25/min sinkt. Ein normales Herz kann auch dann noch ein Herzminutenvolumen von 5 l/min aufrechterhalten. Bei vorgeschädigtem Herzen allerdings (Klappenfehler, Myokarderkrankungen, koronare Herzkrankheit) kann die kritische Minimalfrequenz erheblich höher liegen. Eine direkte Gefährdung besteht auch im Auftreten von MAS-Anfällen bzw. den intermittierend auftretenden tachykarden Zuständen. Eine potentielle Gefährdung entsteht ferner aus der mit der Bradykardie verbundenen gesteigerten Tendenz zur Bildung von ektopischen Reizen (ventrikuläre Extrasystolen, Kammertachykardie, supraventrikuläre Extrasystolen, Vorhofflimmern, -flattern).

2. 5. Die Behandlung ist bei einfacher Sinusbradykardie meistens nicht erforderlich. Vielfach genügt sorgfältige Beobachtung. Wird eine Behandlung als notwendig erkannt (siehe oben), so wird als rasch, jedoch kurz wirkende Maßnahme Atropin oder Orciprenalin gegeben. Mit letzterem per infusionem kann die Frequenz über mehrere Stunden gesteuert werden. (Therapie mit temporärem Schrittmacher siehe unten.)

3. AV-Überleitungsstörungen

3. 1. Die Störung der Reizleitung liegt zwischen Vorhöfen und Kammern in Höhe des AV-Knotens oder distal davon im Hisschen Bündel und den proximalen His-Purkinje-Faserstämmen. Die Kammerfrequenz wird durch Einspringen eines AV-nodalen, His-Purkinje- oder ventrikulären Ersatzrhythmus erhalten.

3. 2. Ein AV-Block unterschiedlichen Grades entsteht dann, wenn die normale Leitungsverzögerung überschritten bzw. die Überleitung ganz unterbrochen wird (AV-Block I. und II. bzw. III. Grades). Im letzteren Falle wird die Kammerschlagfolge durch Einspringen eines Ersatzrhythmus aufrechterhalten, dessen Eigenfrequenz vom Sitz des Reizbildners beeinflußt wird: Je tiefer, d. h. weiter kammerwärts dieser gelegen ist, desto langsamer und unstabiler ist der Rhythmus.

3. 3. Der sogenannte "proximale" AV-Block ist im AV-Knoten bzw. dessen "Haube" lokalisiert. Er kann organisch oder funktionell (Vagusreizung) bedingt sein. Der in diesem Falle nodale Ersatzrhythmus ist relativ rasch (40 - 60/min) und kann unter Umständen auch die Schlagfolge unter Belastung noch erhöhen (Typ des kongenitalen AV-Blockes, aber auch durch Digitalisüberdosierung, Betablocker). Blockierungen II. Grades zeigen gewöhnlich Wenckebach-Charakteristik (Abb. 1).

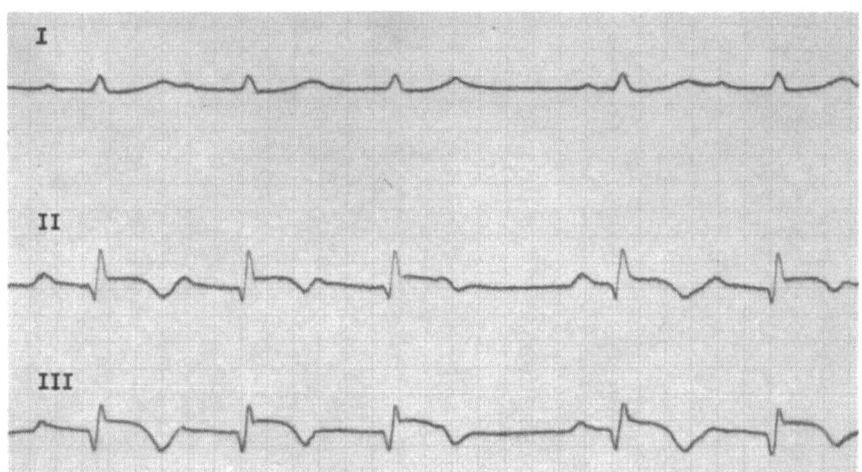

Abb. 1. Wenckebachsche Periodik bei AV-Block II. Grades: Beachte die progressive Verlängerung des PQ-Intervalls bis zur vollständigen Blockierung. Gleichzeitig sukzessive Verkürzung des RR-Intervalls. Die Pause beträgt weniger als das Zweifache des letzten RR-Intervalls

"Distaler" Block liegt vor bei Leitungsunterbrechung im Hisschen Bündel oder den angeschlossenen Bündelstämmen (multifaszikulärer Block). Der reizbildende Focus liegt weit peripher. Diese Blockformen sind besonders gefährlich. Sie sind erkennbar an der 2:1 Überleitung vom Mobitz-Typ II (Abb. 2) und der QRS-Verbreiterung über 0,12 s mit der für den faszikulären Block typischen Konfiguration (Abb. 3). Die Abgrenzung vom proximalen Typ erfordert unter Umständen His-Bündel-Elektrographie. Bei unvollständiger Blockierung kann aus der QRS-Konfiguration der Sitz des Reizbildners erkannt und so der für die AV-Überleitungsstörung verbliebene Bündelstamm identifiziert werden:
Rechtsschenkelblock mit linksanteriorem Hemiblock: Das linke hintere Bündel ist leitfähig.
Rechtsschenkelblock mit linksposteriorem Hemiblock: Der linke vordere Bündelstamm leitet.
Linksschenkelblock: Der rechte Bündelstamm leitet.

Die "distalen" oder faszikulären Blockierungen sind im Gegensatz zum nodalen, "proximalen" Block fast immer durch schwere organische Schäden bedingt und somit irreversibel und entsprechend gefährlich.

3. 4. Die Gefährdung durch den Block besteht neben der Grundkrankheit selbst in der Bradykardie und deren Unstabilität mit Neigung zu MAS-Anfällen. Diese können asystolisch durch Ausfall des Ersatzfocus oder tachykard (Kammerflattern, -flimmern) durch die bradykardiebedingte

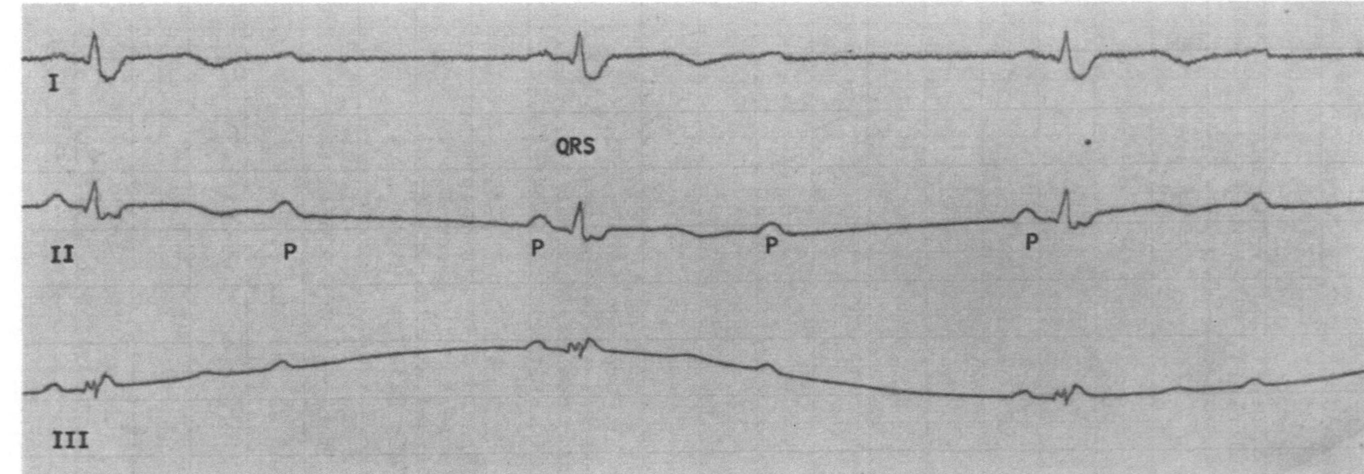

Abb. 2. Mobitz-Typ II AV-Block II. Grades: Regelmäßige 2:1 Überleitung von den Vorhöfen auf die Kammern

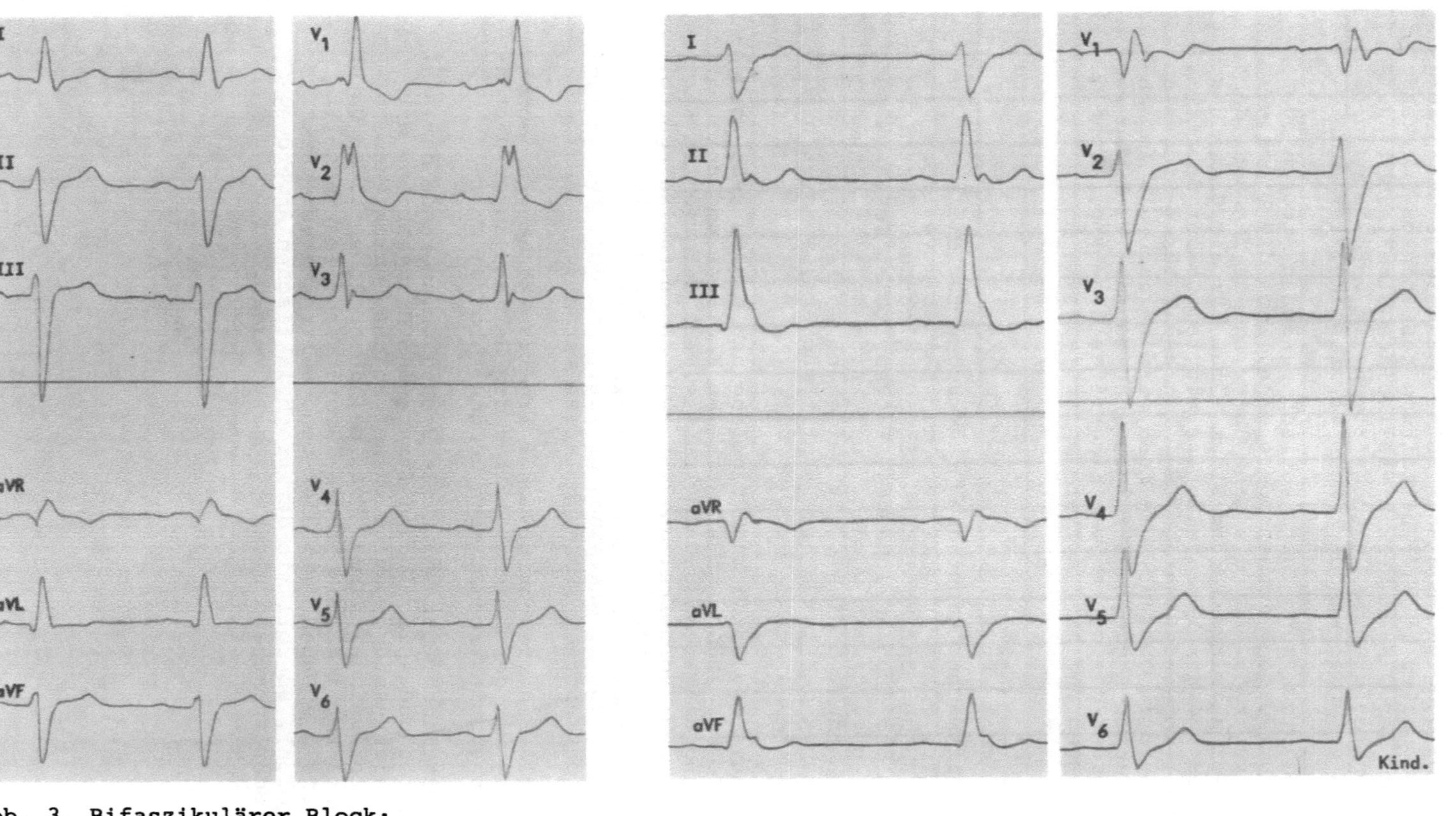

Abb. 3. Bifaszikulärer Block:
Links: Rechtsschenkelblock mit linksanteriorem Hemiblock. Beachte das erhaltene septale Q in I, AVL und den seitlichen Brustwandableitungen.
Rechts: Rechtsschenkelblock mit linksposteriorem Hemiblock. Beachte das diagnostisch entscheidende Fehlen der septalen Q-Wellen in I, AVL und den seitlichen Brustwandableitungen

Neigung zur Ektopiebildung bedingt sein. Eine potentielle Gefährdung kann auch bei noch normaler 1:1 AV-Überleitung bestehen bzw. erkannt werden, wenn nämlich der QRS-Komplex bifaszikuläre Blockierung anzeigt und Anhaltspunkte für eine Leitungsstörung im verbliebenen dritten Bündelstamm gefunden werden können (trifaszikulärer Block).

3. 5. Bei proximalem Block kann therapeutisch zunächst Atropin oder Orciprenalin versucht werden, insbesondere dann, wenn die Blockierung transitorisch auftritt. Für die ganz überwiegende Mehrzahl der Fälle - auch bei digitalisinduziertem Block - muß für die Dauer des geplanten Eingriffes und der Rekonvaleszenz ein temporärer Schrittmacher (siehe unten) verwendet werden. Bei trifaszikulärem Block ist die Schrittmachertherapie obligat. Vielfach wird hernach die Implantation eines permanenten Aggregates folgen. Hat man die Wahl, so wird man stets für die Dauer des operativen Eingriffes den temporären Schrittmacher vorziehen und erst später implantieren.

Temporärer Herzschrittmacher

Mit temporärem Schrittmacher kann jede Bradykardie für die prä-, intra- und postoperative Phase stabilisiert und beliebig variiert werden. Es kann so im Rahmen des Möglichen ein ausreichendes Herzminutenvolumen erhalten und frequenzabhängige Extrasystolen sowie ektopische Tachykardien unterdrückt werden. Tachykarde Anfälle können gezielt durchbrochen werden. Digitalisglykoside und Antiarrhythmika können unter dem Schutz des temporären Schrittmachers, wenn erforderlich in hoher Dosierung, eingesetzt werden.

Die temporäre, transvenöse Sonde kann tagelang und bis zu zwei Wochen belassen werden. Sie muß jedoch unter sterilen Kautelen und unter Röntgendurchleuchtung eingelegt und im Trabekelwerk der rechten Herzkammer verankert werden. Vorhofreizung ist zwar hämodynamisch günstiger (10 - 40 % Gewinn an Herzzeitvolumen), jedoch können transvenöse, temporäre Sonden im Vorhof nicht sicher verankert werden. Die Reizelektrode kann auch in den Koronarsinus plaziert und dort für den geforderten Stimulationszeitraum sicher belassen werden.

Das Reizgerät muß als Bedarfsschrittmacher arbeiten können, da sonst aus der Überlagerung mit der Eigenaktivität des Herzens unter Umständen bedrohliche Arrhythmien resultieren können (Abb. 4).

Der temporäre Schrittmacher ist somit die Behandlungsmethode der Wahl bei allen permanenten und episodisch auftretenden Bradykardien mit oder ohne AV-Überleitungsstörungen, auch bei solchen durch Vagusreizung, z. B. bei Karotissinussyndrom. Wird bei der präoperativen Untersuchung eine erhöhte Empfindlichkeit des Karotissinus festgestellt (Pausen von mehr als 3 s Dauer, mit oder ohne Auftreten von ventrikulären Extrasystolen), so soll mit der prophylaktischen Anwendung eines temporären Schrittmachers nicht gezögert werden.

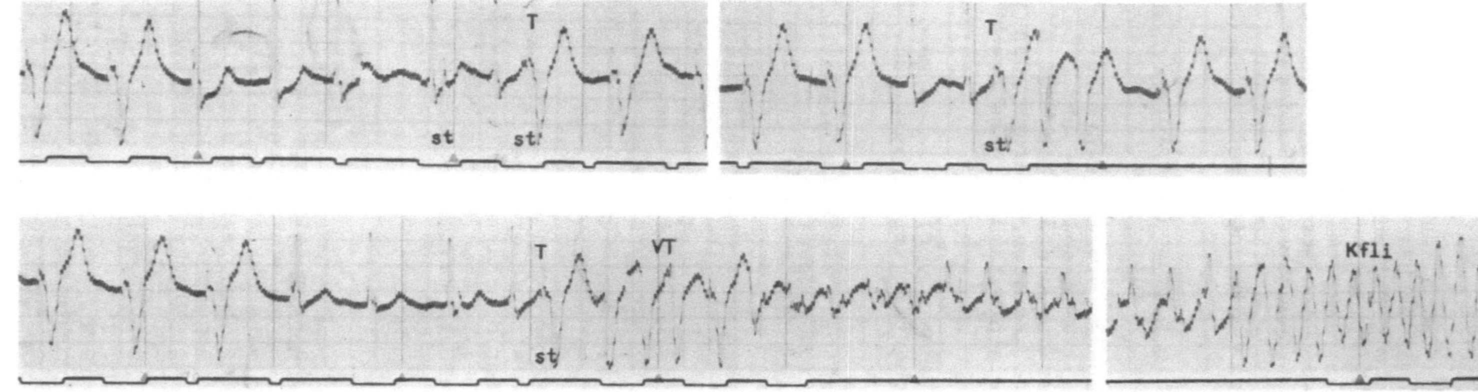

Abb. 4. Auslösung von Kammerflimmern bei starrfrequentem Schrittmacher durch Überlagerung mit Eigenaktivität des Herzens. Bei Einfall des Schrittmacherstimulus in die T-Welle des Normalschlages kommt es zunächst nur zu einer einfachen Antwort (links oben), dann zu repetitiver Entladung (rechts oben), danach zu einer kurzen Episode von Kammertachykardie, die in Kammerflattern und -flimmern übergeht

4. Herzschrittmacherträger

Bei Trägern permanenter Herzschrittmacher sind bei allen anästhesiologisch-operativen Eingriffen Vorsichtsmaßnahmen zu beachten:

1. Der Patient leidet an einer Herzerkrankung mit Neigung zu Arrhythmien und muß daher kontinuierlich überwacht werden.
2. Das Schrittmacheraggregat ist störbar durch elektromagnetische Felder (Elektrokauter u. ä.). Ist es unumgänglich notwendig, daß Geräte verwendet werden, die stärkere elektromagnetische Felder erzeugen, so muß die Empfindlichkeit des individuellen Schrittmachers vor dem Eingriff unter kontrollierten Bedingungen geprüft werden.

In jedem Falle ist es erforderlich, daß auf die Eigenschaften des implantierten Schrittmachers Rücksicht genommen wird:

1. Insbesondere bei starrfrequenten Geräten müssen etwaige ventrikuläre Extrasystolen gesucht, als solche identifiziert und prä- und postoperativ unterdrückt werden. Durch die Narkose und den Eingriff selbst kann die Empfindlichkeit des Herzens so gesteigert werden, daß aus der Überlagerung von Schrittmacher- und Eigenrhythmus ernste Arrhythmien resultieren können (Abb. 4).

Liegt Sinusrhythmus mit Überleitung auf die Kammern vor, so ist eine Überlagerung von Eigenfrequenz und Schrittmachertätigkeit unausweichlich, die nicht beseitigt werden kann.

2. Bei QRS-ausgelösten Bedarfsschrittmachern ist es zweckmäßig, einen externen Reizapparat mit epikutanen Elektroden bereitzuhalten. Hiermit kann die Schrittmacherfrequenz und damit die Herzschlagfolge bei Bedarf von außen her beliebig verändert, d. h. erhöht werden, etwa um ventrikuläre Extrasystolen zu unterdrücken oder Herzinsuffizienz abzufangen.

3. Beachte: QRS-inhibierte Bedarfsschrittmacher können durch externe Stimulation nur stillgestellt werden. Manche Geräte können aber durch Auflegen eines Magneten auf eine schnellere Entladungsfrequenz umgeschaltet werden.

4. Vorhofgesteuerte Schrittmacher sind naturgemäß frequenzvariabel wie das normale Herz, d. h. alle Maßnahmen, die normalerweise die Sinusfrequenz beeinflussen, verändern auch hier die Kammerschlagfolge. Bei Eintreten von Vorhofflimmern können bei solchen Reizgeräten unangenehm hohe, therapeutisch nicht beeinflußbare Kammerfrequenzen eintreten.

5. Vorhoftachykardie

5. 1. Der tachykarde Rhythmus mit supraventrikulärem Reizursprung (Vorhofmyokard, Haube des AV-Knotens, AV-Knoten) zeigt Frequenzen zwischen 120 und 250/min. Die Vorhoftachykardie beruht häufig auf einem Erregungskreisen (re-entry) innerhalb des Vorhofs oder der proximalen Anteile des AV-Leitungssystems, in manchen Fällen unter Einschluß vorbestehender Kurzschlußverbindungen zwischen Vorhöfen und Kammern außerhalb (Wolff-Parkinson-White-(WPW)-Syndrom) oder innerhalb (Lown-Gangong-Levine-(LGL)-Syndrom) des AV-Systems.

5. 2. Die QRS-Konfiguration ist gewöhnlich normal, auch bei rascher Schlagfolge. Ventrikuläre Aberranz kann aber vorkommen und ist die Regel bei WPW-Syndrom. Sie kann große differentialdiagnostische

Schwierigkeiten verursachen. Die P-Wellen sind, wenn erkennbar, abnorm konfiguriert. 1:1 Überleitung ist die Regel. Differentialdiagnostische Abgrenzung gegenüber Vorhofflattern mit 2:1 Überleitung kann schwierig sein.

5. 3. Supraventrikuläre Tachykardien treten häufig bei sonst gesunden Herzen auf und sind nicht selten von Urina spastica begleitet. Sie können digitalisinduziert sein und zeigen dann gewöhnlich zweitgradige Blockierung (Vorhoftachykardie mit Block).

5. 4. Eine Gefährdung besteht durch die rasche Schlagfolge, die in seltenen Fällen bis 300/min erreichen kann. Eine potentielle Gefährdung besteht immer dann, wenn bei re-entry-Tachykardien Medikamente verabreicht werden, die die ektopische oder AV-Leitung beschleunigen können (Chinidin, Orciprenalin).

5. 5. Vorhoftachykardien müssen stets vor einem anästhesiologischen Eingriff beseitigt werden. Danach ergibt sich die Notwendigkeit zur Rezidivprophylaxe, die bei jedem, auch symptomlosen WPW- bzw. LGL-Syndrom in Erwägung gezogen werden muß und am besten mit Betarezeptorenblockern oder Kombination von Digitalis und Chinidin erfolgt. Der eingetretene Anfall wird durchbrochen mit Karotissinusmassage, intravenösen Betablockern oder Verapamil i. v..

6. Vorhofflimmern, -flattern

6. 1. Bei Vorhofflattern liegt die Schlagfrequenz der Vorhöfe zwischen 250 und 350/min; sogenanntes langsames Flattern liegt zwischen 120 und 250/min. Bei 2:1 Block liegt die regelmäßige Kammerschlagfolge zwischen 130 und 180/min. Bei Vorhofflimmern liegt die Vorhoffrequenz höher und ist irregulär. Durch versteckte Leitung liegt die Kammerfrequenz bei normaler Refraktärität des AV-Knotens bei 160/min bei absoluter Arrhythmie und leicht variierender Form von QRS.

6. 2. Die Erkennung ist bei absoluter Arrhythmie und den typischen Flatter- bzw. Flimmerbewegungen der EKG-Nullinie sowie dem monophasich deformierten Venenpuls meistens problemlos. Bei Flattern mit 2:1 Überleitung kann fälschlich Sinustachykardie oder Vorhoftachykardie diagnostiziert werden. Karotissinusmassage klärt gewöhnlich die Diagnose rasch.

6. 3. Ursachen sind Mitralklappenfehler, koronare und primär myokardiale Erkrankungen sowie idiopathische Genese.

6. 4. Bei Vorhofflimmern, -flattern besteht eine Gefährdung aus der raschen Kammerfrequenz (Mitralstenose, Koronarerkrankung). Diese kann insbesondere bei Vorhofflattern unmittelbar bedrohlich ansteigen, wenn durch medikamentöse Maßnahmen die AV-Überleitung erleichtert wird (Atropin, Orciprenalin, Adrenalin o.ä.). Ferner können arterielle Embolien vorkommen, vor allem bei noch nicht lange bestehender Arrhythmie.

6. 5. Vorhofflattern muß stets so bald wie möglich beseitigt werden (Elektrokardioversion, Digitalis und Chinidin, Verapamil). Vorhofflimmern ist ein relativ stabiler Rhythmus und kann vielfach belassen werden. Die Kammerfrequenz kann mit Digitalisglykosiden durch Inhibition der AV-Überleitung gewöhnlich leicht kontrolliert werden. Gegebenenfalls können zusätzlich Betablocker verwendet werden. Nur selten ist die akute hämodynamische Beeinträchtigung durch Vorhofflimmern, eher noch durch Vorhofflattern so erheblich, daß aus diesem Grunde die Arrhythmie beseitigt werden muß.

7. Extrasystolie

7. 1. Extrasystolen können als vorzeitig einfallende Herzaktionen abnormen Ursprungs (Vorhöfe, AV-System, Kammermyokard) sporadisch, unioder multifokal, in systematischer Weise oder in Salven auftreten.

7. 2. Die Differenzierung nach Ursprungsort und Systematik des Auftretens ist entscheidend wichtig für die prognostische Beurteilung und die Behandlungsindikation.

Die abnorme, vorzeitige P-Welle der supraventrikulären Extrasystolen identifiziert diese auch dann, wenn QRS durch ventrikuläre Aberranz verbreitert und deformiert ist. Die Abgrenzung von ventrikulärer Aberranz gegenüber QRS-Deformierung durch ventrikulären Reizursprung kann sehr schwierig sein, insbesondere bei Vorhofflimmern (Abb. 5, Tabelle 1). Vielfach hilft die Erkennung systematischen Auftretens: Bi- oder Trigeminie, Parasystolie, R-auf-T-Phänomen. Ventrikuläre Extrasystolen mit schmalem QRS kommen vor. Sie entstehen im His-Purkinje-System nahe der Hisschen Brücke und zeigen daher inkompletten Schenkelblock oder faszikuläre Blockbilder, je nach Ursprungsort.

Tabelle 1. Abgrenzung von ventrikulärer Aberranz und ventrikulärem Reizursprung als Ursache für abnorme QRS-Verbreiterung und Deformierung bei Vorhofflimmern

	Aberranz		VES
Rechtsschenkelblock	+++		++
rSR'_{V_1}	24	:	1
qR oder R_{V_1}	1	:	10
bizarres QRS	0		+++
Bigeminus			
konstantes Kopplungsintervall	ohne differenzierenden Wert		
lange (!) Pause danach			
wechselndes Kopplungsintervall			
Vorzeitigkeitsindex kleiner als 1	0		++++ (selten)

7. 3. Extrasystolen kommen bei Herzgesunden vor. Ihre Häufigkeit nimmt mit dem Alter zu. Ca. 60 % aller Fünfzigjährigen haben ventrikuläre Extrasystolen. In mehr als 90 % dieser Fälle sind sie jedoch sporadisch, unifokalen Ursprungs und seltener als 10/1.000 Herzaktionen. Größere Häufigkeit (mehr als 10/1.000 Herzaktionen), stark deformierte QRS-Komplexe und systematisches Auftreten beobachtet man überwiegend bei Herzkranken (Klappenfehler, Koronar- und Myokarderkrankungen jeder Art sowie Medikamentennebenwirkungen).

Besonders häufig sind Extrasystolen bei chronischer Koronarkrankheit. Nach Myokardinfarkt kommen sie in ziemlich gleichbleibender Häufigkeit (80 %) und Komplexität über Jahre hinweg vor. Ihre Beziehung zu dem häufigen Ereignis des Sekundenherztodes ist wahrscheinlich, jedoch nicht gesichert.

Ventrikuläre Extrasystolen als Nebenwirkung von Pharmakotherapie (Digitalis, Antiarrhythmika, Katecholamine) sind häufig. Ihre Abgrenzung von solchen, die mit der Grundkrankheit in Zusammenhang stehen, kann nur im Auslaßversuch geklärt werden.

7. 4. Die Bedeutung der Extrasystolen ist oft schwer einzuschätzen. Sie wird von der zugrundeliegenden Herzerkrankung bestimmt. Hämodynamisch sind Extrasystolen jedweden Ursprungsorts, auch bei häufigerem Einfall, gewöhnlich ohne Bedeutung. Sie gefährden den Kranken durch ihre Potenz, re-entry-Mechanismen zu bahnen bzw. in Gang zu setzen und so bedrohliche Tachyarrhythmien auszulösen (Vorhofflimmern durch supraventrikuläre Extrasystolen, Kammerflimmern durch ventrikuläre Extrasystolen).

Im Falle der supraventrikulären Extrasystolie ist diese Gefährdung gering. Nur bei sehr häufigen, früh einfallenden Extrasystolen und/ oder bekanntem episodischem Vorhofflimmern wird man vorsorglich Digitalis und Chinidin geben.

Bei ventrikulären Extrasystolen kann eine ernste Gefahr bestehen. Diese muß definiert werden, d. h. es müssen die gefährdeten Fälle erkannt und sodann prophylaktisch behandelt werden. Hierüber besitzen wir heute einige Kenntnisse: Ventrikuläre Extrasystolen bei großen insuffizienten Herzen sowie solche, die während ischämischer Anfälle bei der Koronarerkrankung auftreten, sind gefährlich. Ferner solche, die in Paaren, Salven und überhaupt in großer Häufung auftreten, insbesondere dann, wenn Episoden von Kammertachykardie bereits vorgekommen sind oder wenn sehr breite und bizarr geformte QRS-Komplexe beobachtet werden.

Fällt die ventrikuläre Extrasystole in die T-Welle des voraufgehenden Herzschlages (R-auf-T-Phänomen, Vorzeitigkeitsindex QT:QQ < 1), so kann unmittelbar Kammerflimmern ausgelöst werden. Derartige frühzeitige ventrikuläre Extrasystolen entstehen auf der Höhe der Erregungsrückbildungsprozesse aus einem Zustand des Myokards, der gleichzeitig die Voraussetzung zur ektopen Reizbildung <u>und</u> die Bereitschaft zur Entstehung von Kammerflattern und -flimmern durch intramyokardiale re-entry-Mechanismen schafft. Der "elektrisch unstabile" Zustand des Herzens ist erkennbar an QT-Verlängerung, schwankender Sinusfrequenz, Sinusbradykardie (auch Knotenersatzrhythmus), frühzeitig einfallenden ventrikulären Extrasystolen und episodischer Kammertachykardie der vulnerablen Phase (VT/VP). Er entsteht unter allen denjenigen Bedingungen, die zu einer Dispersion und Fragmentierung der Erregungsrückbildung führen, wie diffuse oder lokal begrenzte Myokardschädigung, Hypoxie und Ischämie, intramyokardiale Leitungsverzögerungen durch Antiarrhythmika (Chinidin, Ajmalin), Hypokaliämie, Vagotonie und/oder gleichzeitige Hypersympathikotonie, insbesondere bei seitenungleicher sympathischer Innervation, Bradykardie, ventrikuläre Extrasystolen selbst sowie sämtliche Zustände von QT-Verlängerung im EKG einschließlich der idiopathischen oder familiären QT-Verlängerung bei dem Syndrom von Jervell und Lange-Nielsen.

Es ist ersichtlich, daß der Zustand des Myokards die Bedeutung der Extrasystolie bestimmt.

Eine erhöhte Gefährdung besteht weiter bei allen Zuständen mit vermehrter Neigung zur Bildung ektoper Reize durch Beschleunigung der Spontandepolarisation in der Phase 4 des Aktionspotentials von myokardialen oder His-Purkinje-Zellen, etwa unter Katecholamineinwirkung, Hypokaliämie, Digitalisintoxikation u. a.. Digitalis allein kann die "Flimmerschwelle" um einen Faktor 10^3 senken. Wahrscheinlich können bei erhöhter Empfindlichkeit des Herzens auch sonst folgenlos bleibende Innervationsstörungen bei zerebralen Erkrankungen und vielleicht auch Emotionen Kammerflimmern auslösen.

Die Behandlung der Extrasystolie verläuft nach dem folgenden Schema: Zunächst wird die Indikation zur Behandlung geklärt. Dann wird, wo immer möglich, die auslösende Ursache beseitigt (Tabelle 2). Erst danach werden Antiarrhythmika (Tabelle 3) eingesetzt. Bei frequenzabhängigen Extrasystolen wird die Herzfrequenz mit dem temporären Schrittmacher erhöht (siehe oben).

Die antiarrhythmische Therapie erfordert nicht selten den Wechsel des Präparates. Im allgemeinen werden die Substanzen in der in Tabelle 3 angegebenen Reihenfolge eingesetzt, sofern sich nicht spezifische Ansatzpunkte entsprechend den Eigenschaften der einzelnen Substanzen identifizieren lassen. Bei Digitalisintoxikation und idiopathischer QT-Verlängerung wird Diphenylhydantoin bevorzugt. Bleibt die Behandlung mit Antiarrhythmika erfolglos, so müssen Messungen des Blutspiegels zur Beurteilung herangezogen werden, da nur so versteckte Resorptionshindernisse ausgeschlossen werden können.

Tabelle 2. Auslösende korrigierbare Ursachen der Extrasystolie

Bradykardie
Hypertonie
Akute Pulmonalhypertonie
Herzinsuffizienz
Herzwandaneurysma
Hypoxie
Azidose/Alkalose
Hypokaliämie
Medikamentenwirkungen
Intoxikationen
Hyperthyreose

Tabelle 3. Antiarrhythmisch wirksame Medikamente

Sedativa (Barbiturate, Diazepam, Hydroxizin)
Betaadrenolytika (Propranolol, Oxprenolol, Prindolol)
Kalium, Magnesium
Digitalisglykoside
Lidocain
Chinidin
Ajmalin, N-Propylajmalinbitartrat
Procainamid
Diphenylhydantoin
Aprindin
Disopyramid
Antazolin
Mexiletin
Bretylium

Literatur

1. ANTONI, H.: Die Entstehung ektopischer Schrittmacher durch Funktionswandel des nicht automatischen Arbeitsmyokards. In: Herzrhythmusstörungen (ed. M. HOLZMANN). Stuttgart: Schattauer 1968.

2. ATHANASIU, D. J., WEINER, C.: Das Jervell- und Lange-Nielsen-Syndrom. Münch. med. Wschr. 114, 698 (1972).

3. ERTL, G., JUST, H., LANG, K. F.: Herzrhythmusstörungen im chronischen Verlauf nach Myokardinfarkt. Beobachtungen mit dem Langzeit-EKG. Dtsch. med. Wschr. (im Druck).

4. HOLZMANN, M.: Der sinuatriale und atrioventrikuläre Block. Intensivmedizin 9, 177 (1971).

5. JUST, H.: Praktische Handhabung der temporären Stimulation im Krankenhaus. Intensivmedizin 9, 209 (1972).

6. JUST, H.: Paroxysmale Tachykardie. In: Herzrhythmusstörungen (eds. H. ANTONI, S. EFFERT). Stuttgart: Schattauer 1974.

7. JUST, H.: Erkrankungen des Herzens. In: Internistische Therapie (eds. H. P. WOLFF, Th. R. WEIHRAUCH). München: Urban & Schwarzenberg 1975.

8. JUST, H.: Klinik und Therapie der Extrasystolie. Verh. dtsch. Ges. inn. Med. 1975 (im Druck).

9. HINKLE, L. E., CARVER, S. T., STEVENS, M.: The frequency of asymptomatic disturbances of cardiac rhythm and conduction in middle-aged men. Amer. J. Cardiol. 24, 629 (1969).

10. KLAUS, W.: Herzrhythmusstörungen. In: Klinische Pharmakotherapie (eds. G. FÜLLGRAF, D. PALM). Stuttgart: Fischer 1975.

11. LANG, K., JUST, H., ZIPFEL, J., ERBS, R., HEICKE, B., HOPF, U.: Lokalisation der Leitungsstörungen beim AV-Block. In: His-Bündel-Elektrographie (eds. L. SEIPEL, F. LOOGEN, A. BOTH). Stuttgart: Schattauer 1975.

Risikofaktoren in der kardiovaskulären Chirurgie

Von W. Hügel

Einleitung

Kardiochirurgische Eingriffe sind bekanntermaßen mit einem erheblichen Risiko belastet, das deutlich über dem anderer chirurgischer Eingriffe liegt. Nachdem in den letzten Jahren die Operationstechniken einschließlich der extrakorporalen Zirkulation weitgehend standardisiert worden sind, liegt das Risiko der kardiochirurgischen Eingriffe sicherlich nicht mehr ausschließlich im operativen Bereich. Vielmehr kommt es beim Herzpatienten zu einer Summation von belastenden Faktoren. Zunächst bringt der Patient schon bei der Aufnahme einen Großteil seiner Risikofaktoren quasi vom Internisten mit: Übergewicht, Diabetes mellitus, Lungenfunktionsstörungen etc..

Die größte Hypothek stellt natürlich der Herzfehler an sich dar bzw. sein Schweregrad und seine Progredienz. So gehören etwa 60 % unserer Klappenersatz-Patienten dem klinischen Schweregrad IV nach der Klassifikation der NYHA an. 30 % waren dem Schweregrad III zuzuordnen. Ein weiterer Teil mußte als Notfall ohne vorausgehende Herzkatheterisierung operiert werden, da bereits dieser diagnostische Eingriff eine zu große Belastung dargestellt hätte. Bei den koronarchirurgischen Patienten sind Auswurffraktionen um oder unter 30 % keine Seltenheit.

Der herzchirurgische Eingriff hat das Ziel, die pathologische Hämodynamik des Herzens zu verbessern oder im Idealfall zu normalisieren. Das ist sicher in einer großen Zahl der Fälle möglich. Bei manchen Herzfehlern wird jedoch durch die Korrektur zwar eine Entlastung eines bestimmten Herzteiles herbeigeführt, dadurch aber ein anderer Herzteil vermehrt belastet. Ein Beispiel mag dieses verdeutlichen: Beim sogenannten einfachen Vorhofseptumdefekt vom Sekundumtyp besteht aufgrund des Links-rechts-Shunts auf Vorhofebene eine Volumenbelastung des rechten Ventrikels. Nach Verschluß des Defektes entfällt der Shunt, der rechte Ventrikel ist entlastet, der linke jedoch volumenbelastet. Durch die akute Veränderung der Hämodynamik kann es nach unseren Erfahrungen selbst beim Vorhofseptumdefekt bereits zu mangelnden Adaptationsmechanismen des linken Herzens kommen.

Ein weiteres Problem im Sinne eines risikobildenden Faktors ist auch heute noch die extrakorporale Zirkulation, die bei der Korrektur fast aller Herzfehler erforderlich ist. Trotz fortlaufender Verbesserung und inzwischen weitgehender Standardisierung dieser Methode stellt diese Operationstechnik immer noch eine erhebliche Belastung für den Gesamtorganismus dar. Vor allem die Dauer und die Art des Herzstillstandes sind für den postoperativen Verlauf von großer Bedeutung.

Der Vollständigkeit halber sei noch die postoperative Behandlungsphase mit ihren speziellen Problemen nach offenen herzchirurgischen Eingriffen erwähnt: Die Imbalance im Säure-Basen- und Elektrolythaushalt, die geeignete Volumensubstitution, die bei verschiedenen Herzfehlern durchaus unterschiedlich gehandhabt werden muß, und die respiratorischen Störungen stehen hier im Vordergrund.

Alle kurz angedeuteten Punkte stellen Risikofaktoren beim herzchirurgischen Patienten dar. Es sind zu viele, um auf alle einzugehen. Ich möchte mich daher im folgenden darauf beschränken, zunächst die gestörte Hämodynamik bei den wichtigsten angeborenen und erworbenen Herzfehlern in Erinnerung zu rufen. Es soll dann gezeigt werden, welche hämodynamischen Veränderungen bei den verschiedenen Operationen auftreten. Ferner müssen in diesem Zusammenhang die operationstechnischen Probleme, insbesondere die der extrakorporalen Zirkulation, besprochen werden. Abschließend sollen die aus der Sicht des Herzchirurgen wichtigsten Risikofaktoren schematisch zusammengestellt werden. Dabei soll auch angedeutet werden, wo sich gemeinsame Berührungspunkte zwischen dem Anästhesisten und dem Herzchirurgen ergeben bzw. wo der Anästhesist durch geeignete Maßnahmen zu einer Reduzierung der Risikofaktoren beitragen kann.

I. Hämodynamik angeborener und erworbener Herzfehler (prä- und postoperativ)

a) Kongenitale Vitien

Die Einteilung der angeborenen Herzfehler wurde in üblicher Weise nach der Shuntrichtung vorgenommen (Tabelle 1 und 2). In der Gruppe mit Links-rechts-Shunt besteht beim Vorhofseptumdefekt und bei der Lungenvenenfehlmündung eine Volumenbelastung des rechten Ventrikels. Beim partiellen AV-Kanal kommt es durch den obligatorischen Spalt im Mitralklappensegel zu einer Mitralinsuffizienz und somit zu einer Volumenbelastung auch des linken Ventrikels. Beim Ventrikelseptumdefekt und beim Ductus Botalli besteht in der Regel nur eine Volumenbelastung des linken Ventrikels. Erst bei größeren Shuntvolumina kommt es zu einer zusätzlichen Druckbelastung des rechten Ventrikels.

Wie bereits eingangs erwähnt, ist die anatomische Korrektur dieser Herzfehler nicht zwangsläufig mit einer Normalisierung der hämodynamischen Verhältnisse verbunden. So beobachten wir in der Gruppe der Vorhofseptumdefekte nach Verschluß des Defektes eine klinisch und hämodynamisch manifeste Volumenüberlastung des linken Herzens (1). Obwohl im strengen Sinne keine Hypoplasie des linken Ventrikels vorliegt, ist die Adaptation des linken Herzens an das zusätzlich angebotene Volumen nicht immer ausreichend. So mußten wir in einigen Fällen den bereits verschlossenen Vorhofseptumdefekt wieder partiell eröffnen, um den linken Vorhof zu entlasten.

Beim Ventrikelseptumdefekt und beim Ductus Botalli entfallen diese Komplikationen. Der linke Ventrikel ist hier durch die Volumenbelastung eher hypertrophiert und kann sich mühelos den veränderten hämodynamischen Verhältnissen anpassen. Besteht präoperativ jedoch bereits eine pulmonale Hypertonie, so ist die Situation weitaus problematischer. In Fällen mit nachgewiesener fixierter pulmonaler Hypertonie ist eine Operation selbstverständlich kontraindiziert. Ist die Druckerhöhung im kleinen Kreislauf jedoch noch flowbedingt (Zunahme des Links-rechts-Shunts unter Sauerstoffbeatmung, Abfall des Pulmonalisdruckes nach probatorischer Bändelung), so wird im allgemeinen die Korrekturoperation durchgeführt. Obwohl postoperativ der Druck im rechten Ventrikel abfällt, kann es bereits nach einigen Wochen zu einem Anstieg des rechtsventrikulären Druckes kommen. Offenbar hat in diesen Fällen bereits eine Veränderung des Lungengefäßsystems stattgefunden, die auch durch eine Korrekturoperation nicht mehr aufzuhalten ist. Die Prognose dieser Fälle ist als außerordentlich ungünstig zu beurteilen.

Tabelle 1. Hämodynamik angeborener Vitien vor und nach Korrekturoperation

1. Links-rechts-Shunt	Belastungsart präoperativ	postoperativ
ASD	Volumen RV	Volumen LV
LVF	Volumen RV	Volumen LV
AV-Kanal	Volumen RV + LV	Volumen LV
VSD	Volumen LV (Druck RV)	- (Druck RV bei Banding und Widerstandshypertonie)

ASD = Vorhofseptumdefekt
VSD = Ventrikelseptumdefekt
LV = linker Ventrikel
LVF = Lungenvenenfehlmündung
PDA = Ductus Botalli
RV = rechter Ventrikel

Tabelle 2. Hämodynamik angeborener Vitien

2. Rechts-links-Shunt	Belastungsart präoperativ	postoperativ
Fallot III/IV	Druck RV	Volumen LV (nach Korrektur und Blalock-Taussig-Anastomose)
Trikuspidalatresie (TGA)	Volumen LV	
3. ohne Shunt		
PSt	Druck RV	-
AS	Druck LV	-
ISta	Druck LV	-

TGA = Transposition der großen Arterien
PSt = Pulmonalstenose
AS = Aortenstenose
ISta = Aortenisthmusstenose

Die zweite Gruppe umfaßt die Vitien mit Rechts-links-Shunt. Als typischster und häufigster Herzfehler sei die Fallotsche Tetralogie angeführt. Die veränderte Hämodynamik besteht hier in einer erheblichen Druckbelastung des rechten Ventrikels bei gleichzeitig stark reduzierter Lungendurchblutung. Nach einer erfolgreichen Korrektur kommt es normalerweise zu einer erheblichen Steigerung des Lungendurchflusses. Da in nicht wenigen Fällen gerade beim Fallot der linke Ventrikel relativ klein ist, tritt dann eine erhebliche Volumenbelastung des linken Herzens auf. Das klinische Substrat dieser hämodynamischen Veränderung ist im ungünstigsten Fall das sogenannte Low-output-Syndrom des linken Ventrikels.

Bei den Vitien ohne Shunt haben wir es am häufigsten mit den Pulmonal- und Aortenstenosen zu tun, die stets mit einer Druckbelastung des rechten bzw. linken Ventrikels einhergehen. Pathohämodynamische Veränderungen sind in dieser Gruppe postoperativ nicht zu erwarten, da in allen Fällen eine Entlastung der betreffenden Ventrikel erfolgt.

b) Erworbene Vitien

Tabelle 3 zeigt die wichtigsten hämodynamischen Veränderungen bei den erworbenen Vitien. Es wurden der Übersichtlichkeit halber nur die reinen Vitien erwähnt. Als hämodynamische Parameter wurden der Schlagvolumenindex (SVI), der enddiastolische Volumenindex (EDVI), die Auswurffraktion (EF), die maximale Druckanstiegsgeschwindigkeit sowie zur Beurteilung der Kontraktilität des Myokards der sogenannte Kontraktilitätsindex (dp/dt max./IP) angegeben. Bei den zuletzt genannten beiden Parametern handelt es sich um Befunde von KRAYENBÜHL (2) und STRAUER (3). Die angegebenen Zahlen stellen Durchschnittswerte dar, um die die Kontraktilität bei einem Kollektiv von etwa 20 Patienten gegenüber einem herzgesunden Vergleichskollektiv im Durchschnitt gemindert war. Die Patienten gehörten bei beiden Untersuchern dem klinischen Schweregrad I - III an. Es läßt sich feststellen, daß fast alle angeführten Vitien auch bei noch normalem Schlagvolumen und enddiastolischen Volumenindizes bereits eine Verminderung der Myokardkontraktilität aufweisen. Entsprechend höher ist der Risikofaktor bei Patienten des Schweregrades IV anzusetzen.

II. Operationstechnik

Zur Operation fast aller genannten Herzfehler ist die extrakorporale Zirkulation erforderlich. Die Herzstillstandszeiten dauern beim Einzelklappenersatz im Mittel 30 min, beim Doppelklappenersatz entsprechend länger. Eine Koronarperfusion ist aus technischen Gründen nicht während der gesamten Stillstandszeit möglich. Es ist verständlich, daß die fast immer vorgeschädigten Herzen durch die ischämische Phase einer zusätzlichen Belastung ausgesetzt sind. Um so wichtiger ist zur Zeit das Problem der intraoperativen Myokardprotektion, d. h. der Art der gewählten Kardioplegie. Der ischämische Herzstillstand bei Normothermie wird heute kaum noch angewandt. Er belastet das Herz mit einem enormen Risiko. Wir verwenden zur Zeit die Ischämie bei allgemeiner und lokaler Hypothermie. Einige Arbeitsgruppen sind bereits zu einer sogenannten kardioplegischen Lösung übergegangen (Kirschsche Lösung u. a.). Postoperative Kontraktilitätsuntersuchungen scheinen darauf hinzudeuten, daß sich hier ein deutlicher Fortschritt in der Myokardprotektion anbahnt.

Tabelle 3. Hämodynamik erworbener Vitien

Vitium	Belastungsart	SVI	EDVI	EF	dp/dt max.	dp/dt max./IP
AS	Druck LV	± O	± O	-	+	- (27 %)
AI	Volumen LV	++	+	±	-	-
MS	Druck RV	-	-	-	-	-
MI	Volumen LV/Druck RV	++	+	± O	(-)	(-)
KHK		-	++	-	- (43 %)	- (46 %)

AS = Aortenstenose
AI = Aorteninsuffizienz
MS = Mitralstenose
MI = Mitralinsuffizienz
KHK = Koronare Herzkrankheit
SVI = Schlagvolumenindex (ml/m^2)
EDVI = Enddiastolischer Volumenindex (ml/m^2)
EF = Auswurffraktion

Erwähnt werden soll noch, daß auch die Füllung des Oxygenators der Herz-Lungen-Maschine der Erkrankung des Patienten angepaßt sein sollte. Es ist heute allgemein üblich, die extrakorporale Zirkulation als Hämodilution durchzuführen. Die Ergebnisse sind durchaus zufriedenstellend, sofern darauf geachtet wird, daß der Hämatokrit nicht unter 20 % abfällt.

Eine Ausnahme von dieser Technik machen wir bei den koronarchirurgischen Patienten. Wie mehrfach nachgewiesen werden konnte, ist die Koronarreserve bei diesem Patientengut in den meisten Fällen erheblich eingeschränkt. Unter der Hämodilution reicht dann die O_2-Versorgung des Myokards nicht mehr aus. Wir sind daher in letzter Zeit dazu übergegangen, bei koronarchirurgischen Eingriffen die Herz-Lungen-Maschine mit Vollblut zu füllen.

III. Zusammenfassung der Risikofaktoren

In Tabelle 4 a und 4 b werden zusammenfassend nochmals die wichtigsten Risikofaktoren des herzchirurgischen Patienten dargestellt. Zu der eingangs gestellten Frage, an welcher Stelle der Anästhesist zu einer Minderung der Risikofaktoren beitragen könnte, lassen sich leider nicht allzu viele Punkte anführen. Daß gerade in der Herzchirurgie Anästhetika mit negativ inotroper Wirkung vermieden werden, ist selbstverständlich.

Tabelle 4 a. Risikofaktoren in der Herzchirurgie

A. Präoperativ
   Negativ inotrope Wirkung der Betablocker (5 Tage vor Operation absetzen)
   Digitalisbedingte Arrhythmien (1 - 3 Tage vor Operation absetzen)

B. Durch Herzfehler bedingt
   a) Erworben
      Pulmonale Hypertonie
      Manifeste Insuffizienz: Kontraktilität stark reduziert
                              Auswurffraktion (EF) unter 30 %
      Eingeschränkte Koronarreserve
   b) Kongenital
      Kleiner LV bei: Mitralstenosen
                      ASD-Gruppe
                      Hypoplastisches Linksherz
                      Fallot-Gruppe
      Pulmonale Hypertonie bei Vitien mit Links-rechts-Shunt

Wir achten ferner darauf, daß bei Patienten mit einer durch die Operation bedingten Volumenbelastung des linken Herzens (ASD, systemikopulmonale Anastomosen, Fallotsche Tetralogie und Mitralstenosen) die intra- und postoperative Flüssigkeits- und Volumensubstitution außerordentlich vorsichtig und zurückhaltend gehandhabt wird. Andernfalls kann es nach unseren Erfahrungen sehr schnell gerade in der unmittelbaren Post-Bypass-Phase zur Linksherzüberlastung mit allen ihren Folgen kommen. Die kontinuierliche Überwachung des rechts- und vor allem des linksatrialen Druckes (entspricht in etwa dem diastolischen Pul-

Tabelle 4 b. Risikofaktoren in der Herzchirurgie

C. Änderung der Hämodynamik durch Operation
Volumenbelastung des LV nach:
ASD-Verschluß
Systemiko-pulmonalen Anastomosen
Fallot-Korrektur
Mitralstenosen-Operation

D. Extrakorporale Zirkulation (EKZ)
Art und Dauer des Herzstillstandes,
Priming der Herz-Lungen-Maschine
(Hämodilution bei eingeschränkter Koronarreserve)

monalisdruck) ist daher bei diesem Patientenkreis besonders wichtig. Ein Mitteldruck von 10 mm Hg im linken Vorhof sollte dabei nach Möglichkeit nicht überschritten werden. Bei Herzfehlern ohne Volumenbelastung des linken Ventrikels können durchaus höhere Vorhofdrucke erforderlich sein, um über eine Erhöhung des Preloads eine Verbesserung der Auswurfleistung des linken Ventrikels zu erreichen.

Von diesen wenigen Besonderheiten abgesehen, gelten für den Patienten der Herzchirurgie hinsichtlich der postoperativen Überwachung und Behandlung die gleichen Kriterien wie für jeden kardiovaskulären Risikopatienten. Abschließend bleibt aus unserer Sicht festzustellen, daß der größte Risikofaktor des Herzpatienten nach wie vor der Entschluß ist, sich einem herzchirurgischen Eingriff zu unterziehen.

Literatur

1. BEYER, J., BRUNNER, L., HÜGEL, W., SUNDER-PLASSMANN, L., KLINNER, W.: Akutes Linksherzversagen nach ASD-Verschluß. Thoraxchirurgie 23, 346 (1975).

2. KRAYENBÜHL, H. P.: Dynamik und Kontraktilität des linken Ventrikels. Basel-New York: S. Karger 1969.

3. STRAUER, B. E.: Dynamik, Koronardurchblutung und Sauerstoff-Verbrauch des normalen und kranken Herzens. Basel-München-Paris: S. Karger 1975.

Risikofaktoren in der Gefäßchirurgie

Von F. Nobbe und R. Dölp

Anästhesie, angiographische Diagnostik und Operation gefäßkranker Patienten sind durch eine Reihe von Risiken kompliziert, die während und nach einem operativen Eingriff zu ernsten Zwischenfällen führen können. Neben der Tatsache, daß es sich häufig um ein gerontologisches Krankengut handelt, sind die Ursachen vor allem in der den meisten Gefäßkrankheiten zugrundeliegenden Arteriosklerose zu suchen. Physiologische kreislaufregulatorische Vorgänge können verlorengehen, pathologische Reflexmechanismen sich ausbilden. Die Wahrscheinlichkeit, daß eine obliterierende Angiopathie nicht nur auf ein Gebiet lokalisiert ist, sondern daß weitere Kreislaufgebiete in unterschiedlich schwerer Form betroffen sind, ist groß und insbesondere immer dann von Bedeutung für Anästhesie und operativen Eingriff, wenn eine koronare und/oder zerebrale Beteiligung vorliegt.

Während die Physiosklerose von Max BÜRGER (3) als generalisiert auftretender, physiologischer Alterungsprozeß der Arterien im Sinne einer Verlängerung des Gefäßrohres mit Verdickung der Wand und zunehmendem Elastizitätsverlust ohne Lumeneinengung definiert ist, muß die Arteriosklerose demgegenüber als echte, nicht allein altersabhängige Gefäßerkrankung angesehen werden. Sie wird von LOBSTEIN (8) als herdförmig auftretend mit Wandverdickung, Wandverhärtung und Lumeneinengung unter gleichzeitigem Elastizitätsverlust beschrieben. Die Arteriosklerose ist als Hauptursache der arteriellen Verschlußkrankheit anzusehen, da in nur ca. 9 % der Fälle die Gruppe der sogenannten Immunangiopathien - einschließlich der Endangiitis obliterans "Winiwarter-Bürger" - für die Pathogenese verantwortlich zu machen ist. Die entzündlichen Gefäßerkrankungen sind der rekonstruktiven Chirurgie im allgemeinen nicht zugängig, so daß das hier zu diskutierende Krankengut praktisch ausschließlich aus Patienten mit obliterierender Arteriosklerose besteht, die beim männlichen Geschlecht in der fünften und beim weiblichen Geschlecht in der sechsten Lebensdekade am häufigsten vorkommt. Obwohl die herdförmig auftretende Arteriosklerose gewisse Lokalisationen bevorzugt und sich klinisch vielfach auch nur an einem Organ manifestiert, sei hervorgehoben, daß bei allen Gefäßpatienten zusätzlich mit einem mehr oder weniger ausgedehnten Befall des Koronar- oder Zerebralgefäßsystems zu rechnen ist.
In diesem Zusammenhang verdienen die Untersuchungen von BLÜMCHEN und Mitarbeitern (1971) Erwähnung, die bei 75 % eines Krankengutes mit Gliedmaßenarterienverschluß eine Beteiligung der Koronararterien angiographisch nachweisen konnten.

Geht man von der Tatsache aus, daß die Krankheit Arteriosklerose in den meisten Fällen als Summe mehrerer auf die Gefäßwand chronisch einwirkender Risikofaktoren definiert werden muß, so wird verständlich, daß die wesentlichsten prädisponierenden Erkrankungen - Diabetes mellitus und Hypertonie - in der prä-, intra- und postoperativen Phase für den Anästhesisten zum Problem werden können. Die exakte Überwachung und Einstellung des Blutzuckers und des Blutdruckes sind daher Voraussetzung für einen komplikationslosen Ablauf von Anästhesie und Operation.

Es sei daran erinnert, daß eine hochgradige arterielle Stenose mit einer Lumeneinengung bis zu 75 oder 80 % klinisch stumm bleiben kann, olange das poststenotische Stromvolumen durch gesteigerte Strömungs-eschwindigkeit ausreichend hoch gehalten werden kann (Abb. 1). Vor-ussetzung für die Aufrechterhaltung dieser Strömungsgeschwindigkeit owie für die Funktion des Kollateralkreislaufs (Abb. 2) bei einem ompletten Gefäßverschluß ist jedoch die Konstanz des Druckgradien-en, der wiederum von der Höhe des systemischen Blutdrucks abhängig st, wie aus dem bekannten Hagen-Poiseuilleschen Gesetz abzulesen ist:

$$t = \frac{\Delta P \cdot \pi \cdot r^4}{8\, l \cdot \eta}$$

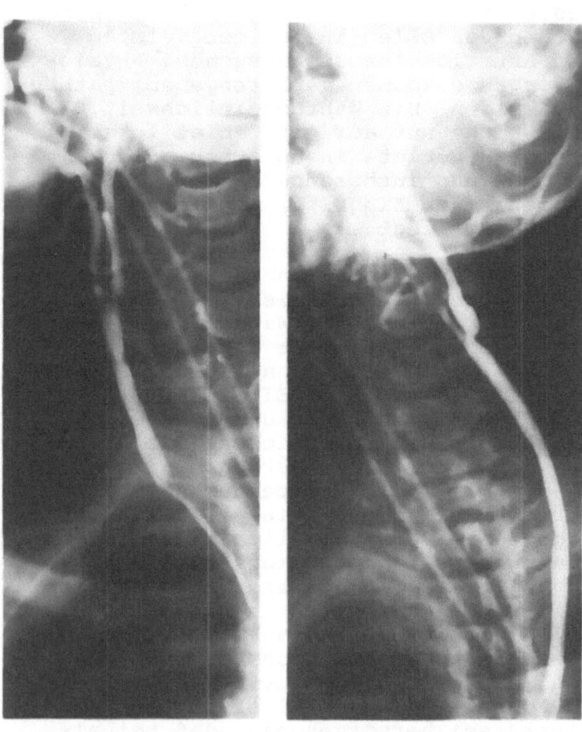

bb. 1. Filiforme Abgangsstenosen beider Aa. carotis internae bei ei-em 41jährigen Patienten mit Diabetes mellitus und Hypertonie. Selek-ive Katheterangiographie. Bisher keine neurologische Symptomatik

erücksichtigt man die Tatsache, daß die Autoregulation des Gehirn-reislaufs bei einer stenosierenden Zerebralsklerose nur noch in be-chränktem Maße funktioniert, so wird verständlich, daß ein länger nhaltender Druckabfall bei einer vorher nicht erkannten Stenose in er zerebralen Strombahn zum akuten Zusammenbruch dieser Autoregula-ion führen kann. Wird der zerebrale Fluß über längere Zeit um 25 % esenkt, so resultiert, wie wir aus den Untersuchungen von JENNETT nd Mitarbeitern (7) wissen, eine neurologische Symptomatik im Sinne iner Halbseitenparese oder Hemiplegie, deren Reversibilität unter nderem auch von der Dauer eines erheblichen Blutdruckabfalls abhän-en wird. Auf die Publikation von HERRSCHAFT und SCHMIDT (6) über das erhalten der globalen und regionalen Gehirndurchblutung unter dem influß von Propanidid, Ketamine und Thiopental-Natrium sei nachdrück-ich hingewiesen. Bemerkenswerterweise besitzt Ketamine die geringste irkung der drei genannten Anästhetika auf die Hirndurchblutung.

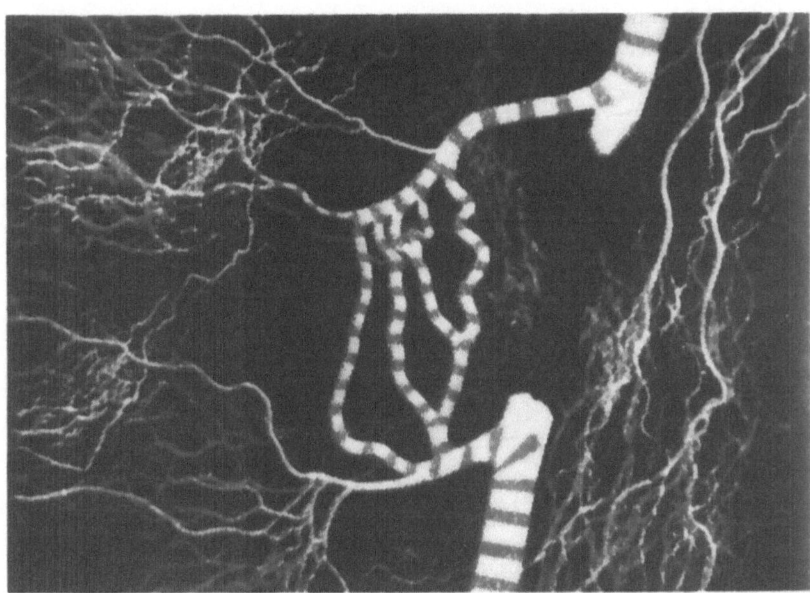

Abb. 2

Unabhängig von den oben erwähnten pathophysiologischen Besonderheiten des angiologischen Krankengutes ergibt sich - wie bei allen gerontologischen Patienten - die Problematik, daß häufig Herz, Lungen, Nieren und Stoffwechsel vorgeschädigt sind.

Für jeden Anästhesisten stellt sich die Aufgabe, das Ausmaß des Narkose- und Operationsrisikos als Folge der Begleiterkrankungen zu erkennen, um danach das risikoärmste Anästhesieverfahren festzulegen und die zumutbare Operationsbelastung mit dem Operateur abzusprechen.

Besondere Beachtung erfordert bereits die häufig notwendige angiographische Diagnostik der Gefäßerkrankung. Schon die Injektion von Kontrastmittel kann zu Komplikationen führen. Von den zahlreichen angiographischen Möglichkeiten sollen zwei herausgegriffen und die dabei häufig auftretenden Komplikationen diskutiert werden.

1. Bei der Karotisangiographie führt die Kontrastmittelinjektion für kurze Zeit zu einer partiellen Hypoxie einer Gehirnhälfte mit vorübergehend drastischer Reduzierung des Sauerstoffangebots. Bereits diese kurzfristige Hypoxie sowie die lokale neurotoxische Wirkung des Kontrastmittels können ausreichen, ein Hirnödem mit entsprechender Symptomatik (Übelkeit, Erbrechen, Kopfschmerzen, Sehstörungen, Bewußtlosigkeit, Halbseitensymptomatik) zu provozieren. Sehr viel häufiger treten solche Zwischenfälle nach einer Vertebralisangiographie auf, da bei der selektiven Darstellung durch die Katheterspitze diese Arterie kurzfristig verschlossen wird und damit eine partielle Anoxie in den Versorgungsgebieten der A. vertebralis resultieren kann. Unabhängig davon scheint das Stammhirn besonders empfindlich auf alle Röntgenkontrastmittel zu reagieren.

Entwickelt sich ein Hirnödem, so wird bei langsam zunehmendem intrakraniellem Druck der abnehmende Perfusionsdruck durch eine Weiter-

Tabelle 1. Risiken der Diagnostik

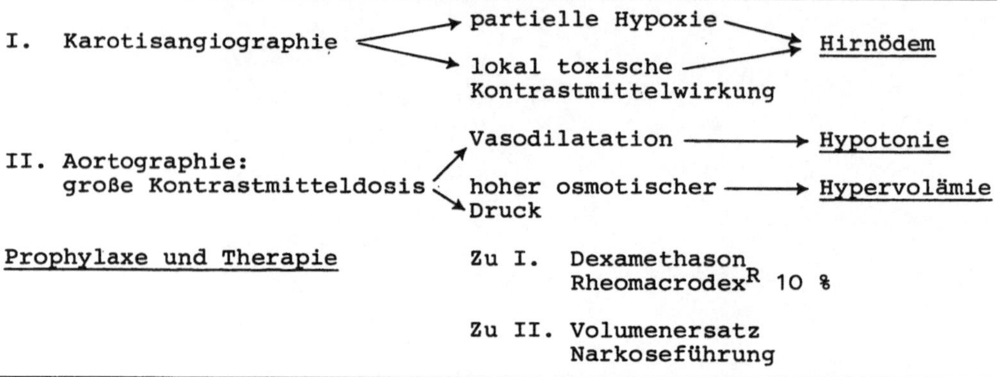

stellung der Gehirngefäße kompensiert. Ab einem bestimmten Zeitpunkt ist diese Autoregulation aufgehoben und die Gefäße werden druckpassiv, entsprechend der Differenz von arteriellem und intrakraniellem Druck, durchblutet, bis bei Annäherung der beiden Werte jede Blutströmung aufhört (4). Um diesem Geschehen vorzubeugen, hat es sich bewährt, Dexamethason bereits während der Prämedikation und unmittelbar vor dem Eingriff zu applizieren. Die Wirkung der Glukokortikoide beim Hirnödem ist noch nicht völlig aufgeklärt, sie scheinen jedoch Einfluß auf Ionentransportsysteme zu nehmen und somit zu einer Wiederherstellung der normalen Elektrolyt- und Wasserpermeabilität der Zelle zu führen. Als Dosierung sind am Abend vor dem Eingriff 12 mg Dexamethason und am Tage der Angiographie sowie bis zwei Tage danach je viermal 4 mg Dexamethason zuzuführen (10). Als weitere Hirnödemprophylaxe bietet sich die Gabe von 10%igem niedermolekularem Dextran in Form des Rheomacrodex^R an. Es soll bewirken, daß auch im Bereich von Mikrozirkulationsstörungen vermehrt Flüssigkeit aus dem Interstitium in die Kapillaren überführt wird. Daraus resultiert eine Viskositätssenkung und eine Abnahme des die Kapillarperfusion beeinflussenden Gewebsdruckes: Die vis a tergo reicht dann eventuell aus, bestehende Erythrozytenaggregationen - den sogenannten roten Sludge - zu beseitigen.

2. Bei der translumbalen Aortographie werden häufig relativ große Mengen an Kontrastmittel benötigt, um eine gute Gefäßdarstellung zu erreichen. Einerseits üben Kontrastmittel einen vasodilatierenden Effekt aus, so daß unmittelbar im Anschluß an die Injektion ein Blutdruckabfall eintreten kann, andererseits besitzen die hochprozentigen Kontrastmittel einen außerordentlich hohen osmotischen Druck. Hierdurch kann es - da nicht selten 150 - 200 ml appliziert werden - zu einer erheblichen Einschwemmung von Flüssigkeit aus dem interstitiellen in den intravasalen Raum kommen und so vorübergehend eine Hypervolämie bewirken. Diese Volumenexpansion vermag bei entsprechend vorgeschädigten Patienten sogar ein Lungenödem auszulösen. Die Aufgabe des Anästhesisten besteht nun auf der einen Seite darin, durch ausreichende Volumensubstitution einen Blutdruckabfall zu verhindern, andererseits jedoch die kurzfristige Hypervolämie durch seine Narkoseführung nicht blutdruckwirksam werden zu lassen.

Betrachten wir die operativen Gefäßeingriffe, so können wiederum die bereits genannten Gefäße Arteria carotis und Aorta stellvertretend diskutiert werden.

Tabelle 2. Risiken der Operation

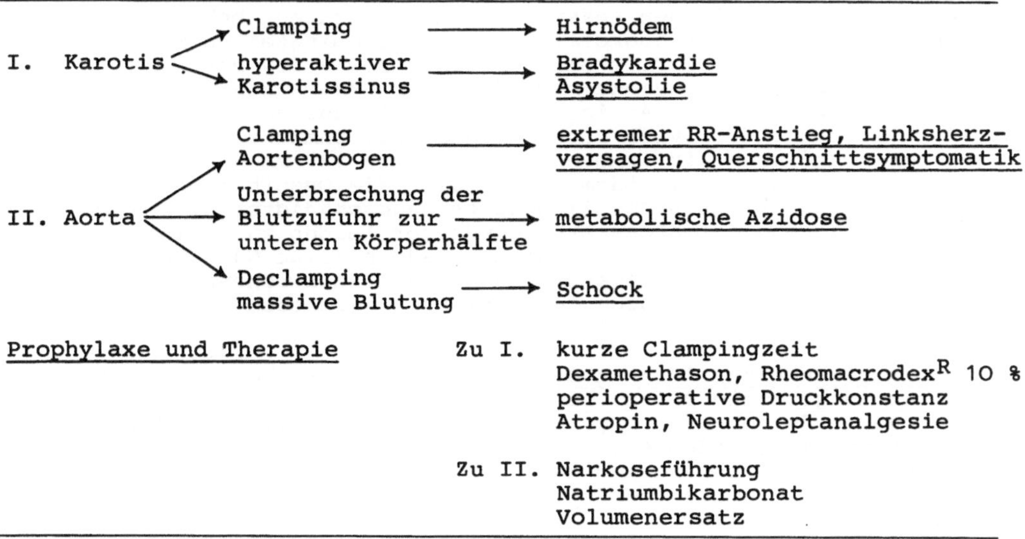

	Ursache	Folge
I. Karotis	Clamping	Hirnödem
	hyperaktiver Karotissinus	Bradykardie Asystolie
II. Aorta	Clamping Aortenbogen	extremer RR-Anstieg, Linksherzversagen, Querschnittsymptomatik
	Unterbrechung der Blutzufuhr zur unteren Körperhälfte	metabolische Azidose
	Declamping massive Blutung	Schock

Prophylaxe und Therapie		
	Zu I.	kurze Clampingzeit Dexamethason, Rheomacrodex[R] 10 % perioperative Druckkonstanz Atropin, Neuroleptanalgesie
	Zu II.	Narkoseführung Natriumbikarbonat Volumenersatz

1. Bei der Operation einer Karotisstenose ist die Aufrechterhaltung tolerabler Kreislaufverhältnisse während der Anästhesie und Operation als vordringliche und unbedingte Voraussetzung für den Erfolg der operativen Maßnahmen anzusehen. Was für die Diagnostik galt, gilt für die anstehende Operation in besonderem Maße: Das starre, allgemein sklerotische Gefäßsystem ist in seiner Regulationsfähigkeit herabgesetzt, so daß stets zusätzlich eine zumindest latente Koronarinsuffizienz besteht. Außerdem finden wir bei den zur Operation kommenden Patienten häufig eine Dehydrierung mit Viskositätserhöhung des Blutes sowie einen intravasalen Volumenmangel mit einem Defizit bis zu einem Drittel des normalen Volumens. Derartige Störungen müssen bereits präoperativ analysiert und therapeutisch angegangen werden.

Als besonders günstige Narkoseform bei gefäßchirurgischen Eingriffen hat sich die Neuroleptanalgesie erwiesen (5, 9). Bereits vor Narkoseeinleitung empfiehlt es sich, unter Kontrolle des die Narkose leitenden Anästhesisten 500 ml eines künstlichen Volumenersatzmittels zu infundieren, um einen anästhesiebedingten Blutdruckabfall nach Einleitung der Narkose abzufangen. Bei der Lagerung des Patienten ist darauf zu achten, daß es nicht zu einer extremen Torsion der Halswirbelsäule kommt, da diese die zerebrale Durchblutung herabsetzt. Als pathologischen Reflexmechanismus finden wir beim Patienten mit Karotisstenose in 31 % einen hyperaktiven Karotissinus (11), der bei Provokation während der Operation zu Bradykardie oder sogar Asystolie führen kann. Diese Provokation ist sowohl medikamentös (z. B. durch Digitalis, Barbiturate und Halothan) auslösbar als auch durch mechanische Faktoren wie Reklination des Kopfes oder Berühren des Karotissinus durch den Operateur. Da die Neuroleptanalgesie einen hemmenden Einfluß auf dieses pathologische Reflexgeschehen ausübt, finden wir hier eine weitere Indikation für ihre Anwendung. Tritt eine Bradykardie auf, führt die Gabe von Atropin in der Regel zu einer Unterbrechung des Reflexgeschehens.

Das intraoperativ notwendige Clamping und Declamping mit temporärer Blutstromunterbrechung muß die ischämische Toleranzzeit des Versorgungsgebietes berücksichtigen, die besonders bei niedrigem Postokklusionsdruck außerordentlich kurz ist. Die Gefahren lassen sich durch gute Zusammenarbeit zwischen Anästhesist und Operateur beherrschen. Dazu gehört eine exakte Protokollierung der Clampingzeiten mit Angabe des blutig gemessenen arteriellen Druckes sowie des Postokklusionsdruckes. Zur Hirnödemprophylaxe verordnen wir Dexamethason in gleicher Dosierung wie bei der Angiographie. Die Behandlung wird postoperativ allerdings über vier Tage fortgesetzt. Unmittelbar nach dem Declamping infundieren wir innerhalb von 20 min 125 ml Mannit 20 %. Bei bereits bestehendem Hirnödem eignet sich die Osmotherapie weniger, da der Flüssigkeitsentzug im Bereich ungeschädigter Hirnteile stattfindet, während ödematöse Areale weniger leicht zu beeinflussen sind, so daß zwar der Hirndruck abnimmt, jedoch keine Ödemausschwemmung erfolgt. Die postoperative Extubation hat so schonend zu erfolgen, daß ein Pressen und Husten des Patienten vermieden wird.

2. Bei operativen Eingriffen an der thorakalen Aorta kommt es nach Aortenabklemmung regelmäßig zu einem mehr oder weniger starken Blutdruckanstieg in der oberen Körperhälfte. Als akute Gefahren drohen ein Linksherzversagen oder auch intrakranielle Blutungen. Es stellt nach wie vor ein großes Problem dar, die Kreislaufsituation stabil zu halten, wenn die Aorta über 30 min dicht unterhalb der A. subclavia sinistra abgeklemmt wird, um z. B. über einen Linksbypass oder - nach neuerer Operationstechnik - unter Direktnaht eine Ruptur der Aorta descendens zu überbrücken oder um ein Aortenaneurysma auszuschalten und durch einen Bypass zu kompensieren. Eine weitere Komplikationsmöglichkeit, die erst in der postoperativen Phase voll zum Tragen kommt, muß erwähnt werden. Bereits eine Clampingzeit von nur 30 min kann zu einer Querschnittssymptomatik infolge lang dauernder Hypoxie des Rückenmarks führen. Eine schwierige Druckregulierung nach Freigabe des Blutstroms verlängert möglicherweise die Hypoxiezeit für das Rückenmark über die eigentliche Clampingzeit hinaus. Der Anästhesist steht also der schwierigen Aufgabe gegenüber, eine Drucksenkung während der Clampingzeit zu erreichen und nach Freigabe des Blutstroms in die Peripherie den häufig erheblichen Druckabfall zu beherrschen. Die medikamentöse Blutdrucksenkung während der Clampingzeit mit Hilfe lang wirkender Antihypertonika (z. B. Diazoxid) birgt die Gefahr der nicht kontrollierbaren Hypotonie nach dem Declamping in sich, da die Wirkung zu lange anhält. Eine solche Situation ist in Zusammenarbeit mit dem Operateur überbrückbar, indem das Declamping intermittierend erfolgt und gleichzeitig rasch Volumen substituiert wird. Als ultrakurz wirkendes Antihypertonikum ist Trimetaphan (Arfonad[R]) zu nennen, das mittels Dauertropfinfusion eine kontrollierte Blutdrucksenkung erlaubt (12). Dabei ergeben sich jedoch häufig Schwierigkeiten, den Blutdruck konstant auf der gewünschten Höhe zu halten, so daß BEER (1) empfiehlt, den Blutdruck über die Änderung der Halothankonzentration im Narkosegasgemisch zu regulieren, eine Methode, die über eine medikamentös ausgelöste Herzinsuffizienz zum Erfolg führt. Als Mittel der Wahl hat heute Nitroprussidnatrium in einer Anfangsdosierung von 3 - 10 ug/min zu gelten, das ausreichend gut steuerbar ist.

Grundsätzlich ist als geeignetste Narkoseform die Neuroleptanalgesie zu wählen.

Die oben beschriebenen, zum Teil erheblichen intraoperativen Blutdruckschwankungen sind am sichersten durch eine blutige arterielle Druckmessung zu überwachen. Die kontinuierliche digitale Anzeige der Druckwerte hat sich besonders bewährt, da sie dem Operateur eine laufende Information ermöglicht und er sein operatives Vorgehen darauf einstellen kann.

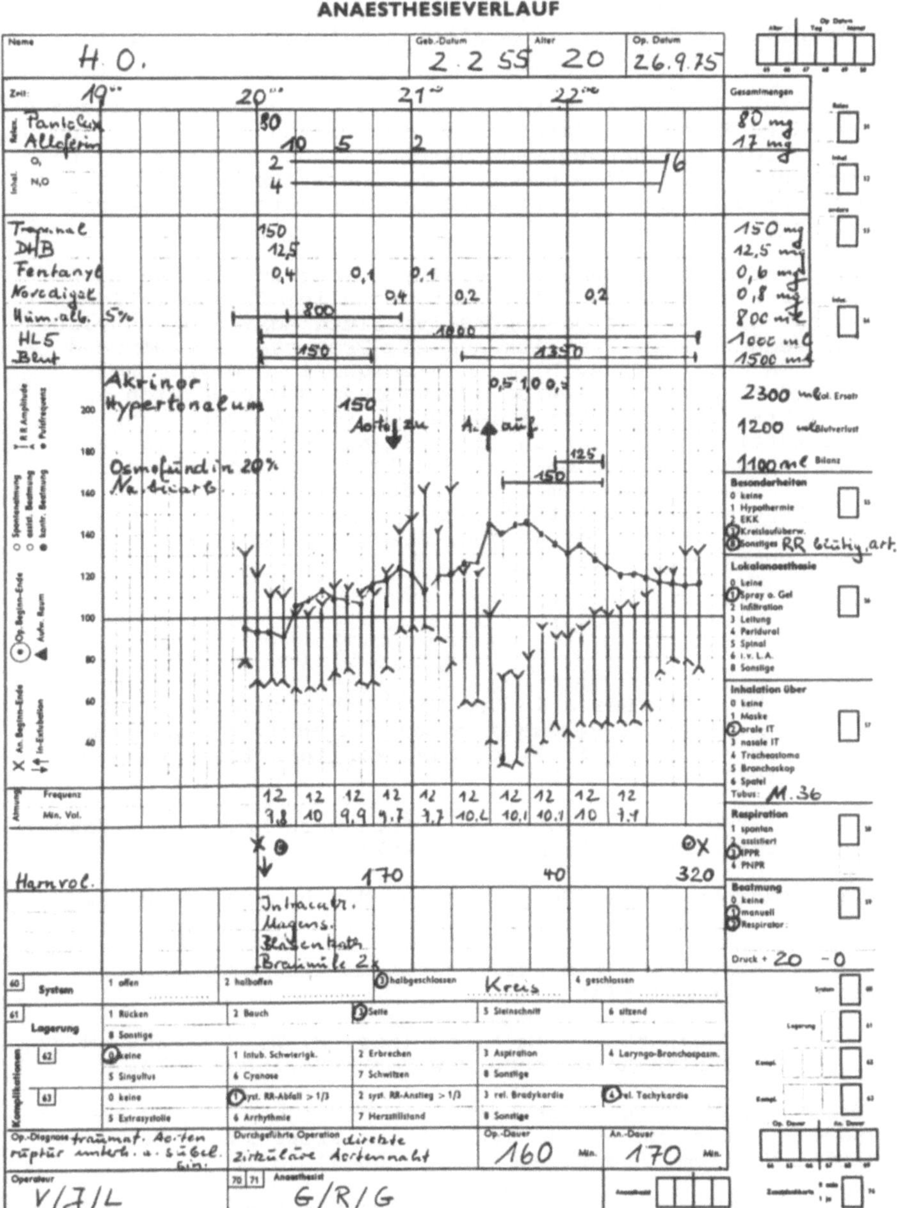

ANAESTHESIEVERLAUF

Name: H. O. | Geb.-Datum: 2. 2. 55 | Alter: 20 | Op. Datum: 26.9.75

Zeit: 19°° 20°° 21°° 22°°

Relax.: Pantolax 80 – Alloferin 10, 5, 2 | Gesamtmengen: 80 mg, 17 mg

Inhal.: O_2 2, N_2O 4 – 16

Trapanal 150 | 150 mg
DHB 12,5 | 12,5 mg
Fentanyl 0,4 0,1 0,1 | 0,6 mg
Novadigal 0,4 0,2 0,2 | 0,8 mg
Hüm.alb. 5% 800 | 800 ml
HL 5 1000 | 1000 ml
Blut 150 1350 | 1500 ml

Akrinor, Hypertonalum, Osmofundin 20%, Na. bicarb.
150, 0,5 1,0 0,5
Aorta zu – A. auf
125, 150

2300 ml Vol. Ersatz
1200 ml Blutverlust
1100 ml Bilanz

Atmung – Frequenz: 12 12 12 12 12 12 12 12 12 12
Min. Vol.: 9,8 10 9,9 9,7 9,7 10,2 10,1 10,1 10 9,9

Harnvol. 170 40 320

Intracath., Magens., Blasenkath., Braunüle 2x

Besonderheiten: 0 keine, 1 Hypothermie, 2 EKK, 3 Kreislaufüberw., 4 Sonstiges: RR blutig, art.
Lokalanaesthesie: 0 keine, 1 Spray o. Gel, 2 Infiltration, 3 Leitung, 4 Peridural, 5 Spinal, 6 i.v. L.A., 8 Sonstige
Inhalation über: 0 keine, 1 Maske, 2 orale IT, 3 nasale IT, 4 Tracheostoma, 5 Bronchoskop, 6 Spatel. Tubus: M. 36
Respiration: 1 spontan, 2 assistiert, 3 IPPR, 4 PNPR
Beatmung: 0 keine, 1 manuell, 2 Respirator. Druck + 20 – 0

System: 1 offen, 2 halboffen, 3 halbgeschlossen (Kreis), 4 geschlossen
Lagerung: 1 Rücken, 2 Bauch, 3 Seite, 5 Steinschnitt, 6 sitzend, 8 Sonstige
Komplikationen: 0 keine, 1 Intub. Schwierigk., 2 Erbrechen, 3 Aspiration, 4 Laryngo-Bronchospasm., 5 Singultus, 6 Cyanose, 7 Schwitzen, 8 Sonstige
0 keine, 1 syst. RR-Abfall > 1/3, 2 syst. RR-Anstieg > 1/3, 3 rel. Bradykardie, 4 rel. Tachykardie, 5 Extrasystolie, 6 Arrhythmie, 7 Herzstillstand, 8 Sonstige

Op.-Diagnose: traumat. Aorten-ruptur unterh. d. subcl.
Durchgeführte Operation: direkte zirkuläre Aortennaht
Op.-Dauer: 160 Min. | An.-Dauer: 170 Min.
Operateur: V/J/L | Anaesthesist: G/R/G

Abb. 3. Narkoseprotokoll

Die Freigabe des Blutstromes nach Aortenabklemmung bewirkt regelmäßig eine metabolische Azidose des Gesamtorganismus (sogenannte wash out acidosis). Die Messung der Blutgase bei 20 gefäßchirurgischen Eingriffen (Bifurkationsbypass) ergab nach Öffnung der Aorta einen durchschnittlichen Base-Exzesswert von - 7,9 ± 2,8. Diese Werte korrelieren eng mit der Operationsdauer. Als Routinemaßnahme empfiehlt sich daher, unmittelbar nach Wiederherstellung der Makrozirkulation in der unteren Körperhälfte 120 mval Natriumbikarbonat zu infundieren. Danach werden die Blutgase bestimmt, um eine endgültige Korrektur zu ermöglichen.

Eine besondere Gefahr bei Gefäßoperationen stellt die stets mögliche massive Blutung dar. Es müssen daher immer ausreichend Blutkonserven bereitstehen. Speziell bei Massentransfusionen sind diese nur in erwärmtem Zustand zuzuführen. Eine genaue intraoperative Blutbilanz ist stets erforderlich; ein Hämatokritwert von 35 % sollte nicht wesentlich unterschritten werden.

Für jede Gefäßoperation gilt, daß die Risiken nicht nur intra-, sondern auch postoperativ bestehen. Dies gilt vor allem für Operationen an der A. carotis, da hier das postoperative Blutdruckverhalten eine besonders große Bedeutung im Hinblick auf die Prognose hat. Während durch einen raschen Druckanstieg Blutungen sowohl im Operationsgebiet als auch in dem vorher teilweise hypoxischen Gehirnbereich auftreten können, führt ein Druckabfall in der postoperativen Phase bei Vorhandensein zusätzlicher intrakranieller Stenosen trotz gelungener Beseitigung extrakranieller Strombahnhindernisse möglicherweise zu einer kompletten Halbseitensymptomatik. Gefäßoperierte Patienten müssen daher über längere Zeit im Aufwachraum intensiv überwacht und danach auf eine Wachstation verlegt werden, die Gewähr für eine weitere entsprechende Überwachung bietet.

Literatur

1. BEER, R., SOGA, D.: Anästhesie in der Thoraxchirurgie. In: Lehrbuch der Anaesthesiologie, Reanimation und Intensivtherapie (eds. R. FREY, W. HÜGIN, O. MAYRHOFER), p. 649. Berlin-Heidelberg-New York: Springer 1972.

2. BLÜMCHEN, G., KIEFER, H., REINDELL, H.: Periphere Arterien - Koronararterien. Bern-Stuttgart-Wien: Huber 1971.

3. BÜRGER, M.: Biomorphose oder Gerontologie. Münch. med. Wschr. 100, 42 (1958).

4. EISELE, G.: Das Hirnödem und seine Behandlung mit Dexamethason. Scripta medica merck 8 (1974).

5. FOLDES, F. F.: In: Anaesthesie im Alter (eds. F. W. AHNEFELD, M. HALMAGYI), p. 89. Berlin-Heidelberg-New York: Springer 1974.

6. HERRSCHAFT, H., SCHMIDT, H.: Das Verhalten der globalen und regionalen Hirndurchblutung unter dem Einfluß von Propanidid, Ketamine und Thiopental-Natrium. Anaesthesist 22, 486 (1973).

7. JENNETT, W. B., HARPER, M. A., GILLESPIE, F. C.: Measurement of regional cerebral blood flow during carotid ligation. Lancet II, 1162 (1966).

8. LOBSTEIN, J. F.: Traité d'Anatomie Pathologique. 2. tom, Paris 1829.

9. LUTZ, H., MÜLLER, C.: Erfahrungen mit der NLA bei Gefäßoperationen. In: Neuroleptanalgesie, Klinik und Fortschritte, p. 107. Stuttgart: Schattauer 1967.

10. REULEN, H. J., SCHÜRMANN, K.: Steroids and Brain Edema. Berlin-Heidelberg-New York: Springer 1972.

11. SCHULZE-BERGMANN, G., KLEINERT, M., NUSSGEN, W.: Die Bedeutung des hyperaktiven Carotissinus bei der Anaesthesie gefäßkranker Patienten. In: Jahrestagung der Deutschen Gesellschaft für Anaesthesie und Wiederbelebung (eds. P. LAWIN, U. MORR-STRATHMANN), p. 701. Berlin-Heidelberg-New York: Springer 1974.

12. SECHER, O., HUSFELDT, E.: Controlled hypertension during operation for coarctation of the aorta. Thorax 11, 25 (1956).

Risikofaktoren durch Störungen der Kreislauffunktion

Von F. W. Ahnefeld, W. Dick und J. Kilian

In den zurückliegenden Jahren wurde jede Störung der Kreislauffunktion unabhängig von den Ursachen in Relation zu Änderungen des Stromzeitvolumens gesetzt. Es wurde festgestellt, daß Störungen des Kreislaufs immer verbunden sind mit einer Verminderung des Stromzeitvolumens, entweder in Teilbereichen oder, wie beim ausgeprägten Schock, im Gesamtorganismus. Dabei wurde primär nicht darauf eingegangen, welche Ursachen diese Verminderung hatte. Außerdem wurde erst sekundär abgeklärt, ob es sich um eine globale Störung handelt, d. h. um eine verminderte Herzförderleistung, oder aber um eine eingeschränkte Perfusion lediglich in Teilbereichen des Organismus. Geht man vom verminderten Stromzeitvolumen aus, so wird aufgrund der heute gültigen Definitionen letztlich jede Störung, die eine globale oder partielle Verminderung des Stromzeitvolumens mit sich bringt, unter dem Sammelbegriff Schock eingeordnet werden müssen, obwohl es bei einer Gesamtbetrachtung immer wieder zu erheblichen Definitionsschwierigkeiten kommt. Natürlich kann jede Störung der Kreislauffunktion im Endeffekt zu einer eventuell kritischen Verminderung der nutritiven Perfusion führen.

Wenn wir versuchen, hier eine andere Betrachtungsweise zu finden, so deshalb, weil die bloße Bewertung des Stromzeitvolumens unserer Meinung nach die Bedeutung der körpereigenen Kompensationsmechanismen und ihre Auswirkungen auf den jeweiligen Krankheitsverlauf nicht genügend berücksichtigt. Bei der Diskussion der Störungen der Kreislauffunktionen werden daher im Mittelpunkt die Reaktionen des Organismus auf eine verminderte Perfusion stehen und die Möglichkeiten, diese Mechanismen zu erfassen. Es bietet sich an, ähnlich wie im Beitrag PAUSCHINGER, von den Prinzipien der Regelung ausgehend die möglichen Veränderungen zu definieren.

Die Anwendung der kybernetischen Prinzipien hat in den letzten Jahrzehnten wesentlich zum besseren Verständnis pathologischer Abläufe bei vorliegenden Störungen, ihrer Diagnostik und Therapie beigetragen. Wenn wir an den Anfang unseres Beitrages ein Modell des Kreislaufregelkreises stellen, so deshalb, um zu versuchen, mit Hilfe dieses Modells einmal physiologische Regulationen des Kreislaufs zu erfassen und zum anderen daraus pathophysiologische Veränderungen ableiten zu können. Die Auswirkungen dieser Störungen und ihre klinische Bedeutung im Hinblick auf eine durchzuführende Narkose seien in einem dritten Abschnitt angesprochen. Ein abschließender Teil sei schließlich kurz den daraus abzuleitenden Therapieprinzipien gewidmet.

Das Prinzip der überwiegenden Zahl der physiologischen Regelmechanismen besteht in einer negativen Rückkopplung, d. h. daß eine Änderung der Regelgröße eine entgegengesetzte Reaktion auslöst. Dieses Prinzip ermöglicht in mehr oder weniger großem Umfang die Sicherstellung eines eingestellten Soll-Wertes. Interessant und auch einsehbar sind die Feststellungen u. a. von SCHMID-SCHÖNBEIN, daß positive Rückkopplungen überwiegend als mit dem Leben nicht vereinbar anzusehen sind (16). Unter dem Bild des sich selbst aufschaukelnden "Circulus vitiosus" mancher Krankheitsverläufe kennen wir als Kliniker leider genügend Beispiele.

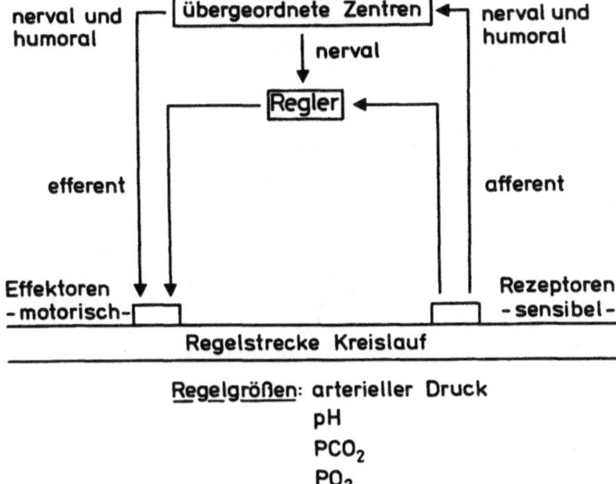

Abb. 1. Die Kreislaufregulation als Regelkreis

Die kybernetische Betrachtung lehrt uns noch ein Weiteres: Jedes Regelsystem wird mittels bestimmter Transmitter (nerval, humoral oder durch Stoffwechselprodukte) auf einen vorgegebenen Soll-Wert eingestellt. Jedes System hat dabei einen bestimmten Regelbereich, in dem Abweichungen durch afferente Impulse und durch efferente Transmitter ausgeglichen werden können. Kommt es in diesem System jedoch zu Störungen, die den Regelbereich überschreiten, wird auch eine maximale Stimulierung der motorischen Effektoren eine Soll-Werteinstellung nicht mehr erzielen können. Im Gegenteil ist nun damit zu rechnen, daß sowohl die weiterhin maximal ausgelösten Signale über eine vorliegende Störung als auch die von den Koordinations- oder übergeordneten Zentren ausgesandten Impulse ihrerseits die Störungen verstärken, da sie die ökonomischen Prinzipien des Regelsystems mißachten.

Neben diesen Regelkreisen, die entweder den Gesamtorganismus betreffen (z. B. Regulierung des arteriellen Druckes) oder aber sich auf die Autoregulation bestimmter Teilgebiete beschränken (Durchblutung einzelner Organe in Relation zu anfallenden Stoffwechselprodukten), müssen wir übergeordnete Kontrollzentren beachten, die entweder durch Änderung des Soll-Wertes in das Regelsystem eingreifen können (Änderung der Führungsgröße) oder durch eigene Stimulation oder Hemmung autoregulatorische Vorgänge beeinflussen. Der Organismus bedient sich dabei zum Teil gleicher Transmittersubstanzen, jedoch verschiedener Wege. So verursacht das Vasomotorenzentrum durch sympathische Stimulation - auf neuralem Weg - eine kurzfristig mögliche Vasokonstriktion, während übergeordnete Zentren durch Stimulation des Nebennierenmarkes eine Adrenalinausschüttung bewirken, die nun auf humoralem Weg vasokonstriktorisch wirkt. Der entscheidende Unterschied zu der ersten Regelung ist der möglicherweise lang dauernde Fortbestand, der die eigentliche Störung überdauern kann und damit unerwünschte Nebeneffekte auslöst bzw. unterhält (z. B. die Adrenalinausschüttung durch Schmerz bei Herzinfarkt oder bei Verbrennungen, die zu verhindern oder zumindest zu vermindern ist durch rasche und ausreichende Schmerzbekämpfung!).

Kommen wir zu den Aufgaben des Kreislaufes. BURTON (2) definiert sie folgendermaßen: "Jede lebende Zelle des Organismus mit Sauerstoff,

Brennstoffen für den Stoffwechsel, Vitaminen, Hormonen und Wärme zu versorgen und Stoffwechselendprodukte (wie Kohlendioxyd, Wasser) und Wärme von jeder einzelnen Zelle abzuführen. Die Blutmenge, die durch den Kreislauf zu jeder Zelle gelangt, muß deren ganz speziellen Bedürfnissen angepaßt sein." Ausgehend von dieser Definition ergibt sich zwangsläufig die Notwendigkeit übergeordneter, aber auch lokaler Regelsysteme, da eine gleichmäßige und gleichzeitige Ver- und Entsorgung aller Zellen nicht möglich ist. Der Organismus muß Prioritäten setzen, d. h. die regionale Durchblutung wird bedarfsadaptiert gesteuert werden müssen. Diese Autonomie wird im kapillären Bereich gewährleistet durch präkapilläre Sphinkter, die sowohl dem konstriktorischen Effekt sympathischer Nervenendigungen (12) als auch dem dilatorischen Einfluß lokaler Faktoren, wie Laktat, pH, Histamin, Osmolalität, unterliegen. Die Größe der Kapillarperfusion wird demnach unter Normalbedingungen durch funktionelle Änderungen der metabolischen Aktivität des Gewebes angepaßt (11).

Größen, die die Kreislauffunktion beeinflussen

Wie bereits angeführt, besteht die Aufgabe des Kreislaufs im An- und Abtransport bestimmter Substanzen. Alle Ereignisse, die eine Änderung des Blutflow regional oder in toto verursachen, müssen daher als potentielle oder reale Störfaktoren eingestuft werden.

Tabelle 1. Störungen der Kreislauffunktion

1. Durch Änderung der Blutmenge
   a) Hypovolämie (absolut, relativ)
   b) Hypervolämie
2. Durch Änderung im Flüssigkeitshaushalt
3. Durch Änderung der Blutzusammensetzung
   a) Polyzythämie
   b) Anämie
   c) Hypoproteinämie
4. Durch Änderung der Herzleistung oder des peripheren Widerstandes
5. Durch Änderung der Gefäßmotilität und -permeabilität

Nach dem Strömungsgesetz ist das Strömungsvolumen pro Zeiteinheit (Q) abhängig von der treibenden Kraft (dp), d. h. dem Druckabfall im Kreislaufsystem, und dem Widerstand (R) gegen die Strömung in dem entsprechenden Abschnitt des Kreislaufs. Der Widerstand wiederum ist einmal von den geometrischen Gegebenheiten der Blutgefäße (der Länge und Weite) und von den Strömungseigenschaften der Flüssigkeiten, die durch sie hindurchströmen (besonders von deren Viskosität), abhängig. Als Formel ausgedrückt, finden wir das Hagen-Poiseuillesche Gesetz.

Die Störungen der Kreislauffunktion, wie sie in Tabelle 1 zusammengefaßt sind, können akut auftreten oder auch chronisch bestehen. Entsprechend werden die Reaktionen des Organismus als Notfallreaktion oder als Adaptation zu interpretieren und zu werten sein. Als besonders ungünstig muß die Situation dann angesehen werden, wenn sich zu chronischen Störungen akute Ereignisse addieren.

Akute Störungen, wie wir sie bei großen, rasch auftretenden Volumen- oder Flüssigkeitsverlusten, aber auch bei plötzlichem Versagen vasokonstriktorischer Reflexe beobachten, bewirken im Organismus Reaktionen, die darauf ausgerichtet sind, das Überleben des Gesamtorganismus zu sichern. Die kurzfristig und reflektorisch ausgelösten Mechanismen lassen sich unter dem Begriff "Notfallreaktion" zusammenfassen. Die sympatho-adrenale Reaktion als wichtigster Teil dieses Reflexgeschehens bewirkt neben einer Erhöhung der Herzfrequenz und der Herzkontraktilität eine massive Katecholaminfreisetzung (12), die speziell in Niere, Haut und Splanchnikusgebiet, aber auch in der Muskulatur zu einer Drosselung der Durchblutung führt (5). Hierdurch wird einerseits eine Verminderung der Blutmenge in den Kapazitätsgefäßen erreicht, andererseits eine Umverteilung des verminderten Herzzeitvolumens zugunsten der vital erforderlichen Myokard- und Zerebralkreisläufe begünstigt.

Diese Vasokonstriktion führt in den minderperfundierten Körperregionen zu einer drastischen Abnahme der transkapillären Transportkapazität (14, 17), die sowohl die Sauerstoff- und Energieversorgung als auch den Abtransport von Stoffwechselprodukten einschränkt. Die Minderperfusion ihrerseits führt in weiten Teilen der Mikrozirkulation zu einer starken Verlangsamung der Strömungsgeschwindigkeit des Blutes, die wiederum zu einer steilen Zunahme der Blutviskosität mit Auftreten massiver Erythrozytenaggregate vor allem im Bereich der Venolen. Verstärkt wird die mikrozirkulatorische Störung noch durch eine zunehmende Dissoziation der Durchströmung in lokale Stasebezirke und Gefäße mit schnell fließendem Plasma (thoroughfare channels) (18).

Daß nicht nur Plasma- und Volumenverluste, sondern auch reine Flüssigkeitsverluste zu Störungen der Kreislauffunktion führen müssen, wird klar, wenn wir das Verhalten der Blutviskosität und der Sauerstofftransportkapazität in Abhängigkeit vom Hämatokritwert betrachten. Ein Hämatokritanstieg über 40 % führt rasch zu einer ausgeprägten Reduktion der Sauerstofftransportkapazität durch Verschlechterung der Fließeigenschaften des Blutes. Unter dem klinischen Bild des Ileuspatienten, bei dem häufig mehrere Liter Flüssigkeit im Splanchnikusgebiet sequestriert, also dem Kreislauf entzogen sind, bietet sich uns relativ häufig dieser Zustand. Erkennen wir diesen Ablauf nicht, d. h. leiten wir eine entsprechende Flüssigkeitssubstitution nicht rechtzeitig und ausreichend ein, wird bereits eine geringe zusätzliche Belastung - und als solche muß eine Narkose bzw. ein operativer Eingriff in Narkose ohne Zweifel auch weiterhin angesehen werden - zu einem plötzlichen, dann häufig irreversiblen Zusammenbruch der Kreislauffunktion führen. Diese Flüssigkeitsverluste werden vom Organismus relativ lange gut kompensiert (z. B. durch Einströmen interstitieller Flüssigkeit in den Intravasalraum), d. h. sie sind durch Messung von Blutdruck und Puls erst sehr spät zu erfassen. Nur die regelmäßige Überprüfung des Hämatokrits, der Serum- und Urinosmolalität und die Kontrolle der Serum- und Urinelektrolyte vermag uns hier Hinweise auf die Gefährdung des Patienten zu geben.

Die Einschränkung der Sauerstofftransportkapazität gilt im selben Maße natürlich auf für das Krankheitsbild der Polyzythämie. Die verschlechterten Fließeigenschaften des Blutes verursachen außer einer Erhöhung des Thromboserisikos auch eine ausgeprägte Verminderung der Perfusion der terminalen Strombahn.

Zusammengefaßt müssen wir bei den akuten Kreislaufdysregulationen folgende Störfaktoren und Auswirkungen beachten:

1. Die Verminderung des zirkulierenden Blutvolumens und die Umverteilung des Herzzeitvolumens führt ganz allgemein zu einer erhöhten Konzentration applizierter Medikamente in den noch perfundierten Organen.

2. Die mangelnde energetische Versorgung führt zu einer Anhäufung saurer Metaboliten mit der Folge einer Einschränkung der Zellfunktion, d. h. die Metabolisierung oder Inaktivierung von Medikamenten kann verzögert oder vermindert sein.
3. Die Minderperfusion der Nieren verursacht ebenfalls eine Wirkungsverlängerung der Medikamente, die renal ausgeschieden werden.
4. Die metabolische Azidose kann die Wirksamkeit von Medikamenten verändern, ein Effekt, dessen Bedeutung im einzelnen noch nicht ausreichend untersucht erscheint.

Das Ausmaß einer Beeinträchtigung der Kreislauffunktion ist natürlich nicht nur von der Größe des akuten Volumen- und Flüssigkeitsverlustes, sondern auch von dem milieu exterieur et interieur abhängig, in dem diese Störung stattfindet. Hier sind speziell zu nennen der Faktor Zeit, die Ausgangslage des Patienten und seine Kompensationsfähigkeit, d. h.

- die Einwirkungsdauer der mitbeteiligten Störgrößen wird ganz entscheidend den Schweregrad und das Ausmaß der möglichen Organschäden bestimmen,
- Vorerkrankungen werden sowohl bei der Beurteilung der Schwere der Störung als auch der Reaktions- und Adaptationsfähigkeit des Organismus zu berücksichtigen sein,
- entscheidend jedoch wird die Kompensationsbreite der an der Aufrechterhaltung der Kreislauffunktion beteiligten Organsysteme sein.

Hier sind zu berücksichtigen die Leistungsbreite des Herzens, der Zustand der Gefäße und ganz besonders der Füllungszustand des extrazellulären Raumes. Bei guter Hydration kann ein begrenzter Volumenverlust durch Einströmen von Gewebsflüssigkeit eventuell innerhalb weniger Stunden ohne weitere Therapie vom Organismus selbst kompensiert werden. Diese Phase der Spontanregulation durch Flüssigkeitseinstrom läßt sich durch regelmäßige Hämatokritmessungen erfassen. Diese Selbstregulation muß bei der Aufstellung eines Therapieplanes berücksichtigt werden. Es dürfen einmal keine hyperonkotischen Lösungen eingesetzt werden, da sie sich desselben Kompensationsmechanismus bedienen, d. h. dem interstitiellen Raum noch weiter Flüssigkeit entziehen, zum anderen kommt neben dem Volumenersatz einer ausreichenden und frühzeitigen Wasser- und Elektrolytsubstitution große Bedeutung zu.

Neben den akuten Störungen mit Beeinträchtigung der Kreislauffunktion nehmen die chronischen Störungen einen ebenso wichtigen Platz in Diagnostik und Therapie ein, da in diesen Fällen die eingangs zitierten Kompensationsmöglichkeiten entweder stark eingeschränkt oder bereits voll in Anspruch genommen sein können, eine geringe zusätzliche Belastung dann schon zu einem Zusammenbruch des Herz-Kreislauf-Systems führen kann.

Besondere Bedeutung haben hier bezogen auf den intravasalen Raum die Anämie, bezogen auf den Transportraum der Zustand der Gefäße. Der physiologische Status des anämischen Patienten, der zur Operation ansteht, hängt ab vom Ausmaß der Erythrozytenverminderung, seinen kompensatorischen Möglichkeiten und von seinem akuten Sauerstoffbedarf. Ohne Frage wird eine akute Anämie durch Blutverlust adäquat durch Vollblut oder Erythrozytenkonzentrate dann zu substituieren sein, wenn der Hämatokrit unter 30 % sinkt bzw. wenn der Blutverlust 25 % des Blutvolumens überschreitet (1). Chronisch anämische Patienten haben jedoch gewöhnlicherweise ein normales Blutvolumen, so daß eine rasche Substitution leicht zu einer Volumenüberlastung führen kann (4, 15). Darüber hinaus vermag der Organismus die durch die chronische Anämie hervorgerufene verminderte Sauerstofftransportkapazität durch mehrere Mechanismen zu kompensieren: durch Erhöhung des Herzzeitvolumens (nur bei extremer Anämie) (3), durch Rechtsverschiebung der Sauerstoffdissoziationskurve (vermehrte Sauerstoffabgabe bei unverändertem PO_2) (8), durch herabgesetzte Blutviskosität, durch Verminderung des peripheren Widerstandes (13), über den 2,3-DPG-Gehalt der Erythrozyten (8) und über eine erhöhte venöse Sauerstoffausschöpfung (6). Diese Maßnahmen reichen normalerweise aus, um die Sauerstoffversorgung des Organismus sicherzustellen. Wir sind daher mit der überwiegenden Zahl der Anästhesisten einer Meinung, daß Bluttransfusionen vor chirurgischen Eingriffen bis zu einem Hämoglobinwert von ca. 10 g% nicht indiziert sind (9). Selbstverständlich ist jedoch speziell bei diesen Patienten eine optimale Oxygenierung von besonderer Bedeutung. Ebenso sollte eine Kardiodepression durch hohe Anästhesiekonzentrationen vermieden werden. Daß Blutverluste besonders sorgfältig, ausreichend und sofort substituiert werden müssen, versteht sich am Rande. Mit einer Beeinträchtigung der Kreislauffunktion ist weiterhin bei Veränderungen der Gefäßwand durch Arteriosklerose zu rechnen. Sie bedingt sowohl eine Einschränkung der Dilatation als auch der Konstriktion auf entsprechende efferente Impulse. Speziell im Bereich der Aorta und der großen Arterien führt dies zum Verlust der Windkesselfunktion mit der Folge einer wesentlich unökonomischeren Blutversorgung der Peripherie, da das gleiche Schlagvolumen nur mit Hilfe erhöhter systolischer Drucke der Peripherie zugeführt werden kann (2).

Darüber hinaus wird eine durch die Arteriosklerose bedingte Einengung des Arterienlumens zu beachten sein. Die damit verbundene Widerstandserhöhung im Stenosebereich - nach dem Ohmschen Gesetz bedeutet dies eine Druckabnahme - bekommt klinische Relevanz. Ein Druckabfall im Gesamtorganismus - gleichgültig welcher Genese - wird sich daher in den poststenotischen Arealen durch überproportionale Verminderung der Perfusion fatal auswirken. Das Vorliegen einer Arteriosklerose muß aus den angeführten Gründen in jedem Fall als zumindest latente Störung der Kreislauffunktion angesehen werden, da hier wesentliche Kompensationsmechanismen entweder ausgeschaltet sind (Windkesselfunktion) oder bereits in Anspruch genommen wurden (Erhöhung der Strömungsgeschwindigkeit in arteriosklerotisch eingeengten Gefäßbezirken).

Therapeutische Prinzipien

Um eine möglichst risikoarme und vom Verfahren optimale Narkose durchführen zu können, gilt es - auch bei der Beurteilung von Kreislaufstörungen - präoperativ abzuklären, inwieweit Risikofaktoren vorliegen, ob sie korrigierbar, stabilisierbar oder tolerierbar sind und ob sie akut oder chronisch aufgetreten sind bzw. nachweisbar wurden. Weiterhin muß definiert werden, inwieweit Störungen durch körpereigene Maßnahmen kompensiert wurden, d. h. auf den ersten Blick eventuell nicht erkennbar sind. Subsummierend entsteht daraus der Therapieplan, der zusammengesetzt sein wird aus einer substituierenden Therapie zur Ergänzung fehlender Substanzen (z. B. Volumenzufuhr), einer unterstützenden Therapie zur Optimierung vorhandener Leistungsreserven (z. B. Digitalisierung) und - soweit das möglich ist - aus dem Verzicht auf alle die Substanzen, die eine eingeschränkte Leistungsbreite weiter beeinträchtigen können (z. B. der Anwendung von Anästhetika mit ausgeprägt negativ inotroper Wirkung).

In bezug auf chronische Störungen wird unser Therapieschema darauf ausgelegt sein müssen, langsam entstandene Defizite und Leistungseinschränkungen langsam auszugleichen bzw. zu beseitigen, die Wahrscheinlichkeit einer akuten Dekompensation jedoch bereits vorher zu erkennen (Störungen im Wasser-Elektrolyt-Haushalt bei Ileus) und das

Risiko durch die Störung in Relation zu setzen zu den prä-, intra- und postoperativ durchzuführenden Maßnahmen und den zu erwartenden Störungen, um daraus klare Aussagen über das anzuwendende Narkoseverfahren gewinnen zu können.

Literatur

1. AHNEFELD, F. W.: Der Schock. In: Lehrbuch der Anaesthesiologie, Reanimation und Intensivtherapie (eds. R. FREY, W. HÜGIN, O. MAYRHOFER). Berlin-Heidelberg-New York: Springer Verlag. 4. Aufl. (im Druck).

2. BURTON, A. C.: Physiologie und Biophysik des Kreislaufs. Stuttgart-New York: Schattauer-Verlag 1969.

3. GILLIES, I. D. S.: Anaemia and anaesthesia. Brit. J. Anaesth. 46, 589 (1974).

4. GRAVES, C. L., ALLEN, R. M.: Anesthesia in the presence of severe anemia. Rocky Mountain Med. J. 67, 35 (1970).

5. HINSHAW, D. B., PETERSON, M., HUSE, W. M., STAFFORD, C. E., JOERGENSEN, E. J.: Regional blood flow in hemorrhagic shock. Amer. J. Surg. 102, 224 (1961).

6. KATZ, J., KADIS, L. B.: Anesthesia and Uncommon Diseases: Pathophysiologic and Clinical Correlations. Philadelphia-London-Toronto: W. B. Saunders Comp. 1973.

7. KILIAN, J.: Diagnose und Notfalltherapie verschiedener Schockformen. Therapiewoche 43, 6318 (1975).

8. KLEEBERG, U. R., HEIMPEL, H.: Die Bedeutung des 2,3-Diphosphoglycerats für die Sauerstoffaffinität des Hämoglobins. Dtsch. Med. Wschr. 96, 1570 (1971).

9. KOWALYSHYN, T. J., PRAGER, D., YOUNG, J.: A review of the present status of pre-operative hemoglobin requirements. Anesth. Analg. 51, 75 (1972).

10. LEWIS, D. H., MELLANDER, S.: Competitive effects of sympathetic control and tissue metabolites on resistance and capacitance vessels and capillary filtration on skeletal muscle. Acta physiol. scand. 56, 162 (1962).

11. MESSMER, K., BRENDEL, W.: Pathophysiologische Aspekte des hypovolämischen, kardiogenen und bakteriotoxischen Schocks. Med. Welt 22, 1159 (1971).

12. NICKERSON, M.: Vascular adjustments during the development of shock. C. M. A. J. 103, 853 (1970).

13. RAWSTRON, R. E.: Oxygen and anaemia: their effect in mice, on induction time and survival time with halothane anaesthesia. Brit. J. Anaesth. 40, 214 (1968).

14. RENKIN, E. M.: Blood flow and transcapillary exchange in skeletal muscle. Fed. Proc. 24, 1092 (1965).

15. SANGHVI, L. M., KOTIA, K. C., SHARMA, S. K., BORDIA, A. K., JAIN, Y. P.: Circulatory haemodynamics after blood transfusion in chronic severe anaemia. Brit. Heart J. 30, 125 (1968).

16. SCHMID-SCHÖNBEIN, H.: Zelluläre Physiologie der Mikrozirkulation: Ausbildung von Risikofaktoren als Folge optimaler Anpassungsfähigkeit. In: Mikrozirkulation (eds.: F. W. AHNEFELD, C. BURRI, W. DICK, M. HALMAGYI). Berlin-Heidelberg-New York: Springer Verlag 1974.

17. SUNDER-PLASSMANN, L., MESSMER, K.: Die Dynamik der Mikrozirkulation im Schock: Hämorheologische und hämodynamische Veränderungen. Z. prakt. Anästh. 7, 95 (1972).

18. ZWEIFACH, B. W.: Functional Behaviour of the Microcirculation. Springfield: Thomas 1961.

Pharmakologie der zur Behandlung kardiozirkulatorischer Erkrankungen eingesetzten Mittel

Von W. Klaus

Aus der großen Fülle von Medikamenten, die bei der Behandlung kardiozirkulatorischer Funktionsstörungen therapeutische Bedeutung haben, sollen nur die wesentlichsten Vertreter aus den Gruppen berücksichtigt werden, welche

a) ihre Wirkung bevorzugt durch einen direkten Angriff am Herz-Kreislauf-System entfalten und
b) vorwiegend für akute Maßnahmen geeignet sind.

Damit ist die Betrachtung auf gewisse Aspekte der pharmakologischen Wirkung von Herzglykosiden, antifibrillatorischen Substanzen, Sympathikomimetika, Sympathikolytika und einigen gefäßwirksamen Mitteln beschränkt.

Herzwirksame Glykoside

Die in der Therapie gebräuchlichen herzwirksamen Glykoside (HG) unterscheiden sich nicht in ihren grundlegenden pharmakodynamischen Eigenschaften (Tabelle 1), sondern nur hinsichtlich ihrer pharmakokinetischen Qualitäten (Tabelle 2), woraus allerdings für die praktische Anwendung quantitativ bedeutsame Unterschiede resultieren (siehe 2, 7, 8).

Tabelle 1. Pharmakodynamische Eigenschaften herzwirksamer Glykoside

- Steigerung der myokardialen Kontraktionskraft
- Abnahme der Herzfrequenz
- Abnahme der Leitungsgeschwindigkeit
- Beeinflussung der Refraktärperiode
- Förderung der ektopischen Reizbildung
- Stimulation zentralnervöser Funktionen

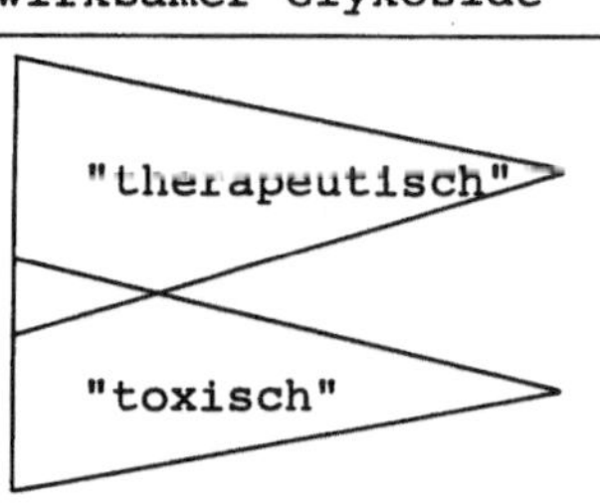

Pharmakodynamik

Im Vordergrund der therapeutisch erstrebten Wirkungen steht der positiv inotrope Effekt dieser Substanzen, welcher über eine Verbesserung der elektromechanischen Kopplung (resultierend in einer gesteigerten Kontraktionsgeschwindigkeit) zustande kommt. Am insuffizienten Herzen führt dies infolge einer Zunahme des Schlagvolumens zu einer Steigerung des Herzzeitvolumens, dadurch bedingt zu einer Abnahme der Ventrikelwandspannung, der Herzgröße, des zentralen Venendruckes und eventuell bestehender Stauungszeichen sowie zu einer Verbesserung der peripheren Durchblutung, u. a. mit dem Resultat einer verbesserten Nierenfunktion (Diurese) und einer (allmählichen) Rückbildung des sekundären Aldosteronismus.

Tabelle 2. Pharmakokinetische Eigenschaften herzwirksamer Glykoside

Substanzen	Lipophilie	Resorptionsquote %	Proteinbindung %	Abklingquote %	Vollwirkdosis (mg)	Erhaltungsdosis (mg/Tag)
Strophanthin (Kombetin[R])		2 - 10	5	40	0,6	0,25 i.v.
Digoxin (Lanicor[R])		50 - 85	40	20	2,5	0,50
Acetyldigoxin (Novodigal[R])		80 - 90	40	20	2,0	0,40
Methyldigoxin (Lanitop[R])		75 - 95	20	20	1,5	0,30
Digitoxin (Digilong[R])		100	95	7	2,0	0,15

Substanzen	Wirkungseintritt i.v. (min)	Wirkungseintritt oral (h)	Wirkungsmaximum i.v. (h)	Wirkungsdauer (Tage)	Nieren-/Leberfunktion wesentlich	
Strophanthin (Kombetin[R])	3 - 10	-	0,5 - 1	1 - 2	+++	-
Digoxin (Lanicor[R])	10 - 30	2 - 3	3	3 - 6	++	-
Acetyldigoxin (Novodigal[R])	5 - 20	0,5	2 - 3	3 - 6	++	-
Methyldigoxin (Lanitop[R])	5 - 20	0,3	0,5 - 1	3 - 6	++	+
Digitoxin (Digilong[R])	30 - 60	3 - 5	8	14 - 21	-	+++

Der negativ chronotrope Effekt resultiert
a) indirekt-reflektorisch aus der verbesserten Hämodynamik (über Barorezeptoren bzw. Bainbridge-Effekt) und
b) aus einer erhöhten Vagusaktivität (infolge zentraler Stimulation).

Aus diesen Primärwirkungen der herzwirksamen Glykoside leitet sich am insuffizienten Herzen eine sogenannte Ökonomisierung der Herzarbeit ab, weil die Senkung des O_2-Bedarfes infolge der Herabsetzung von Herzfrequenz und Ventrikelwandspannung quantitativ den O_2-Mehrbedarf infolge der erhöhten Kontraktionsgeschwindigkeit übersteigt, so daß bei entsprechender Ausgangslage ein erhöhtes Herzzeitvolumen bei geringerem O_2-Verbrauch gefördert werden kann (6).

Diese Voraussetzungen sind bei prophylaktischer Anwendung herzwirksamer Glykoside am suffizienten Herzen nicht im gleichen Maße gegeben, so daß hierbei der O_2-Bedarf des Herzens de facto ansteigen kann, woraus eventuell Komplikationen resultieren (4, 6).

Die Abnahme der Leitungsgeschwindigkeit im Vorhof und AV-Knoten ist - zusammen mit der Zunahme der Refraktärperiode im AV-Knoten - einerseits verantwortlich für die mögliche Ausbildung einer AV-Überleitungsblockierung verschiedenen Grades als unerwünschte Überdosierungserscheinung, andererseits kann dies auch therapeutisch bei der Behandlung gewisser tachykarder supraventrikulärer Rhythmusstörungen genutzt werden. Im Bereich der Ventrikel schafft die verminderte Leitungsgeschwindigkeit - zusammen mit der in diesem Bereich verkürzten Refraktärperiode - gewisse Voraussetzungen für das Auftreten ektopischer Reizbildungen, welche zusätzlich noch direkt durch eine Beschleunigung der diastolischen Depolarisation der Schrittmacherpotentiale gefördert werden. Aus dieser Doppelwirkung - die Aktivität übergeordneter Zentren dämpfend (Bradykardie, AV-Block), die untergeordneter Zentren fördernd (Automatie) - ergibt sich im höheren Dosierungsbereich die Gefahr ventrikulärer Extrasystolen.

Eine individuell sehr unterschiedlich ausgeprägte Überschneidung des therapeutischen mit dem toxischen Wirkungsbereich stellt die Stimulation gewisser zentralnervöser Strukturen dar. So ist bereits im niedrigen Dosierungsbereich regelmäßig mit einer gesteigerten Vagusaktivität zu rechnen, im oberen Dosierungsbereich relativ häufig mit Nausea und Erbrechen (vermittelt über Chemorezeptoren der Area postrema), relativ selten mit Sehstörungen (Gelbsehen), Kopfschmerzen, Halluzinationen und anderen neurotoxischen Erscheinungen.

Pharmakokinetik

Die pharmakokinetischen Kenngrößen sind maßgebend für die Wahl des Glykosides bei der klinischen Anwendung. Die in der Tabelle 2 zusammengestellten Daten für einige praktisch bedeutsame Präparate sollen nur größenordnungsmäßige Richtwerte darstellen, numerisch variieren sie je nach Untersuchungsmethode und Bedingungen in gewissen Grenzen. In der Praxis kann deshalb immer nur das beobachtete klinische Bild ein verläßlicher Maßstab für die exakte Dosierung sein.

Das pharmakokinetische Verhalten der verschiedenen Glykoside wird entscheidend durch ihre Lipophilie bestimmt: je höher diese ist, desto besser ist die Resorption, die Proteinbindung und Aufnahme ins Gewebe (damit die Größe des Reservepools), die Metabolisierung in der Leber, der enterohepatische Kreislauf und die Reabsorption bei der renalen Ausscheidung und damit ihre Wirkungsdauer.

Für die Resorption ist eine ausreichende Konstanz bzw. geringe Variationsbreite wesentlich. Dies ist nur bei absolut hohen Resorptionsquoten (70 %) gewährleistet, deshalb ist die perorale Therapie mit mäßig resorbierbaren Substanzen (Extrem: Strophanthin) unzuverlässig und abzulehnen.

Selbst die relativ gute Resorption von Digoxin bietet keine ausreichende Sicherheit, da unterschiedliche galenische Zubereitungen wiederholt erhebliche Schwankungen der Resorptionsquote (30 - 70 %) verursacht haben, mit zum Teil dramatischen Auswirkungen auf das Befinden der Patienten. Die wesentlichen Neuentwicklungen auf diesem Arzneimittelsektor betrafen deshalb auch die Verbesserung dieses Parameters: Durch Acetylierung bzw. Methylierung einer endständigen Hydroxylgruppe im Zucker des Digoxins wurde dessen mäßige Resorbierbarkeit erheblich gesteigert, damit wurden weniger problematisch anwendbare Präparate erhalten. Der einzig bedeutsame Unterschied zwischen diesen beiden Präparaten besteht darin, daß Acetyldigoxin bereits unmittelbar nach der Resorption in der Darmwand zu Digoxin desacetyliert wird, während Methyldigoxin erst in der Leber entsprechend verändert wird. Das weitere Verhalten entspricht dem des Digoxins, nur der Anteil des zirkulierenden Methyldigoxins könnte wegen seiner höheren Lipophilie eventuell besondere Nebenwirkungen (größere Häufigkeit zentralnervöser Störungen) bedingen (9).

Die Wirkungsdauer wird sowohl durch die Größe des proteingebundenen Glykosiddepots als auch durch die Eliminationsgeschwindigkeit bestimmt. Letztere umfaßt die renale Ausscheidung der unveränderten Substanz, welche um so größer ist, je geringer lipophil die betreffende Substanz ist, und die metabolische Inaktivierung in der Leber, welche der Lipophilie parallel geht. Es erfolgt eine stufenweise Abspaltung des Zucker (die resultierenden Bis-, Monoglykoside und Aglukone sind weiterhin biologisch aktiv) mit anschließender Kopplung an Glucuronsäure, Ausscheidung der Konjugate in der Galle, zum Teil erneute Spaltung im Darm mit nachfolgender Reabsorption des Wirkstoffes. Dieser enterohepatische Kreislauf trägt z. B. bei Digitoxin mit zu dessen lang anhaltender Wirkung bei.

Die Bedeutung dieser metabolischen Umwandlung in gut wasserlösliche, damit gut eliminierbare Produkte ist quantitativ sehr verschieden: Bei Digitoxin werden ca. 90 %, bei Digoxin und Derivaten nur ca. 10 % metabolisiert, Strophanthin wird praktisch nicht umgewandelt. Entsprechend spielt die Nierenfunktion nur bei Digitoxinanwendung keine Rolle, bei Strophanthin und auch den Digoxinen ist dagegen die renale Elimination (und damit die Wirkungsdauer) deutlich der Kreatinin-Clearance korreliert, d. h. bei Nierenfunktionsstörungen müssen entsprechende Dosisanpassungen vorgenommen werden.

Zusätzliche wirkungsbestimmende Faktoren

Die Glykosidempfindlichkeit bzw. der Glykosidbedarf weist eine große interindividuelle Variabilität auf, da eine Reihe zusätzlicher Faktoren die Intensität der Wirkung bzw. den Wirkungsspiegel modifizieren können. Sie können auch zu intraindividuellen Schwankungen führen oder überhaupt eine angemessene Einstellung des Patienten verhindern (Tabelle 3).

Praktisch am bedeutungsvollsten von allen pharmakodynamischen Interferenzen ist die Wirkungszunahme bei K-Mangelzuständen, da diese durch eine Reihe verschiedener Maßnahmen induziert werden können, aber auch am leichtesten einer Korrektur zugänglich sind.

Tabelle 3. Beeinflussung von Herzglykosidwirkungen durch zusätzliche Faktoren

A. Pharmakodynamische Interferenzen	
Wirkungsverstärkung	Wirkungsabschwächung
Hypokaliämie (→ ektopische Reizbildung)	Hyperkaliämie
- Diuretika - Laxantien - Carbenoxolon - Glukokortikoide - Insulin	- Spironolacton - Triamteren
Hyperkaliämie (→ AV-Block)	Halothannarkose
Magnesiummangel	Fieber
Kalziumsalze i.v.	
Hypoxie, Azidose	
Myokardinfarkt, Myokarditis	
B. Pharmakokinetische Interferenzen	
Wirkungsverstärkung	Wirkungsabschwächung
Niereninsuffizienz (Strophanthin, Digoxin)	Laxantien
Leberinsuffizienz (Digitoxin, Methyldigoxin)	Antazida
Hypothyreose	Cholestyramin
	Phenobarbital
	Phenylbutazon
	Rifampicin
	Hyperthyreose

Das Risiko einer Hyperkaliämie, die Verstärkung eines AV-Blockes, erfordert dabei besondere Aufmerksamkeit. Hypoxie und Azidose, z. B. als Folge von Ventilationsstörungen (z. B. Emphysem) und Cor pulmonale, fördern die Neigung zu ektopischer Reizbildung. Aus dem gleichen Grund kann die Anwendung bei Myokardinfarkt oder Myokarditis risikoreich sein. Bei den pharmakokinetischen Interferenzen spielt die Nierenfunktion eine dominierende Rolle. Die Resorptionsverschlechterung durch Antazida, Laxantien u. ä. mag vereinzelt stören, die durch Cholestyramin kann bei einer Digitoxinintoxikation sogar therapeutisch genutzt werden (Interferenz mit enterohepatischem Kreislauf), die beschleunigte Metabolisierung von Digitoxin durch Freisetzung aus der Proteinbindung und Enzyminduktion (z. B. Phenylbutazon, Rifampicin) scheint mehr von theoretischem Interesse zu sein.

Risiken der Therapie mit herzwirksamen Glykosiden

Die außerordentlich geringe therapeutische Breite (Faktor 1,5 - 2) dieser Substanzen und die Variabilität der individuellen Empfindlichkeit führen relativ häufig (7 - 22 %) zu unerwünschten Nebenwirkungen; vorwiegend in Form von Rhythmusstörungen des Herzens (ca. 70 - 90 %) oder als zentral ausgelöste gastrointestinale Beschwerden (50 - 60 %), weniger als neurotoxische Störungen (10 - 15 %). Die mitunter von klinischer Seite betonte höhere Inzidenz zentralnervöser Nebenwirkungen bei Verwendung lipophiler Glykoside (Digitoxin, Methyldigoxin) im Vergleich zu polareren Glykosiden (Strophanthin, Digoxin) ist zwar theoretisch einleuchtend, praktisch jedoch umstritten und schwer kalkulierbar.

Überdosierungserscheinungen am Herzen in Form ektopischer Reizbildungen lassen sich am zweckmäßigsten durch Phenytoin behandeln, welches allen digitalisinduzierten elektrophysiologischen Veränderungen entgegenwirkt (cave manifester AV-Block) und die Anwendung von K-Salzen (Risiko des AV-Blockes) weitgehend ersetzt hat. Die Bradykardie und Störungen der Überleitung lassen sich häufig durch Atropin bessern, gegebenenfalls müssen Betasympathikomimetika eingesetzt werden (Risiko der Förderung ektopischer Reizbildung).

Die Wahl des geeigneten Präparates basiert auf seinen pharmakokinetischen Eigenschaften und den klinischen Anforderungen: Eine akute Notfallbehandlung erfordert schnellstmöglichen Aufbau eines Wirkungsspiegels durch i.v. Gabe von Strophanthin oder Digoxinen. Eine weniger akute Einstellung (3 - 5 Tage) und die Dauertherapie werden zweckmäßigerweise mit den peroral zuverlässig resorbierbaren Digoxinderivaten vorgenommen. Die hohe Abklingquote des Strophanthins läßt dieses für problematische Fälle (unklarer Digitalisierungsgrad, Risikofaktoren) am zweckmäßigsten erscheinen, die mittlere Abklingquote der Digoxinderivate hat praktisch zu einem Verzicht der Anwendung von Digitoxin geführt, dessen geringe Steuerbarkeit eine Kumulationsgefahr bedingt.

Antifibrillatorische Substanzen

Diese Substanzgruppe zeichnet sich durch ausgeprägte Wirkungen auf verschiedene Parameter der Erregungsbildung und -ausbreitung im Herzen aus (Tabelle 4), basierend auf Änderungen transmembraner Ionenströme (depolarisierender Na-Einwärtsstrom, repolarisierender K-Auswärtsstrom, Ca-Einstrom im Plateaubereich). Das quantitative Ausmaß

Tabelle 4. Beeinflussung verschiedener elektrophysiologischer Parameter des Herzens durch antifibrillatorische Substanzen

Substanzen	Diastolische Depolarisationsgeschwindigkeit	Reizschwelle	Leitungsgeschwindigkeit	Refraktärzeit	Elektromechanische Kopplung
Chinidin (Chinidin-Duriles[R])	↓	↑	↓↑	↑	↓↓
Procainamid (Novocamid[R])	↓	↑	↓↑	↑	↓↓
Ajmalin (Gilurytmal[R])	↓	↑	↓	↑	↓
Verapamil (Isoptin[R])	↓	↑	↓	↑	↓↓↓
Lidocain (Xylocain[R])	↓	↑	O↑	↓	(↓)
Phenytoin (Epanutin[R])	↓	↑	O↑	↓	(↓)

der Beeinflussung dieser verschiedenen Ionenbewegungen ist bei den einzelnen Substanzen und in verschiedenen Strukturen des Herzens unterschiedlich ausgeprägt. Daraus und aus ihren pharmakokinetischen Eigenschaften resultiert ihre praktische Anwendbarkeit (siehe 1, 2, 5, 7, 8).

Pharmakodynamik

Entsprechend ihrer unterschiedlichen Wirkung auf den re-entry-Mechanismus bei der Arrhythmiebildung lassen sich die Antifibrillantien in zwei Gruppen gliedern.

1. Die Gruppe mit ausschließlich hemmenden Einflüssen auf elektrophysiologische Funktionen (z. B. Umwandlung des unidirektionalen Blockes beim re-entry-Prozeß in einen bidirektionalen Block) umfaßt: Chinidin, Procainamid, Ajmalin, Verapamil.

Chinidin als Prototyp erlaubt eine weitgehende pharmakodynamische Charakterisierung dieser Gruppe: Durch eine relativ unspezifische Beeinträchtigung der Ionenströme werden die Erregbarkeit, die Geschwindigkeit der diastolischen Depolarisation in Schrittmacherzellen und die Leitungsgeschwindigkeit vermindert sowie die Refraktärzeit verlängert, so daß allgemein eine Hemmung elektrischer Aktivitäten resultiert. Überlagert ist im niedrigen Dosierungsbereich ein ausgeprägter vagolytischer Effekt, wodurch es zu Sinustachykardie und einer verbesserten AV-Überleitung kommen kann, eventuell mit beträchtlichem Anstieg der Kammerfrequenz bei Vorliegen von Vorhofflattern oder -flimmern (= paradoxer Chinidineffekt). Die gleichzeitig immer vorhandene Verminderung des Ca-Einwärtsstromes hat eine depressive Wirkung auf die myokardiale Kontraktionskraft und den Gefäßtonus (Gefahr der Herzinsuffizienz und des Blutdruckabfalles mit reflektorischem Frequenzanstieg). Bei hoher Dosierung ist - neben diesen hämodynamischen Störungen - das Risiko eines AV-Blockes, eventuell sogar einer Asystolie gegeben.

Procainamid ist hinsichtlich seiner Wirkungen auf elektrophysiologische Parameter ähnlich zu beurteilen wie Chinidin. Auch die Nebenwirkungen entsprechen sich weitgehend. Zentralnervöse Störungen sind seltener, allergische Reaktionen vielfältiger.

Ajmalin wirkt ähnlich wie Chinidin am Herzen, jedoch ohne parasympatholytische Komponente und offensichtlich mit geringerer Beeinträchtigung der elektromechanischen Kopplung. Als typische Nebenwirkung kann (selten) eine cholostatische Hepatose vorkommen.

Verapamil hat eine ausgeprägte Wirkung auf die Leitungsgeschwindigkeit, speziell im AV-Knoten, woraus die Gefahr eines AV-Blockes resultiert. Es fehlt ein cholinolytischer Effekt. Wegen einer bevorzugten Hemmung des Kalziumeinwärtsstromes werden besonders leicht die myokardiale Kontraktionskraft und der Gefäßtonus herabgesetzt.

2. Die Gruppe von Antifibrillantien mit teils hemmenden, teils stimulierenden Einflüssen auf elektrophysiologische Parameter (z. B. Aufhebung eines unidirektionalen Blockes beim re-entry-Prozeß) umfaßt: Lidocain, Phenytoin.

Lidocain hat in seinem therapeutischen Dosierungsbereich keinen Einfluß auf Sinusknoten und Vorhof, sondern setzt spezifisch die Erregbarkeit und Automatiebereitschaft im Ventrikel herab. Die Leitungsgeschwindigkeit ist dabei sogar beschleunigt (oder unverändert). Die

Kontraktionskraft des Herzens wird hierbei praktisch nicht beeinflußt. Bei Überdosierung kommt es allerdings zu chinidinartigen Effekten am Herzen (Asystolie, mit temporärem Schrittmacher kompensierbar), und im ZNS treten (kurzdauernde) Störungen wie nach anderen Lokalanästhetika auf.

Phenytoin hat ein ähnliches Wirkungsspektrum. Es dominieren hierbei eine Zunahme der Leitungsgeschwindigkeit und eine Hyperpolarisation, wodurch die Automatiebereitschaft im Ventrikel beträchtlich unterdrückt wird, aber auch die Gefahr einer Asystolie resultiert. Bei Überdosierung wird auch die Kontraktionskraft des Herzens beeinträchtigt, daneben sind zentralnervöse Störungen zu befürchten (Nystagmus, Schwindel, Brechreiz, Benommenheit, Ataxie).

Pharmakokinetik

Von den pharmakokinetischen Eigenschaften sei nur hervorgehoben, daß die schlechte Resorptionsquote von Ajmalin eine perorale Anwendung verbietet (hierfür ist das Derivat Prajmaliumbitartrat (Neo-Gilurytmal^{R}) besser geeignet) und daß Lidocain wegen seiner kurzen Wirkung (Verteilungsphänomen) am zweckmäßigsten als Dauerinfusion gegeben wird.

Zusätzliche wirkungsbestimmende Faktoren

Bei schwerwiegender Beeinträchtigung der Leberfunktion ist durch die gestörte metabolische Inaktivierung der Effekt von Chinidin, Lidocain und Phenytoin verstärkt, bei Niereninsuffizienz ebenfalls die Chinidinwirkung, vor allem aber die von Procainamid. Hypokaliämie schwächt den Chinidineffekt stark ab, Hyperkaliämie verstärkt ihn, Alkalose fördert die renale Elimination von Chinidin. Typisch ist für Lidocain eine verstärkte Wirkung bei dekompensierter Herzinsuffizienz und pharmakologisch induzierten Durchblutungsänderungen, weil der entscheidende Schritt der raschen Inaktivierung, die Aufnahme in periphere Gewebe, bei beeinträchtigter hämodynamischer Funktion verlangsamt abläuft. Bei Phenytoin sind sowohl abschwächende als auch verstärkende Interferenzen bekannt, vor allem infolge Hemmung der metabolischen Inaktivierung bzw. durch Enzyminduktion.

Sympathikomimetika

Pharmakodynamische Eigenschaften (Tabelle 7)

Diese Gruppe von Pharmaka wird - in dem hier zu diskutierenden Zusammenhang - teils wegen ihrer Herz-, teils wegen ihrer Gefäßwirkung verwandt, die je nach ihren Reaktionen mit Alpha- und/oder Betarezeptoren quantitativ und qualitativ unterschiedlich ausgeprägt sind (siehe 2, 3, 8).

Bei Adrenalin dominiert die direkte stimulierende Herzwirkung (positiv inotrop, chronotrop, dromotrop, bathmotrop), die wegen der vorherrschenden Vasodilatation und des dadurch unveränderten arteriellen Mitteldruckes nicht durch reflektorische Mechanismen überlagert wird wie bei Noradrenalin und Norfenefrin, bei denen die Gefäßwirkung im Vordergrund steht (reflektorische Bradykardie bei erhöhtem Mitteldruck). Etilefrin, Isoproterenol und Orciprenalin bewirken durch ihre

Tabelle 5. Praktisch bedeutsame Charakteristika antifibrillatorischer Substanzen

Substanzen	Bevorzugte Anwendung bei supraventrikulären Störungen	Bevorzugte Anwendung bei ventrikulären Störungen	Besonderheiten der Wirkungen und Risiken
Chinidin	+++	+	Vagolyse, paradoxe Tachykardie, ventrikuläre Extrasystolen, AV-Block, Störung der Herz- und Gefäßfunktion, ZNS-Störungen (Cinchonismus), Magen-Darm-Kanal-Störungen, (selten) Thrombozytopenie
Procainamid	++	++	entsprechend Chinidin; (selten) Lupus erythematodes, Agranulozytose
Ajmalin (i.v.)	+	++	ähnlich Chinidin
Verapamil	++	+	AV-Block, Beeinträchtigung von Herz- und Gefäßfunktion
Lidocain (i.v., i.m.)		+++	Asystolie, ZNS-Störungen
Phenytoin		+++	Asystolie, ZNS-Störungen, relativ häufig Arzneimittelinterferenzen

Tabelle 6. Beeinflussung der Wirkungen antifibrillatorischer Substanzen durch zusätzliche Faktoren

Substanzen	Wirkungsverstärkung	Wirkungsabschwächung
Chinidin	Hyperkaliämie Leberinsuffizienz Niereninsuffizienz	Hypokaliämie Alkalose
Procainamid	Niereninsuffizienz	
Lidocain	Herzinsuffizienz Leberinsuffizienz Propranolol Noradrenalin	Isoproterenol
Phenytoin	Leberinsuffizienz Kumarinderivate PAS, INH Phenylbutazon Chloramphenicol	Phenobarbital

nahezu reine betamimetische Wirkung eine Abnahme des peripheren Gefäßwiderstandes und der dadurch bestimmten Blutdruckparameter; die direkt stimulierenden Wirkungen am Herzen sind stark ausgeprägt. Dopamin nimmt eine Sonderstellung ein, weil es neben der über Betarezeptoren vermittelten Herzwirkung - wohl über spezifische Rezeptoren in bestimmten Regionen des Gefäßsystems - zu einer Umverteilung der Durchblutung führt, im Sinne einer Förderung der renalen und mesenterialen Durchblutung auf Kosten der Haut- und Muskeldurchblutung.

Anwendung und Risiken

Aus diesen Primärwirkungen lassen sich die bevorzugten therapeutischen Anwendungen und auch die möglichen Risiken dieser Substanzen ableiten (Tabelle 8). Es dominiert bei den Mitteln mit betamimetischer Wirkungskomponente die Anwendung zur Stimulation der Herzfunktion. Bei Adrenalin ermöglicht die vasokonstriktorische Wirkung in Kombination mit dem broncholytischen Effekt einen sinnvollen Einsatz beim anaphylaktischen Schock. Noradrenalin u. ä. werden nur wegen ihrer pressorischen Effekte zur Blutdrucksteigerung eingesetzt. Bei Norfenefrin ist zu beachten, daß auch mit dieser Substanz nur bei parenteraler Applikation brauchbare Wirkspiegel erreicht werden. Dopamin wird wegen seines günstigen vasodilatatorischen Wirkungsprofils bevorzugt bei entsprechenden Störungen der Organdurchblutung im Schock angewandt, zweckmäßigerweise in Form einer i.v. Infusion. Das Hauptrisiko ist bei betamimetischen Substanzen in der Förderung ektopischer Reizbildungen zu sehen sowie in Stoffwechseleffekten (erhöhte Glykogenolyse und Lipolyse), welche bei diabetischer Stoffwechsellage zur Verschlechterung führen. Bei Substanzen mit alphamimetischer Wirkung stehen - neben pressorischen Effekten - Störungen der Gewebedurchblutung (Niere!) im Vordergrund.

Zusätzliche wirkungsbestimmende Faktoren (Tabelle 9)

Praktisch am bedeutsamsten ist die erhöhte Wirksamkeit von Sympathikomimetika infolge Beeinträchtigung ihrer biologischen Inaktivierung

Tabelle 7. Pharmakodynamische Eigenschaften einiger Sympathikomimetika

Substanzen	Herz			Peripherer Gefäßwiderstand	Blutdruck		
	Frequenz	Kontraktionskraft	Erregungsparameter		systolisch	diastolisch	Mitteldruck
Noradrenalin (Arterenol[R]) Norfenefrin (Novadral[R])	-	+	+	+	+	+	+
Adrenalin (Suprarenin[R])	++	++	++	0,+	+	-	0
Etilefrin (Effortil[R])	++	++	+	0,-	+	-	0,-
Isoprenalin (Aludrin[R])	++	++	++	-	+	-	-
Orciprenalin (Alupent[R])	++	++	++	-	+	-	-
Dopamin	+	+	+	0,-	+	0	+

Tabelle 8. Praktisch bedeutsame Charakteristika einiger Sympathikomimetika

Substanzen	Bevorzugte Anwendung			Besonderheiten der Wirkungen und Risiken
	Kardiale Stimulation	Vaso-konstriktion	Vaso-dilatation	
Adrenalin	++	+		Gefahr von Rhythmusstörungen, Stoffwechseleffekte, Abnahme der Nierendurchblutung
Noradrenalin Norfenefrin	+	++		Beeinträchtigung der Nierenfunktion und der peripheren Durchblutung
Etilefrin Isoprenalin Orciprenalin	++		+	Gefahr von Rhythmusstörungen, Stoffwechseleffekte
Dopamin	+		++	Vasodilatation im Nieren- und Mesenterialbereich

Tabelle 9. Beeinflussung der Wirkungen von Sympathikomimetika durch zusätzliche Faktoren

Wirkungsverstärkung	Wirkungsabschwächung
Halogenhaltige Kohlenwasserstoffe, speziell Anästhetika (→ ektopische Reizbildung)	Azidose Sympathikolytika
MAO-Inhibitoren	Phenothiazinderivate
Guanethidin	Haloperidol (Dopamin)
Trizyklische Antidepressiva	

durch verschiedene Pharmaka sowie die Sensibilisierung des myokardialen Reizleitungssystems gegen Sympathikomimetika durch halogenhaltige Kohlenwasserstoffe. Die Wirkungsabschwächung bei Azidose kann zu präkapillärer Dilatation bei persistierender postkapillärer Vasokonstriktion (Vasomotion) mit erhöhtem Flüssigkeitsverlust aus den Kapillaren führen.

Tabelle 10. Eigenschaften von Alpharezeptorenblockern

Substanzen	Alphablockade	Besonderheiten
Phenoxybenzamin	stark, sehr lang	betamimetische Wirkungskomponente (Arrhythmien!), Darmspasmen; Magenulzera
Phenotolamin (Regitin[R])	schwach, kurz	Risiko von Magenulzera
Hydrierte Secalealkaloide (z. B. Hydergin[R])	sehr schwach, lang	zusätzlich zentrale Reduktion des Sympathikustonus, eventuell venenkonstriktorisch, geringe Uterusaktivität

Alpharezeptorenblocker (Tabelle 10)

Sie werden zur Hemmung der vasokonstriktorischen Wirkung von Noradrenalin u. ä. Sympathikomimetika mit dem Ziel eingesetzt, den Blutdruck zu senken oder die periphere Durchblutung zu verbessern. Soll ein Blutdruckabfall mit reflektorischem Frequenzanstieg vermieden werden, muß gleichzeitig eine entsprechende Volumensubstitution vorgenommen werden.

Die zur Verfügung stehenden Mittel unterscheiden sich im wesentlichen durch ihre Wirkungsdauer und -intensität sowie durch zusätzliche betamimetische, zentralnervöse bzw. direkt stimulatorische Wirkungen auf Magensekretion und glatte Muskeln (siehe 2, 3, 8).

Betarezeptorenblocker (Tabelle 11)

Diese Substanzklasse umfaßt inzwischen eine Fülle verschiedener Prä-

Tabelle 11. Wirkungen verschiedener Betarezeptorenblocker am Herzen

Substanzen	kardio-selektiv	betamimetische Wirkkomponente	unspezifische Begleit-wirkungen	Geschwindigkeit der diastolischen Depolarisation	Leitungs-geschwindigkeit	Kontraktions-kraft
Propranolol (Dociton[R])	–	–	+	↓	↓↓	↓
Prindolol (Visken[R])	(+)	+	–	↓	↓	(↓)
Alprenolol (Aptin[R])	–	+	–	↓	↓	(↓)
Practolol (Dalzic[R])	+	+	–	↓	↓	0

Tabelle 12. Wirkungscharakteristika von Betarezeptorenblockern

Erwünschte Effekte	Besonderheiten
Hemmung der Erregungsbildung und -leitung bei tachyarrhythmischen Störungen	negativ inotroper Effekt (Herzinsuffizienz!), AV-Überleitungsstörungen, Bradykardie, Bronchokonstriktion (Asthmatiker!), periphere Durchblutungsstörung, Verschlechterung diabetischer Stoffwechsellagen, Uteruskontraktionen bei Gravidität

parate, welche sich in ihrem Wirkungsspektrum und in ihrer Kardioselektivität unterscheiden (siehe 2, 3, 8). In Tabelle 11 sind nur die gebräuchlichsten Vertreter charakterisiert (Practolol inzwischen wegen Nebenwirkungen außer Handel).

Im Hinblick auf die angestrebte Wirksamkeit bei kardialen Störungen der Erregungsbildung und -ausbreitung wäre eine spezifische Herzwirkung wünschenswert, die aber nur mitunter gegeben ist. Meist werden extrakardiale Betarezeptoren in wechselndem Ausmaß mitblockiert, mit dem Risiko bronchokonstriktorischer Effekte, einer verminderten peripheren Durchblutung, einer gestörten Stoffwechselregulation, dem Auftreten von Diarrhöen, Uteruskontraktionen u. ä.. Bei entsprechenden Vorschädigungen (z. B. Asthmatiker, Diabetiker) sind Komplikationen zu erwarten.

Die durch Ausschaltung sympathikomimetischer Einflüsse resultierende Hemmung der Erregungsbildung und -leitung wird zum Teil noch durch unspezifische, chinidinartige bzw. lokalanästhetische Begleitwirkungen verstärkt, die aber auch zu einer zusätzlichen Beeinträchtigung der Kontraktionskraft führen. Mitunter wird diese Störung durch direkte betamimetische Effekte zumindest teilweise kompensiert.

Sonstige gefäßwirksame Pharmaka (Tabelle 13)

Bei Notwendigkeit einer akuten Blutdrucksenkung (z. B. Blutdruckkrise) oder einer raschen, steuerbaren Verminderung des peripheren Widerstandes (z. B. im Schock) lassen sich Substanzen mit einer starken direkten vasodilatatorischen Wirkung einsetzen, wie Diazoxid und Natriumnitroprussid (siehe 2, 3, 8).

Tabelle 13. Wirkungscharakteristika einiger Vasodilatatoren

Substanzen	Erwünschter Effekt	Besonderheiten
Diazoxid (Hypertonalum[R])	Vasodilatation	Hyperglykämie Hyperurikämie Na-, H_2O-Retention
Natriumnitroprussid	Vasodilatation	toxische Psychose (Thiocyanat)

Bei Diazoxid resultiert nach einer Bolusinjektion rasch (2 - 5 min) eine lang andauernde Vasodilatation (12 - 24 h), bei Natriumnitroprussid ist eine Dauerinfusion erforderlich, da die Wirkung sehr schnell abklingt, wodurch andererseits eine gute Steuerbarkeit gegeben ist. Die Salz- und Wasserretention durch Diaxozid ist stark ausgeprägt, kann aber durch Kombination mit Diuretika kompensiert werden. Die übrigen Störungen sind erst bei länger dauernder Anwendung (z. B. Psychosen nach 2 - 3 Tagen Dauertherapie) zu erwarten.

Literatur

1. CRANEFIELD, P. F.: The Conduction of the Cardiac Impulse. New York: Futura Publ. Comp. 1975.

2. DONOSO, E.: Current Cardiovascular Topics, vol. I, Drugs in Cardiology. Stuttgart: Thieme-Verlag 1975.

3. GROBECKER, H., HELLENBRECHT, O., PALM, D., QUIRING, K.: Adrenalin und Noradrenalin, sympathomimetische und sympatholytische Pharmaka. In: Allgemeine und spezielle Pharmakologie und Toxikologie (eds. W. FORTH, D. HENSCHLER, W. RUMMEL), p. 106. Zürich: Bibliographisches Institut 1975.

4. HOCHREIN, H., LEHMANN, H. U., HELWIG, H. P.: EKG-Veränderungen bei Koronarinsuffizienz und unter dem Einfluß von Digitalis. Klinikarzt 4, 403 (1975).

5. KLAUS, W.: Herzrhythmusstörungen. In: Pharmakotherapie, Klinische Pharmakologie (eds. G. FÜLGRAFF, D. PALM), p. 57. Stuttgart: Fischer-Verlag 1975.

6. KLAUS, W., KREBS, R.: Über die Abhängigkeit der Strophanthinwirkung auf den myokardialen Sauerstoffverbrauch vom Funktionszustand des Herzens. Arch. exp. Path. Pharmakol. 264, 337 (1969).

7. KRAUPP, O.: Pharmakodynamische Beeinflussung der Rhythmik, Dynamik und Durchblutung des Herzens. In: Allgemeine und spezielle Pharmakologie und Toxikologie (eds. W. FORTH, D. HENSCHLER, W. RUMMEL), p. 167. Zürich: Bibliographisches Institut 1975.

8. MELMON, K. L.: Cardiovascular Drug Therapy. Philadelphia: F. A. Davis Company 1974.

9. STORZ, H.: Zur Erhaltungsdosis von ß-Methyldigoxin. Herz-Kreislauf 4, 396 (1972).

Die Vorbehandlung von Risikopatienten mit kardiozirkulatorischen Störungen

Von K. Bonhoeffer und H. Kämmerer

Im Rahmen einer Diskussion über den Risikopatienten in der Anästhesie kann über kardiozirkulatorisch gefährdete Patienten nicht gesprochen werden, ohne die Probleme ihrer präoperativen Behandlung in Zusammenhang mit der Beurteilung der sogenannten Narkosefähigkeit zu sehen, denn die Größe des anästhesiologischen Risikos hängt weitgehend von der Qualität des präoperativen Managements ab.

Genauso unvermeidlich erscheint es mir, den besonders engen Zusammenhang zwischen prä- und intraoperativen anästhesiologischen Maßnahmen gerade bei diesen Patienten zu betonen, deren vielgestaltige Befunde prä-, intra- und postoperativ ja sehr different behandelt werden müssen. Den Gedanken aber, diese Patienten eben wegen dieser Vielgestaltigkeit in Risikogruppen einteilen zu wollen, um eine bessere Übersicht bekommen zu können, halte ich vom klinisch-praktischen Standpunkt aus für schlecht, da eine solche Gruppierung den Blick für das Wesentliche verstellt. Denn jede Klassifizierung bedeutet notwendigerweise eine Vernachlässigung von Details und gerade auf diese kommt es hier an. Die kardialen und zirkulatorischen Risikofaktoren sind einzeln und miteinander kombiniert in ihrem Ausmaß und in ihrer Auswirkung individuell so unterschiedlich bedeutungsvoll für den Patienten, daß eine adäquate präoperative Behandlung und eine qualifizierte Beurteilung des anästhesiologischen Risikos überhaupt nur aus der individuellen Differenzierung möglich ist.

Aus diesem Grund kann gar nicht genug betont werden, daß der Anästhesist präoperativ über wirklich detaillierte Kenntnisse der kardiozirkulatorischen Situation des Patienten verfügen muß, wenn er seine Aufgabe gut erfüllen soll. Ein summarisches internistisches Urteil über die infolge eines kardiovaskulären Leidens mehr oder weniger eingeschränkte sogenannte "Narkosefähigkeit" darf ihm niemals genügen. Er muß selbst fähig sein, sich ein Urteil zu bilden, denn er allein wird intraoperativ mit den Konsequenzen der präoperativen Situation konfrontiert und er allein muß sie meistern.

In der Regel wird er dabei zu berücksichtigen haben, daß seine Anästhesie, auch wenn sie optimal geführt wird, zusätzliche Gefahren für den Patienten mit sich bringt. Es sollte aber nicht ganz vergessen werden, daß gerade bei kardial besonders schwer geschädigten Patienten sowohl pharmakologische als auch mechanische anästhesiologische Maßnahmen - ich denke an Bewußtseins- und Schmerzausschaltung oder auch an die Beatmung - eine echte Verbesserung der Ausgangssituation mit sich bringen können.

Aus diesen und manchen anderen Gründen ist es der Wunsch der Anästhesisten, bei Risikopatienten möglichst früh in den Prozeß der präoperativen Diagnostik und Therapie einbezogen zu werden, denn nur so läßt sich eine gute Vorbehandlung gewährleisten.

Im folgenden sollen die wichtigsten kardiozirkulatorischen Störungen separat besprochen werden. Es sind dies die koronare Herzkrankheit, die Myokardinsuffizienz, die Rhythmusstörungen, die Hypertonie und die Hypovolämie.

Die koronare Herzkrankheit

Von allen kardialen Risikofaktoren ist die koronare Herzkrankheit in ihrer Gefährlichkeit für einen Patienten, der vor einer Operation steht, am schwierigsten abzuschätzen. Das ist leicht verständlich, wenn wir uns vergegenwärtigen, daß wir unter dem Begriff "koronare Herzkrankheit" die sehr unterschiedlichen Syndrome Koronarinsuffizienz, ischämische Myokardinsuffizienz, Herzinfarkt und Myokardaneurysma zusammenfassen. Schon eine saubere Diagnose dieser Syndrome ist mit Hilfe der einfachen zur Verfügung stehenden Hilfsmittel wie Anamnese und EKG oft nicht sicher zu stellen. Eine Kausaltherapie des Leidens kommt präoperativ nicht in Frage. Die symptomatische Therapie ist schwierig und beschränkt sich je nach Art und Ausmaß des Syndroms auf Digitalisierung, auf Gabe von Nitraten, auf eine Betarezeptorenblockade oder eine Kombination dieser Maßnahmen.

Man muß sich also bewußt sein, daß man bei dieser Art Leiden im allgemeinen weder prä- noch intra- oder postoperativ in der Lage ist, die Situation wesentlich zu verbessern, sondern lediglich eine Verschlechterung verhindern kann. Deswegen sollte man bei schwerer koronarer Herzkrankheit mit der Operationsindikation besonders zurückhaltend sein und den frischen Herzinfarkt z. B. in der Regel als eine der wenigen echten Kontraindikationen für einen Eingriff ansehen.

Die Myokardinsuffizienz

Jede Myokardinsuffizienz muß präoperativ behandelt werden, denn jede Operation und Anästhesie sind im Stadium der Dekompensation des Myokards unmittelbar lebensgefährdend.

Patienten, bei denen wir Zweifel haben, ob eine latente Myokardinsuffizienz vorliegt, oder die aufgrund ihres kardiovaskulären Status intra- bzw. postoperativ eine Myokardinsuffizienz erwarten lassen, digitalisieren wir wie manifest insuffiziente Patienten ohne nachteilige Folgen.

In allen Fällen brauchen wir einige Ausgangs- und Kontrollbefunde, die in Tabelle 1 zusammengestellt sind. Selbstverständlich sind erforderlich neben einem Allgemeinstatus eine spezielle kardiologische Anamnese mit dem dazugehörigen Befund, ein Thoraxbild wenigstens im anterior-posterioren Strahlengang, ein EKG mit allen erforderlichen Ableitungen, Elektrolytwerte in Serum und Harn, ein Hämoglobinwert, gemischtvenöse und arterielle Blutgase, harnpflichtige Substanzen und schließlich eine Leberfunktion.

Wenn wir eine Myokardinsuffizienz vor der Operation therapeutisch angehen wollen, so sind unsere Maßnahmen davon abhängig, ob wir die Operation ohne Zeitzwang planen können, ob wir gezwungen sind, innerhalb von Tagen zu operieren oder gar, ob es sich um eine akut notwendige Operation handelt.

Bei Operationen, die ohne Zeitzwang durchgeführt werden können (Tabelle 2), behandeln wir die Patienten mit einer Kombination aus Glykosiden, Diuretika und Aldosteronantagonisten. Als Glykosid verwenden wir Novodigal[R], möglichst in Tablettenform à 0,2 mg und geben es nach dem Schema 5, 4, 3, 2, 2, ... Tabletten pro Tag. Wenn man als Diuretikum Saltucin[R] nimmt, so kann man dieses mit dem Aldosteronantagonisten Aldactone[R] im Aldactone-Saltucin[R] (5 mg Saltucin[R] + 50 mg Aldactone[R]) kombinieren und hiervon nach dem Schema 4, 4, 2, 2, ... Tabletten pro Tag gut therapieren, bis der gewünschte Erfolg eingetre-

Tabelle 1. Myokardinsuffizienz

Ausgangs- und Kontrollbefunde	
Kardiologische Anamnese und Befund	
Thoraxaufnahme	
EKG	
Labor:	Elektrolyte im Serum und Harn Hb Blutgase: venös und arteriell Harnpflichtige Substanzen Leberfunktion

Tabelle 2. Myokardinsuffizienz

Therapeutische Maßnahmen vor Operationen ohne Zeitzwang			
Glykoside Novodigal[R]	Tabl.	0,2 mg	5 4 3 2 2 ...
Diuretika Saltucin[R]	Tabl.	5 mg	4 4 2 2 2 ...
Aldosteronantagonisten Aldactone[R]	Drag.	50 mg	

Tabelle 3. Myokardinsuffizienz

Therapeutische Maßnahmen bei Operationen innerhalb von Tagen			
Glykoside Novodigal[R]	Tabl.	0,2 mg	5 4 3 2 2 ...
Diuretika Lasix[R]	Ampulle	20 mg	täglich 1 - 5 (- 10) nach Wirkung
(+ Hydromedin[R]	Ampulle	50 mg	1 1 1 1 1 ...)

ten ist. Sollte dies innerhalb der erwarteten Zeit nicht der Fall sein, so ist es empfehlenswert, einen Internisten hinzuzuziehen, wenn dies nicht längst vorher bereits geschehen ist.

Ist der Zeitraum zwischen Therapiebeginn und der geplanten Operation kurz (Tabelle 3), so behandeln wir ohne Aldosteronantagonisten und geben lediglich Glykoside und ein Diuretikum. Wir bleiben bei der oralen Gabe von Novodigal[R] Tabletten nach dem eben genannten Schema. Als Diuretikum verwenden wir Lasix[R] in Ampullen zu 20 mg und geben hiervon 1 - 5 Ampullen, eventuell bis 10 Ampullen täglich, je nach Wirkung. Manchmal ist es gut, 1 Ampulle Hydromedin[R] à 50 mg täglich zusätzlich zu geben. Bei der Gabe von Lasix[R] muß auf die Elektrolytspiegel geachtet und eventuell Natrium zugeführt werden, da Lasix[R] nur in Gegenwart von Natrium wirkt.

Tabelle 4. Myokardinsuffizienz

Therapeutische Maßnahmen bei akuten Operationen	
Glykoside	
Novodigal[R]	Ampulle 0,4 mg initial 0,2 mg alle 30 min bis zum Auftreten von Rhythmusstörungen

Handelt es sich um perakute Operationen (Tabelle 4), so bleiben als einziges Therapeutikum die Glykoside. Wiederum verwenden wir Novodigal[R], diesmal aber zur intravenösen Injektion, geben initial 0,4 mg und lassen ca. alle 30 min 0,2 mg i.v. folgen, bis wir voll digitalisiert haben. Meist ist dies gleichbedeutend mit dem ersten Auftreten von leichten Rhythmusstörungen.

Rhythmusstörungen

Jede präoperativ bestehende Rhythmusstörung muß unbedingt elektrokardiographisch exakt abgeklärt werden. Behandelt wird sie nur, wenn sie sich als bedrohlich oder als potentiell bedrohlich erweist. Die beste und oft mögliche Therapie ist die Kausaltherapie. Erst wenn sich keine Ursache erkennen läßt, oder wenn diese nicht zu beseitigen ist, darf symptomatisch behandelt werden.

Ich möchte die Rhythmusstörungen einteilen in Tachykardien, Bradykardien, Überleitungsstörungen bei normaler Frequenz und in Extrasystolien.

Tachykardien

Jede Tachykardie - bei Erwachsenen über 120/min -, gleich welcher Form und gleich welcher Genese, sollte beseitigt werden.

Eine kausale Therapie ist möglich bei allen Tachykardien, die nicht auf einer Reizbildungsstörung beruhen. Hier handelt es sich um Sinustachykardien, die entweder Ausdruck eines erhöhten Herzminutenvolumens oder Anzeichen für eine unökonomische Arbeitsweise des Herzens sind. Beides sind keine optimalen Ausgangsbedingungen für eine Operation. Als Ursache für ein gesteigertes Herzminutenvolumen kommen Adrenalinausschüttung infolge von psychischen Erregungen, Schmerzen oder auch einmal eine Hypoxie in Frage. Stoffwechselstörungen können z. B. durch Fieber oder durch Schilddrüsenüberfunktion entstehen. Eine unökonomische Arbeitsweise findet sich bei intravasalem Volumenmangel oder beginnender Myokardinsuffizienz. Alles dies sind Ursachen, die sich in der Regel recht gut behandeln lassen.

Die symptomatische Therapie von Tachykardien kommt bei allen Reizbildungsstörungen in Frage (Tabelle 5). Hier sollten wir die Tachykardien aufgrund supraventrikulärer Reizbildung von denen unterscheiden, die aufgrund einer ventrikulären Reizbildung zustande kommen. Als Therapie kommen in Frage Isoptin[R] i.v. 5 mg-weise bis zum Wirkungseintritt und weiterhin oral 3 x 80 mg über Tage. Zusätzlich soll mit Novodigal[R] in üblicher Dosierung digitalisiert werden. Unter Umständen ist eine Kardioversion angezeigt.

Tabelle 5. Tachykardie

Symptomatische Therapie präoperativ notwendig bei	
Supraventrikuläre Reizbildung (Sinusrhythmus, Knotenrhythmus, schnelle Absoluta)	
Isoptin[R]:	i.v. bis zum Wirkungseintritt oral 3 x 80 mg täglich
Novodigal[R]:	Vollsättigung in üblicher Dosierung
Kardioversion:	bei Bedarf
Ventrikuläre Reizbildung	
Xylocain[R]:	i.v. bis zum Wirkungseintritt eventuell unter Schrittmacherschutz

Bei ventrikulären Tachykardien ist das Mittel der Wahl Xylocain[R]. Man dosiert es vorsichtig i.v. 20 mg-weise bis zum Wirkungseintritt. Es kann empfehlenswert sein, dies unter Schrittmacherschutz zu tun.

Wenn oben gesagt wurde, daß jede Tachykardie präoperativ behandelt werden sollte, so bedeutet dies nicht, daß sie bei vitaler Operationsindikation unbedingt eine Kontraindikation darstellt. Klar muß nur sein, daß das Operationsrisiko von Art und Dauer der Tachykardien abhängig ist. An sich gibt es keinen Grund, warum in verzweifelten Notfällen nicht selbst bei ventrikulärer Tachykardie unter Schrittmacherschutz operiert werden sollte.

Bradykardien

Das Kapitel der Bradykardien - bei Erwachsenen unter 40/min - läßt sich relativ rasch abhandeln. Handelt es sich um eine Sinusbradykardie, so wird man in der Regel keine Behandlung vornehmen, gegebenenfalls kann man Atropin[R] injizieren. Bei allen bradykarden Überleitungsstörungen, d. h. AV-Blockierungen I. - III. Grades oder Schenkelblöcken, operieren wir mit einem zumindest temporär liegenden Demandschrittmacher.

Überleitungsstörungen bei normaler Frequenz

Auch das Kapitel der Überleitungsstörungen bei normaler Frequenz läßt sich kurz darstellen. Bei normaler Frequenz bedürfen AV-Blockierungen I. und II. Grades keiner präoperativen Therapie. Bei AV-Blockierungen III. Grades und bifaszikulärem Block sollte man im Zweifelsfalle ebenfalls einen temporären Schrittmacher legen.

Extrasystolien

Finden sich präoperativ Extrasystolien, so ist der Therapieplan wieder etwas differenzierter (Tabelle 6). Bei supraventrikulärer Extrasystolie wird meistens keine Therapie erforderlich sein. Bei ventrikulärer Extrasystolie müssen wir unterscheiden zwischen vereinzelten Extrasystolen, etwa 5/min, deren Behandlung nicht obligat ist, und gehäuften oder vorzeitig auftretenden Extrasystolen, die mit Antiarrhythmika behandelt werden sollten. Hat man Zeit für die Behand-

Tabelle 6. Extrasystolien

Vor der Operation wünschenswerte therapeutische Maßnahmen	
Supraventrikulär	meist keine
Ventrikulär	
vereinzelt	nicht obligat
gehäuft oder vorzeitig	
OP ohne Zeitzwang	Chinidin, Ajmalin etc.
OP akut	Xylocain[R] i.v., Schrittmacher

lung, so empfiehlt sich eine individuelle Austestung z. B. mit Chinidin oder Ajmalin. Muß akut operiert werden, so ist Xylocain[R] wieder unter dem Schutz eines Schrittmachers zu empfehlen.

Hypertonie

Im Zusammenhang mit der Hypertonie soll lediglich zu der Frage Stellung genommen werden, unter welchen Umständen und womit man eine präoperativ diagnostizierte Hypertonie behandeln soll, oder ob man hypertone Patienten unbehandelt operieren bzw. die Behandlung präoperativ absetzen soll. Zur Beantwortung dieser Frage ist es zweckmäßig, die Hypertonie in wenigstens zwei Schweregrade einzuteilen.

Wir sprechen von einer Hypertonie bei Werten, die oberhalb eines Blutdrucks von 145/95 mm Hg liegen. Eine leichte Hypertonie liegt vor, wenn die Blutdruckwerte bei systolisch 150 - 160 mm Hg und diastolisch bei 95 - 100 mm Hg liegen, eine schwere Hypertonie, wenn der Blutdruck 200/120 mm Hg übersteigt.

Wenn die Hypertonie präoperativ gut eingestellt ist, belassen wir die antihypertensive Medikation, denn bei leichten Hypertonien stören die Antihypertensiva den intraoperativen Ablauf kaum und bei schweren schützen sie vor kurzfristigen exzessiven Anstiegen des Blutdrucks, die wir mehr fürchten als passagere Abfälle.

Extreme plötzliche Blutdruckanstiege führen zu akuten und eventuell kritischen Belastungen für das Myokard und sind außerdem für das Gehirn gefährlich, da die zerebrale Autoregulation Zeit braucht. Blutdruckabfälle hingegen werden dem Myokard kaum schaden, da der Wirkungsgrad der Sauerstoffversorgung mit abnehmendem Blutdruck nur besser werden kann. Sie werden das Gehirn erst dann beeinträchtigen, wenn ein arterieller Mitteldruck von 50 mm Hg, d. h. eine Blutdruckamplitude von etwa 70/40 mm Hg zu verzeichnen ist. Einen derartig massiven Blutdruckabfall kann man jedoch auch unter Antihypertensiva mit an Sicherheit grenzender Wahrscheinlichkeit vermeiden.

Bei Patienten, deren Hypertonie präoperativ nicht behandelt wurde, ist die Frage, ob therapiert werden soll oder nicht, abhängig von der bis zur Operation zur Verfügung stehenden Zeit.

Können wir ohne Zeitzwang planen, so behandeln wir jede Hypertonie je nach Schweregrad und individueller Ansprechbarkeit des Patienten, die sehr variieren kann, mit Antihypertensiva, Saluretika, Glykosiden oder den entsprechenden Kombinationen. Neuerdings bewährt sich bei leichten Formen der Hypertonie als einzige Medikation oft die Gabe von 3 x 5 mg Visken[R] pro Tag oral. Stehen wir jedoch unter Zeitzwang, d. h. müssen wir innerhalb von Tagen oder sogar noch schneller operieren, so daß die Zeit für eine optimale Einstellung der Hypertonie mit konventionellen Mitteln zu kurz ist, so verzichten wir auf die Behandlung einer leichten Hypertonie ganz. Da jede schwere Hypertonie präoperativ unter allen Umständen therapiert werden muß, sollte man den Blutdruck dieser Patienten unmittelbar vor und während der Anästhesie auf Werte senken, die möglichst nur knapp oberhalb der normotonen liegen. Hierfür eignet sich neuerdings Natriumnitroprussid ganz besonders wegen seiner exzellenten Steuerbarkeit. Man beginnt mit einer Dosis von 3 Gamma/min und steigert kurzfristig nach Bedarf. In hohem Grad empfehlenswert ist bei einer derartigen Therapie die blutige Druckmessung.

Zum Schluß bleibt das Kapitel der Hypovolämie abzuhandeln, das nur mit Bedenken überhaupt in diesen Beitrag aufgenommen wurde, denn es läßt sich in seiner Komplexität im Grunde hier nicht sinnvoll besprechen. Andererseits darf es der Vollständigkeit halber wohl auch nicht ganz fehlen. Gestatten Sie mir deshalb, daß ich von vornherein das gesamte Gebiet der präoperativen Schocktherapie ausklammere und mich auf einige wenige allgemeine Bemerkungen beschränke. Ein intravasaler Volumenmangel kann sehr verschiedene Ursachen haben (z. B. Kachexien, Ileus, Blutungen etc.) und dementsprechend in Art und Ausmaß von ganz unterschiedlichem Einfluß auf Anästhesie und Operation sein. Es wird selbstverständlich vor jeder Operation das Ziel sein, das Volumen in quantitativer, aber auch in qualitativer Hinsicht möglichst optimal aufzufüllen. Für Angaben über die einzelnen zur Verfügung stehenden Präparate ist hier nicht der Platz.

Wenn der Volumenverlust über längere Zeit zustande kam, so sollte man den Ersatz nicht übereilen, um dem Organismus die Zeit zu geben, das Gleichgewicht zwischen seinen verschiedenen Flüssigkeitsräumen möglichst schon präoperativ wiederherzustellen. Ist das Volumen jedoch akut verloren gegangen, so sollte es auch möglichst rasch ersetzt werden. Ganz generell sollte man die Anästhesie möglichst erst dann beginnen, wenn der Volumenverlust und seine Folgen wieder ausgeglichen sind. Selbstverständliche Ausnahme dieser Regel ist die große Blutung, die nicht zeitgerecht ersetzt werden kann und nur durch eine chirurgische Maßnahme zu beheben ist. Ist präoperativ wegen der Dringlichkeit der Operation ein ausreichender Volumenersatz nicht möglich, so muß man mit einem deutlich erhöhten anästhesiologischen Risiko rechnen. Jede präoperativ begonnene Substitutionstherapie läßt sich selbstverständlich intraoperativ gut fortführen, so daß bei berechtigter akuter Operationsindikation ein Volumenmangel nur selten als Kontraindikation anzusehen sein dürfte.

Zusammenfassung der Diskussion

FRAGE:
Läßt sich eine Abgrenzung zwischen Narkose- und Operationsrisiko vornehmen?

ANTWORT:
Grundsätzlich ist es für Arzt und Patienten entscheidend, das Gesamtrisiko eines geplanten Eingriffs abzuschätzen bzw. zu erfahren. Diese Aussage beinhaltet sowohl das Operations- als auch das Anästhesierisiko. Diese beiden Einzelrisiken können einen verschieden hohen prozentualen Anteil am Gesamtrisiko einnehmen. Das Operationsrisiko ist durch Art, Umfang und Lokalisation des Eingriffs gegeben, das Narkoserisiko wird maßgeblich bestimmt durch die Grund- und Begleiterkrankungen, darüber hinaus aber auch durch unvorhersehbare operationsbedingte Komplikationen.

Die Abschätzung des Narkoserisikos verlangt eine ausreichende Definition der Ausgangssituation des Patienten. Hierfür sind von Fall zu Fall und in Abhängigkeit von bereits nachgewiesenen oder vermuteten Risiken Voruntersuchungen unterschiedlicher Art und unterschiedlichen Umfangs notwendig. Schnellinformationen, aus der Anamnese oder einigen Laborbefunden gewonnen, reichen zumindest bei Wahleingriffen nicht aus. Die Voruntersuchung muß insbesondere die Analyse der korrigierbaren und der nicht korrigierbaren Risikofaktoren ermöglichen. Es muß ausreichend Zeit für mögliche therapeutische Korrekturen bleiben. Die endgültige Beurteilung des Anästhesierisikos kann alleine aus rechtlichen Gründen nur beim Anästhesisten liegen. An einigen Stellen liegen erste positive Erfahrungen mit anästhesiologischen Ambulanzen vor. Diese Einrichtungen sind geeignet, die Durchführung dieser Aufgaben bei Wahleingriffen zu erleichtern.

FRAGE:
Bei welchen Blutdruckwerten spricht man von einem Hypertonus und ab wann ist dieser vor Wahleingriffen unbedingt behandlungsbedürftig?

ANTWORT:
Ausschließlich systolische Hochdruckwerte sind nicht unbedingt behandlungsbedürftig. Blutdruckwerte über 160/100 mm Hg sollten präoperativ wirksam und sorgfältig eingestellt werden. Dafür ist jedoch eine Zeitspanne von mindestens zwei Wochen notwendig. Schwere Formen der Hypertonie sind unbedingt präoperativ einzustellen. Speziell besprochen wurden die hypertensive Enzephalopathie, zerebrovaskuläre Komplikationen ("Schlaganfall") und hypertensive Krisen.

1. Hypertensive Enzephalopathie

Plötzliche starke Steigerung des arteriellen Blutdruckes mit starken Kopfschmerzen, Krämpfen, Bewußtlosigkeit u. a.. Als Komplikation bei akuter Glomerulonephritis, Eklampsie und essentieller Hypertonie. Extreme Blutdrucksteigerung bei verminderter zerebraler Durchblutung.

Therapie: a) Diazoxid (Hypertonalum[R])
(300 mg i. v. in 10 s),
b) Furosemid (Lasix[R])
(40 mg i. v.).

2. Zerebrovaskuläre Komplikationen ("Schlaganfall") bei bestehendem Hypertonus

Als Folge einer zerebralen Thrombose oder Blutung fast immer mit einer Halbseitensymptomatik. Cave plötzliche Blutdrucksenkung.

Therapie: a) Diuretikum,
b) Dihydralazin (Nepresol[R]),
c) (Hydergin[R]).

3. Therapie der hypertensiven Krise

Medikament	Anfangsdosis	Wirkungseintritt
Nitroprussidnatrium	25 ug/min i. v.	Infusionsbeginn
Diazoxid (Hypertonalum[R])	150 - 300 mg i. v.	1 - 5 min
Clonidin (Catapresan[R])	0,15 mg	5 - 10 min
Dihydralazin (Nepresol[R])	6 - 12,5 mg i. v.	10 - 20 min

FRAGE:
Welchen Einfluß hat der Hochdruck auf die perioperative Mortalität?

ANTWORT:
Liegen stenosierende Prozesse im Bereich der Koronar- oder Zerebralarterien vor, benötigt der Hypertoniker einen bestimmten Druckgradienten, d. h. es liegt ein "Erfordernishochdruck" vor. Deshalb sollte ein über lange Zeit bestehender Hypertonus nicht abrupt gesenkt werden, sondern muß unter laufender ärztlicher Überwachung vorsichtig auf niedrigere Druckwerte eingestellt werden. Ein Blutdruckabfall durch Abnahme des peripheren Widerstandes ist primär ungefährlich, er wird erst dann problematisch, wenn ausgedehnte Gefäßstenosen vorliegen.

Die Hypertonie ist als eine Gefäßkrankheit mit Organbeteiligung zu definieren, die Beurteilung der Herz-, Hirn- und Nierenfunktion ist daher besonders wichtig. Dies kommt in der Einteilung der Hypertonie in drei Stadien durch die WHO (1962) zum Ausdruck; die Stadien sind folgendermaßen definiert:

Stadium I: Erhöhte Blutdruckwerte ohne Anzeichen organischer Veränderungen im Bereich des kardiovaskulären Systems.

Stadium II: Erhöhte Blutdruckwerte mit Zeichen der Linkshypertrophie des Herzens und Veränderungen an den Gefäßen des Augenhintergrundes, die durch eine vermehrte Schlängelung und Kreuzungszeichen charakterisiert sind.

Stadium III: Erhöhte Blutdruckwerte mit hypertoniebedingten Organschädigungen im Bereich des Herzens, des Gehirns, des Augenhintergrundes und der Nieren. Die maligne Hypertonie stellt eine besonders schwere Variante des Stadiums III dar.

Für die präoperative Hypertonieeinstellung reicht die Beurteilung der Blutdruckwerte, die WHO-Kriterien benötigt man in diesem Fall nicht.

Kommt ein Patient zur Operation, der antihypertensiv behandelt wird, soll diese Therapie wegen der Zunahme der Gefahr hypertensiver Krisen intraoperativ vor der Operation nicht unterbrochen werden. Die Gefahr nicht beherrschbarer Blutdruckabfälle ist nicht mehr in dem Maße wie früher gegeben, da ganglienblockierende Medikamente kaum mehr angewendet werden.

Kommt es intraoperativ zu einem massiven Druckanstieg, hat sich die Gabe von Nitroprussidnatrium in der von BERGMANN angegebenen Dosierung gut bewährt. Das gilt auch für Patienten, die aus operationsbedingtem Zeitmangel präoperativ nicht mehr ausreichend antihypertensiv eingestellt werden konnten. Selbstverständlich bedarf nicht jede intraoperativ kurzzeitig auftretende Blutdrucksteigerung sofort einer solch eingreifenden Therapie, jedoch sollte bedacht werden, daß eine Kombination von narkosebedingter Kardiodepression und hypertoniebedingter erhöhter Herzarbeit zu einem nicht mehr abschätzbaren Risiko werden kann.

FRAGE:
Inwieweit können und müssen präoperativ durch klinische Untersuchungen arteriosklerotische Veränderungen der Koronar- und der zuführenden Zerebralarterien abgeklärt werden?

ANTWORT:
Grundsätzlich soll bei jedem Patienten eine Auskultation der Halsschlagadern erfolgen. Bei Vorliegen eines Stenosegeräusches ist eine neurologische Untersuchung erforderlich, die eventuell durch eine Karotisangiographie ergänzt werden muß.

Die Abklärung einer Koronarsklerose beginnt mit den anamnestischen Angaben des Patienten und dem Anfertigen eines EKG, zur weiteren Abklärung ist ein Belastungs-EKG unbedingt erforderlich.

FRAGE:
Eignet sich die Anwendung höherer Konzentrationen von Halothan zur intraoperativen Blutdrucksenkung oder sollte anderen Verfahren der Vorzug gegeben werden?

ANTWORT:
Durch eine Erhöhung der Halothankonzentration ist eine kontrollierte Hypotension zu erreichen, die jedoch Folge einer negativen Inotropie ist. Bei Patienten mit eingeschränkter kardialer Leistungsfähigkeit darf Halothan daher keinesfalls zur Blutdrucksenkung angewandt werden.

Statt dessen bietet sich die Gabe von Nitroprussidnatrium an in einer Anfangsdosierung von 3 - 10 ug/min. Danach erfolgt die Dosierung nach Wirkung, wobei die hohe individuelle Streubreite zu berücksichtigen ist. Wegen möglicher toxischer Nebenwirkungen darf eine Grenzdosis von 50 mg nicht überschritten werden.

FRAGE:
Welche Maßnahmen sind bei massivem Blutdruckabfall während der Anästhesie bei Patienten mit antihypertensiver Therapie möglich?

ANTWORT:
In Abhängigkeit von der Genese des Druckabfalls empfehlen sich vasoaktive Medikamente oder Volumenersatz. Für lang anhaltende, medikamentös bedingte Abfälle hat sich als Mittel der Wahl Noradrenalin per infusionem bewährt. (Obwohl Ganglienblocker kaum noch in der Hypertoniebehandlung angewendet werden, sei dennoch darauf hingewiesen, daß die Wirkung von Ganglienblockern durch Noradrenalin verstärkt wird. In diesen Fällen ist Noradrenalin kontraindiziert.) Stets sollte neben der Gabe von Noradrenalin gleichzeitig eine vorsichtige Volumensubstitution erfolgen.

FRAGE:
Wie werden perioperative Morbidität und Mortalität durch zurückliegende Myokardinfarkte beeinflußt?

ANTWORT:
Nach längstens acht Wochen ist die narbige Ausheilung des Infarktgebietes abgeschlossen. Aus Sicherheitsgründen sollte eine Wahloperation keinesfalls innerhalb der ersten drei Monate nach einem Myokardinfarkt stattfinden. Unter sorgfältiger Abklärung der Risikofaktoren für einen Reinfarkt kann danach eine Operation erfolgen. Generell gilt: Je kürzer der Zeitraum zwischen abgelaufenem Infarkt und Operationstermin ist, um so differenzierter muß die präoperative Diagnostik die Risikofaktoren definieren. Das Risiko eines Reinfarktes entspricht erst drei Jahre nach einem abgelaufenen Myokardinfarkt demjenigen eines Patienten in gleicher Ausgangssituation, jedoch ohne Herzinfarkt in der Anamnese.

Allgemein gilt, daß sich Reinfarkte häufig durch eine Prodromalsymptomatik ankündigen, die anamnestisch erfragt werden kann: Die Angina pectoris-Anfälle nehmen in der Häufigkeit und Stärke bei bereits geringfügigen Belastungen deutlich zu. Bedrohlich wird die Angina pectoris, wenn sie bereits unter Ruhebedingungen auftritt. Besondere Beachtung verdient die Erfahrung, daß ein Herz nach einem Myokardinfarkt empfindlich auf Hypervolämie reagiert, d. h. diese Patienten müssen intra- und postoperativ besonders sorgfältig hinsichtlich ihrer Volumenbilanz überwacht werden.

FRAGE:
Wann sind Rhythmusstörungen behandlungsbedürftig?

ANTWORT:
Grundsätzlich muß bei jeder Rhythmusstörung zunächst eine Koronar- bzw. Myokarderkrankung ausgeschlossen bzw. abgeklärt werden. Supraventrikuläre Extrasystolen können harmlos sein. Sie sind aber dann von Bedeutung,
- wenn sie früh einfallen, d. h. in die sogenannte vulnerable Phase,
- wenn sie zahlreich sind und
- wenn früher bereits Vorhofflimmern bestanden hat.

Ventrikuläre Extrasystolen sind grundsätzlich dann behandlungsbedürftig, sobald mehr als 10 ES/1.000 Herzaktionen auftreten, sobald sie polytop sind oder paarweise erfolgen.

FRAGE:
Muß ein Vorhofflattern präoperativ beseitigt werden?

ANTWORT:
Bei Vorhofflattern besteht die Gefahr einer 1:1 Überleitung, d. h. die Gefahr einer sehr raschen Kammerfrequenz. Eine präoperative Behandlung ist deshalb unbedingt erforderlich. Dies kann durch "Andigitalisierung" und Kardioversion geschehen. Falls eine rasche Beseitigung notwendig wird, ist ein Versuch mit Verapamil (Isoptin^{R}) angezeigt.

Ein seit langem bestehendes, normofrequentes Vorhofflimmern geht nur selten in eine Tachyarrhythmia absoluta über und bedarf deshalb im allgemeinen keiner präoperativen Kardioversion.

HÜGEL weist aus der Sicht der Herzchirurgie darauf hin, daß vom Chinidin zur Behandlung des Vorhofflatterns abzuraten ist. Das Chinidin hat zwar einen erregungsmindernden Effekt, wirkt aber paradoxerweise auch verkürzend auf die AV-Überleitungszeit, so daß beim Vorhofflattern die Gefahr einer 1:1 Überleitung und damit des Kammerflatterns besteht. Chinidin sollte daher stets erst nach Beseitigung des Vorhofflatterns zur rhythmischen Stabilisierung und Rezidivprophylaxe des Flatterns gegeben werden.

FRAGE:
Sind myokardiale und koronare Risikofaktoren ohne die Anwendung invasiver Techniken immer erkennbar?

ANTWORT:
Eine koronare Erkrankung ist im präsymptomatischen Stadium nur schwer zu erfassen. Zunächst ist es notwendig, sie unter Einbeziehung klassischer Risikofaktoren abzuklären, also Diabetes mellitus, Hypertonus, Fettstoffwechsel, Rauchen. Das Ruhe-EKG fällt in 50 % der koronargeschädigten Patienten pathologisch aus, das Belastungs-EKG in 70 % der Fälle. Bei Patienten, die mit dem Fahrradergometer nicht belastbar sind (z. B. wegen ihrer Grundkrankheit), wird von kardiologischer Seite vorgeschlagen, eine Belastung in Ruhe z. B. durch eine Orciprenalin (Alupent^{R})-Infusion durchzuführen.

Zusätzlich zu dieser klinischen Untersuchung und der Anamnese ist bei jedem Patienten über 40 Jahre die Anfertigung (und Beurteilung!) eines EKG indiziert, außerdem ist eine Röntgenaufnahme des Thorax a. p. durchzuführen und die Checkliste der Risikofaktoren durchzugehen.

Wenn Zeichen einer muskulären Herzinsuffizienz wie eine Vergrößerung des Herzens, Ruhetachykardie, Belastungsdyspnoe, Stauungsbronchitis, erhöhter zentraler Venendruck, gestaute Halsvenen, Stauungsgastritis, Lebervergrößerung, Stauungsproteinurie, Aszites oder Ödeme vorliegen, handelt es sich um einen Patienten mit einem hohen Risiko.

Die Auswahl der Anästhesiemittel und -methoden bei kardiozirkulatorischen Risikofaktoren

Von H. Bergmann

Ergänzend und abrundend zu den Grundlagenreferaten und den Einzeldarstellungen kardiozirkulatorischer Risikofaktoren sollen nun die Probleme der Narkosemittel und Narkosemethoden für solche Risikopatienten aus praktisch-klinisch anästhesiologischer Sicht in Form eines Querschnittes besprochen werden.

Im einzelnen wird dabei so vorzugehen sein, daß

1. die hämodynamischen Einflußgrößen der kardiozirkulatorischen Risikofaktoren Herzinsuffizienz, Koronarinsuffizienz, Hochdruck, Rhythmusstörung, Schock und Anaemia gravis zusammengefaßt werden, um dem Anästhesisten das Grundlagenverständnis für seine klinisch zu treffenden Maßnahmen zu geben;
2. eine allgemeine Risikobeurteilung nach quantitativer Bedeutung der kardiozirkulatorischen Risikofälle, Art und Ausdehnung des operativen Eingriffes und Bedeutung zusätzlicher Risikofaktoren zu diskutieren sein wird. Kriterien zur globalen Schnelldiagnostik, hämodynamische Einflüsse einer etwaigen Vorbehandlung und Prinzipien einer unmittelbar präoperativen Therapie werden hier mit einzuschließen sein;
3. in Form einer Übersicht eine für den kardiozirkulatorischen Risikofall in Betracht kommende Auswahl von Narkosemitteln zu treffen sein wird, die sich nach hämodynamischen Gesichtspunkten zu richten hat. Wechselwirkungen zwischen Vorbehandlung und Anästhesie werden dabei ebenso wie hämodynamische Einflüsse der Beatmung mit Berücksichtigung finden;
4. als Synthese aus pathophysiologischen und pharmakologischen Erkenntnissen schließlich in Gestalt einer Empfehlung eine Auswahl von Narkosemethoden für kardiozirkulatorische Risikofälle die Betrachtungen abschließen wird.

I. Einflußgrößen kardiozirkulatorischer Risikofaktoren

1. Myokardinsuffizienz

Gehen wir nun zunächst auf die hämodynamischen Einflußgrößen bei der Myokardinsuffizienz ein, so soll die Aufgabe des Herzens in der Förderung eines bestimmten Volumens bei einem bestimmten Druck und unter bestimmter Pulsfrequenz zur adäquaten Blut- bzw. O_2-Versorgung der Kreislaufperipherie gesehen und der Begriff "Myokardinsuffizienz" als Unfähigkeit, trotz ausreichenden venösen Angebotes den Organismus genügend mit Blut zu versorgen, definiert werden (23).

Pathophysiologisch werden beim Pumpversagen des Herzens Schlag- und Minutenvolumen vermindert oder auch normal sein, nehmen jedenfalls bei Belastung ab, das enddiastolische und endsystolische Volumen ist ebenso wie die Herzfrequenz erhöht, die O_2-Utilisation ist vergrößert ($p_{\bar{v}}O_2\downarrow$, $S_{\bar{v}}O_2\downarrow$, $a\bar{v}DO_2\uparrow$),
die venöse Sättigung dadurch vermindert, die Füllungsdrucke (LVEDP und ZVD) und der periphere Widerstand sind erhöht, die Kontraktilität des Myokards ist herabgesetzt (18, 30).

2. Koronarinsuffizienz

Bei der Koronarinsuffizienz, also bei einem Mißverhältnis zwischen koronarem Blut- bzw. O_2-Angebot und O_2-Bedarf des Herzens läßt sich feststellen, daß der O_2-Bedarf durch die systolische Wandspannung, Kontraktilität und Frequenz des Herzens und die Koronardurchblutung durch den koronaren Perfusionsdruck, den koronaren Widerstand und die Viskosität des Blutes bestimmt wird. Autoregulativ korrelieren mechanische Aktivität, O_2-Verbrauch und koronare Durchblutung, bei eingeschränkter Funktion hängt die Koronarperfusion vornehmlich vom diastolischen Aortendruck ab (10).

3. Hochdruck

Ein Hochdruck liegt nach Definition der WHO dann vor, wenn der systolische Druck 160, der diastolische 95 Torr übersteigt. Die quantitativ überwiegende Bedeutung der essentiellen Hypertonie (80 %) ist bekannt, die Stadien der Hypertonie (labile Hypertonie, stabile diastolische Hypertonie, nachweisbare Organschäden, Organversagen/Apoplexie, Infarkt, Stauungsinsuffizienz des Herzens, Azotämie) haben wegen der damit verbundenen Aussage über Organschäden für den Anästhesiologen besondere Bedeutung. Das HZV ist normal oder erhöht, Blutdruck und peripherer Widerstand sind stark erhöht, pressorische Substanzen steigern den Tonus der Widerstandsgefäße, das Blutvolumen selbst ist normal (4, 38).

4. Rhythmusstörungen

Zu den Rhythmusstörungen scheint aus anästhesiologischer Sicht nur erwähnenswert, daß die Kammerfrequenz den hämodynamischen Effekt bestimmt und sowohl Tachykardien von über 160 als auch Bradykardien von unter 40/min zu einem Abfall des HZV führen (23).

5. Schock

Das hämodynamische Erscheinungsbild des Schocks wird je nach Art und Ausmaß der Kreislaufstörung unterschiedlich sein. Beim hypovolämischen Schock wird naturgemäß das Blutvolumen, beim kardiogenen Schock das Herzzeitvolumen vermindert sein, der periphere Widerstand steigt im Sinne der sympathikoadrenergen Gegenregulation an. Hypoperfusion und Hypoxydose sind als funktionelle Folgen bekannt (4).

6. Anaemia gravis

Alle hämodynamischen Veränderungen bei der schweren Anämie haben den Zweck, den durch fehlende Sauerstoffträger verminderten O_2-Transport zu verbessern. Schlag- und Minutenvolumen sind daher ebenso wie die Herzfrequenz, die O_2-Utilisation und der ZVD erhöht, das zirkulierende Blutvolumen ist erniedrigt.

7. Übersicht der hämodynamischen Veränderungen

Eine Übersicht über den Trend der hämodynamischen Veränderungen bei kardiozirkulatorischen Störungen (Tabelle 1) läßt also erkennen, daß aus dem Blutdruck und der Herzfrequenz allein wenig klinische Schlüsse gezogen werden können, daß aber HZV bzw. der Herzindex zusammen mit den Füllungsdrucken, die Kontraktilität und die O_2-Ausschöpfung wohl imstande sein könnten, uns mehr Auskunft über die Pumpleistung des Herzens zu geben.

Die Myokardinsuffizienz wird dabei in den Mittelpunkt unserer Überlegungen zu stellen sein, ist sie doch die letzte Konsequenz bei den

Tabelle 1. Trend der hämodynamischen Veränderungen bei kardiovaskulären Störungen

	Schlag-volumen	Herzzeit-volumen	Kontraktilität	Herz-frequenz	Peripherer Widerstand	Blut-druck	Blut-volumen	O_2-Utilisation	Koronar-perfusion
Myokardinsuffizienz	↑↓	(↓)	↓	↑	↑	=	↑	↑	=
Koronarinsuffizienz (mit Herzinsuffizienz)	↓	(↓)	↓	↑	↑	=	↑	↑	↓
Rhythmusstörungen (mit Herzinsuffizienz)	↓	(↓)	↓	↑↓	↑	=	↑	↑	=
Hochdruck (mit Herzinsuffizienz)	↑	(↑)	(↓)	=	↑	↑	=	↑	=
Schock	↓	↓	(↓)	↑	↑	↓	↓	↑	=
Anaemia gravis	↑	↑	=	↑	=	=	↓	↑	=

verschiedensten kardiozirkulatorischen Risikofaktoren (Koronarinsuffizienz, Rhythmusstörung, Hochdruck, Schock). Sie wird praktisch-klinisch auch deshalb besonders bedeutsam, weil kardiozirkulatorische Reservemechanismen, wie O_2-Utilisation, Schlagvolumen und -frequenz sowie Koronarperfusion, mit Hilfe deren hämodynamische Effekte einer Narkose ausgeglichen werden können, deutlich bis weitgehend im Rahmen der Grundkrankheit vorweggenommen sind und als Kompensationsvorgänge für die Anästhesie selbst nicht mehr zur Verfügung stehen.

II. Risikobeurteilung bei kardiozirkulatorisch Vorgeschädigten

Damit kommen wir zur Risikobeurteilung bei kardiozirkulatorisch vorgeschädigten Patienten und müssen vorweg feststellen, daß sich bei eingeschränkter kardiozirkulatorischer Leistungsbreite alle pharmakologischen Einflüsse der Narkose, die künstliche Beatmung und jegliche chirurgischen Maßnahmen wie Auslösung inadäquater Reflexe oder Blutverluste ungünstiger als beim normalen Risiko auswirken werden. Eine entsprechende Vorbehandlung des Grundleidens ist daher unter allen Umständen anzustreben.

1. Quantitative Bedeutung der kardiozirkulatorischen Risikofaktoren

a) Alterschirurgie

Gehen wir zunächst auf die Quantifizierung der kardiozirkulatorischen Risikofaktoren ein, so wird die Alterschirurgie davon besonders betroffen sein. 45 % aller über 60jährigen weisen manifeste kardiozirkulatorische Schäden (Hochdruck, koronare Herzkrankheit, Cor pulmonale, rheumatische Kardiopathien, diabetische Gefäßleiden) auf (28). Die Zunahme der Zahl zu operierender Alterspatienten verstärkt noch die Bedeutung des Altersfaktors. Im eigenen Material der letzten 16 Jahre waren 9 % aller operativen Patienten 70 Jahre und älter (6).

b) Koronare Herzkrankheit
Das Ausmaß der koronaren Herzkrankheit ist erscheckend hoch. In der Bundesrepublik findet man derzeit etwa 600.000 Koronarpatienten, jährlich kommen etwa 140.000 Neuerkrankungen dazu (15, 34). Von der Infarktlokalisation wird mit die zu erwartende hämodynamische Störung abhängen: Bei Vorderwandinfarkten hat man eher mit Herzversagen, bei Lateral- oder Hinterwandinfarkten mit Reizbildungs- und Reizleitungsstörungen (Arrhythmien, AV-Block) zu rechnen (21).

c) Postoperative Infarktgefährdung
In welchem Ausmaß einmal abgelaufene Infarkte in Abhängigkeit vom seither verstrichenen Zeitraum zum Reinfarkt nach der Operation neigen und damit die operative Sterblichkeit zu belasten imstande sind, geht aus Tabelle 2 hervor. Danach beträgt die postoperative Infarktgefährdung innerhalb von 6 Monaten nach einem stattgehabten Infarkt immerhin 54,5 % und geht erst nach 3 Jahren auf eine Zahl von 1,0 % zurück, die in den Bereich des Kontrollwertes (0,95 %) zu liegen kommt. Die Letalität des postoperativen Reinfarktes wird dabei mit 70 % angegeben (48).

Tabelle 2. Postoperative Infarktgefährdung (Männer, 50 J. und älter) (Nach TOPKINS und ARTUSIO (48))

	% Häufigkeit	% Mortalität bei postoperativem Infarkt
ohne vorherigen Infarkt	0,95	26,5
mit vorherigem Infarkt		70,0 !!
vor 6 Monaten	54,5	
vor 6 - 12 Monaten	25,0	
vor 1 - 2 Jahren	22,4	
vor 2 - 3 Jahren	5,9	
vor 3 Jahren	1,0	

d) Hochdruckkrankheit
Und nun einige Worte zur Bedeutung der Hochdruckkrankheit. Nach US-Statistiken weisen 10 - 30 % aller Erwachsenen erhöhte Blutdruckwerte auf und leidet jeder 10. - 20. Narkosepatient an Hochdruck (42). Die Hypertonie an sich stellt dabei kein erhöhtes Operationsrisiko dar, gravierend sind die vaskulären Komplikationen. Ausschlaggebend für die Beurteilung des Einzelfalles wird daher das Stadium der Hochdruckkrankheit sein (20, 26).

2. Art und Ausdehnung des operativen Eingriffes

Bei der Risikobeurteilung wird weiterhin die Art und Ausdehnung des geplanten operativen Eingriffes mit ins Kalkül zu ziehen sein. Die Eröffnung von Körperhöhlen, die Auslösung inadäquater Reflexe, Blutverluste und dadurch bedingte Blutdruckabfälle werden sich auf den Risikopatienten ungünstig auswirken (39). So erhöht z. B. eine Koronarinsuffizienz das Operationsrisiko einer Cholezystektomie um das Dreifache. Vagale Reflexe führen dabei zur Bradyarrhythmie, Zug an der Gallenblase zum Abfall von Blutdruck, Pulsfrequenz und Koronardurchblutung (2).

3. Zusätzliche Faktoren

Als zusätzliche Risikofaktoren sind Begleitkrankheiten wie etwa Schockzustände und Bewußtseinstrübung beim Polytrauma, schwere Anämie und Hypovolämie bei der profusen gastrointestinalen Blutung, Störungen des Wasser- und Elektrolythaushaltes beim Ileus und eine pulmonale Vorschädigung bei Asthma und Emphysem zu nennen. Der Zeitmangel zum Ausgleich von bestehenden Schäden beim Notfall wird sich sicher ungünstig auswirken, konstitutionelle Faktoren (z. B. Fettsucht) können ebenfalls eine negative Rolle spielen.

4. Kriterien zur Globalbeurteilung (Tabelle 3)

Jeder Anästhesist, der einen kardiozirkulatorischen Risikopatienten zu narkotisieren hat, muß seine Auswahl von Mitteln und Methoden von gewissen Kriterien abhängig machen, die ihm Anhaltspunkte für die Art und das Ausmaß der vorliegenden kardiozirkulatorischen Störung zu geben imstande sind. Dazu gehören eine eingehende Information über Anamnese und klinische Symptomatik ebenso wie die Benützung möglichst vieler, im Notfall auch rasch zu erhaltender Meßwerte zur Schnelldiagnostik (30 - 60 min).

Tabelle 3. Kriterien zur Globalbeurteilung des kardiozirkulatorischen Risikopatienten

a) Anamnese

Atemnot, Leistungsminderung, Schlaflosigkeit, Nykturie, Schwindel, Schwitzen, Reizhusten, Herzklopfen, Herz- (Abdominal-) schmerz

b) Klinische Symptomatik

Halsvenenstauung, Dyspnoe, Zyanose, Rasselgeräusche, Lungenödem, Aszites, große Leber, periphere Ödeme, Kapillarfüllung

c) Meßwerte - Schnelldiagnostik (30 - 60 min)

Krankenbett (OP-Bereich)

Blutdruck (systolisch, diastolisch, Amplitude, blutig, Monitoring)
Puls (Frequenz, Rhythmik, Pulsmonitor)
EKG (Monitoring)
ZVD - Kavakatheter (Swan-Ganz PAP, PWP)
Harn (spezifisches Gewicht)

Labor

Hämoglobin, Hämatokrit, Blutgase (PaO_2, $PaCO_2$, pH, HCO_3^-, BE)
($P_{\bar{v}}O_2$, $SO_2\bar{v}$, $a\bar{v}DO_2$)

Kalium im Serum !!

Am Operationstisch sind Blutdruck, Pulsfrequenz und EKG zu messen bzw. fortlaufend zu registrieren, ein schnell zu legender Zentralvenenkatheter gibt Auskunft über den Füllungsdruck des rechten Herzens, nicht wesentlich aufwendiger sind Pulmonaliskatheter, deren Indikation im Risikofall zweifelsohne erweitert gehört. Man ist damit imstande, den Pulmonalarterien- und den pulmonalen Kapillardruck zu messen und damit Hinweise auch auf den Füllungsdruck und die Funktion des linken Herzens zu erhalten. Gemischtvenöse Blutproben können ebenfalls abgenommen werden. Bewußt muß man sich allerdings dabei sein, daß gerade bei der Herzinsuffizienz der Gradient zwischen dem über den Pulmonaliskatheter indirekt zu messenden linken Vorhofdruck und dem LVEDP mächtig erhöht ist und damit die Aussagekraft einer indirekten Messung an Bedeutung verlieren kann (25).

Vom Labor ist die Bestimmung von Hämoglobin, Hämatokrit, Blutgasen und vor allem auch von Kalium im Serum zu fordern. Die Bedeutung gerade des Kaliumions und seiner Abweichungen von der Norm für kardiozirkulatorische Funktionsstörungen geht aus Tabelle 4 hervor. Sie wird noch größer, wenn wir uns in folgendem die kardiozirkulatorischen Einflüsse einer medikamentösen Vorbehandlung vor Augen führen.

Tabelle 4. Kardiovaskuläre Einflüsse des extrazellulären Kaliums (Nach SCHWARZENBACH (36))

Hypokaliämie (≤ 3,8 mval/l)

Erregungsausbreitung ↓
Rhythmusstörungen (AV-Rhythmus, Kammerektopie)
Sensibilisierung gegenüber Glykosiden (Kammerektopie, Vorhof-Kammer-Überleitungsstörung)
Herzleistung ↓
Metabolische Alkalose
Positiv inotrope Digitaliswirkung ↓

Hyperkaliämie (≥ 5,6 mval/l)

Rhythmusstörungen (AV-Block, AV-Rhythmus)
Schutzwirkung gegen Kammerektopie
Herzleistung ↓↓
Metabolische Azidose

5. Medikamentöse Vorbehandlung

a) Digitalis, Diuretika

Bei Vorbehandlung mit Digitalis und Diuretika stellt z. B. die Hypokaliämie eine ernste Gefahr dar. Sie wird durch erhöhte Kaliumausscheidung bei Anwendung von Diuretika hervorgerufen und durch etwa vorliegende kardiale Ödeme, bei denen ebenfalls ein gesteigerter Na^+-K^+-Austausch im distalen Tubulus zustandekommt, noch verstärkt. Eine Sensibilisierung gegenüber toxischen Effekten von Glykosiden ist damit gegeben und kann nur durch zeitgerechte und ausreichende Kaliumgabe gebannt werden.

b) Antihypertensiva

Potentielle Gefahren bei einer Vorbehandlung mit Antihypertensiva, also bei einer vorliegenden Inaktivierung des adrenergen Systems, liegen in der bestehenden Vasodilatation, im Fehlen einer positiv inotropen Kompensation, im vagalen Übergewicht, in Synergismen mit Substanzen, die bei der Narkose Verwendung finden, und in einer veränderten Wirkung von exogenen Vasopressoren (Tabelle 5).

Diese Gefahren zu erkennen, stellt bereits den besten Schutz dar. Antihypertensiva bei guter Einstellung temporär abzusetzen, halten auch wir wegen der dadurch auftretenden Gefährdung von Herz, Hirn und Niere und wegen der oftmals auch längeren Abklingphase für nicht angezeigt.

Tabelle 5. Gefahren der Antihypertensiva für die Anästhesie

Vasodilatation	Problematik wie bei "kontrollierter" Blutdrucksenkung
Keine positiv inotrope Kompensation	Negative Inotropie während der Narkose
Synergismen	Thiobarbiturat, Halothan, d-Tubocurarin, Ganglienblocker
Veränderte (↑↓) Wirkung auf exogene Vasopressoren	Auswahl des Vasopressors (direkt oder indirekt wirksame sympathikomimetische Amine, KA)
Gefahren bei temporärem Absetzen der Antihypertensiva:	
Herzversagen, Apoplexie, Nierenschädigung (Druck ↑)	

In Tabelle 6 sind als Antihypertensiva das Diuretikum Chlorothiazid, das Rauwolfia-Alkaloid Reserpin, die Sympathikolytika Brethylium und Guanethidin, der Monoaminooxydasehemmer Iproniazid, das Alpha-Methyl-Dopa und das Hydralazin angeführt. Wirkungsmechanismen und spezifische Probleme werden angedeutet.

Tabelle 6. Wirkungsmechanismus und Anästhesieprobleme von Antihypertensiva

Substanz	Wirkungsmechanismus	Probleme
Chlorothiazid	Diuretikum, tubuläre Rückresorption (Na^+, Cl^-, K^+, HCO_3^-) vermindert, Na^+-Schwund der Gefäßwand	Hypovolämie, Hypokaliämie, Alkalose, kein Ansprechen auf Noradrenalin
Reserpin	Noradrenalinentspeicherung im Hypothalamus und in den postganglionären sympathischen Nervenendigungen	Bradykardie (vagal), Sedierung, Depression
Brethylium Guanethidin	Sympathikolytika, Noradrenalinfreisetzung an sympathischen Nervenenden blockiert	↓ Effekt von indirekten sympathikomimetischen Aminen (Ephedrintyp)
Iproniazid	MAO-Hemmer (Noradrenalinabbau) Interferenz mit Acetylcholin, Impulsübertragung erschwert	↑ Effekt von indirekten sympathikomimetischen Aminen
Methyl-Dopa	Falscher Überträger (Methylnoradrenalin), weniger wirksam	Bradykardie, direkt positiver Coombs
Hydralazin	Direkte Hemmung der glatten Gefäßmuskulatur	Tachykardie

c) Betarezeptorenblocker

Die zur Behandlung der koronaren Herzkrankheit verwendeten Betablocker schließlich zeigen negativ inotrope, chronotrope, bathmo- und dromodrope Effekte und dazu Gefäß- und Bronchokonstriktion.

Die hämodynamische Ausgangssituation für die Narkose ist also ein Summationseffekt aus Grundkrankheit und Vorbehandlung, der vor allem im Notfall nur wenig zu beeinflussen sein wird.

6. Kardiozirkulatorische Behandlungsprinzipien bei Narkoseentschluß

Kardiozirkulatorische Behandlungsversuche bei Narkoseentschluß werden also vom Ausmaß des kardiozirkulatorischen Risikos, von der zur Verfügung stehenden Zeit (Notfall!) und vom Ausmaß der bereits bestehenden Vorbehandlung abhängig sein. Die prinzipielle Vorgangsweise im Einzelfall wird bestimmt durch Funktionswerte wie Vorbelastung, Kontraktilität und Nachbelastung des Herzens.

a) Verminderte Vorbelastung
Eine verminderte Vorbelastung, einer Hypovolämie (Schock, Diuretika) entsprechend und durch Abnahme vor allem des linken Vorhofdruckes zu objektivieren, wird unter Kontrolle des ZVD bzw. des Lungenkapillardruckes mit Volumengabe behandelt.

b) Verminderte Kontraktilität
Eine verminderte Kontraktilität mit deutlichem Abfall des Herzindex wird die Gabe von rasch wirksamen Herzglykosiden und eventuell auch von Dopamin, 3 - 4 ug/kg/min kontinuierlich verabreicht, erforderlich machen. Die positiv inotrope Wirkung dieser Vorstufe von Noradrenalin steigert ökonomisch das Herzzeitvolumen vornehmlich über das Schlagvolumen und weniger über die Frequenz, eine erhöhte Durchblutung des Splanchnikusgebietes und im renalen Bereich wird zusätzliche Vorteile bringen. Furosemid schließlich wird imstande sein, den erhöhten Füllungsdruck im linken Herzen aktuell und rasch zu senken.

c) Erhöhte Nachbelastung
Findet sich bei einer unbehandelten Hypertonie mit Herzinsuffizienz eine erhöhte Nachbelastung, so wird durch Einsatz von Nitroprussidnatrium 10 - 20 ug/min eine deutliche Entlastung des überforderten Myokards zu erreichen sein. Unter Kontrolle von ZVD, arteriellem Mitteldruck und Lungenkapillardruck sollte es möglich sein, diese an sich diffizile Methode hämodynamisch mehr zu nützen als dies bisher der Fall war.

III. Auswahl der Narkosemittel für kardiozirkulatorische Risikofälle

1. Prämedikation

Gehen wir nun unter Berücksichtigung der hämodynamischen Einflußgrößen und der Risikofaktoren bei kardiozirkulatorischen Patienten auf eine Auswahl von Narkosemitteln für solche Fälle ein und beginnen bei der Prämedikation, so werden wir uns vorerst an deren klassischen Zweck erinnern müssen, der in Sedierung, Schutz vor unerwünschten Reflexen und additiven Effekten zur Anästhesie liegt. Jede Aufregung, die zu einer hämodynamisch ungünstigen Tachykardie führt, soll mit Hilfe der in der Prämedikation verwendeten Substanzen vermieden werden.

Hypnoanalgetika führen vornehmlich infolge Histaminliberation zur Vasodilatation, die bei bestehender Hypovolämie auch zum Druckabfall führen kann. Dem Pethidin wird zusätzlich ein kontraktilitätsmindernder Effekt zugeschrieben (45, 46); Morphin, Fentanyl und auch Piritramid haben bei Risikofällen in einer auf 1/2 bis 3/4 reduzierten Dosis einen berechtigten Platz.

Das DHB aus der Gruppe der Neuroleptika zeigt vornehmlich alphaadrenergisch blockierend einen ähnlich vasodilatierenden Effekt, die Dosis soll auch hier auf die Hälfte reduziert werden.

Die Herzfrequenzsteigerung durch Belladonna-Präparate kann schließlich hämodynamisch ungünstige Effekte zustandebringen. Scopolamin ist hier dem Atropin auch im Hinblick auf Sedierung vorzuziehen.

2. Narkoseeinleitung

Betrachten wir weiterhin die hämodynamischen Effekte der für die Narkoseeinleitung verwendeten Substanzen, so werden in Tabelle 7 unterschiedliche Spektren sichtbar (11, 35). Den mäßig bis deutlich ausgeprägten kardiodepressiven Effekten von Barbituraten und Propanidid steht zunächst das Ketamin gegenüber, welches sich jedoch seinen stimulierenden Effekt nur durch eine deutliche Erhöhung des myokardialen O_2-Verbrauches und der Koronardurchblutung erkaufen läßt. Vor allem bei der Koronarinsuffizienz ist diese Substanz daher nicht zu empfehlen.

Tabelle 7. Kreislaufwirkung intravenöser Narkotika

	Herzfrequenz	Kontraktilität	Schlagvolumen	Herzzeitvolumen	Arterieller Systemdruck	Gesamtwiderstand
Barbiturate	↑=	=(↓)	↓	↓ =	↓=	↑
Propanidid	↑	↓	↑↓	↑	↓	↓
Ketamin	↑	(↑)	↑	↑	↑	↓
Etomidate	↓=↑	= ↓	↑	↑	=↓	↓
NLA	↑	↓	=↓	↑	=(↓)	↓

Etomidate zeigt nur sehr diskrete kardiozirkulatorische Effekte und sollte als kurzwirkendes Hypnotikum vermehrtes Interesse für seine Verwendung gerade beim kardiozirkulatorischen Risikofall wachrufen. Die NLA schließlich, als kreislaufschonende Methode längst bekannt, kann hämodynamisch ähnlich günstig wie Etomidate eingestuft werden.

b) Hämodynamische Vergleichsuntersuchungen

Wir haben nun in Vergleichsuntersuchungen die hämodynamischen Effekte verschiedener Narkoseeinleitungsformen mittels der systolischen

Zeitintervalle getestet und darüber berichtet (8). Einige Ergebnisse sollen hier kurz zusammengefaßt werden.

Stellt man die Verlaufskurven des frequenzunabhängigen Quotienten aus der Anspannungszeit PEP und aus der Austreibungszeit LVET für die Einleitungsformen der NLA, Valium-NLA, Thiopental, Propanidid und Ketamin gegenüber (Abb. 1), so findet man einen in allen Einleitungsgruppen ähnlich ausgeprägten allmählichen mäßigen Anstieg, was sich als ebenso mäßige Verminderung der Myokardkontraktilität deuten läßt. Die Kurvenunruhe ist bei Propanidid und Ketamin am deutlichsten ausgeprägt, die NLA und die Valium-NLA verhalten sich diesbezüglich am stabilsten.

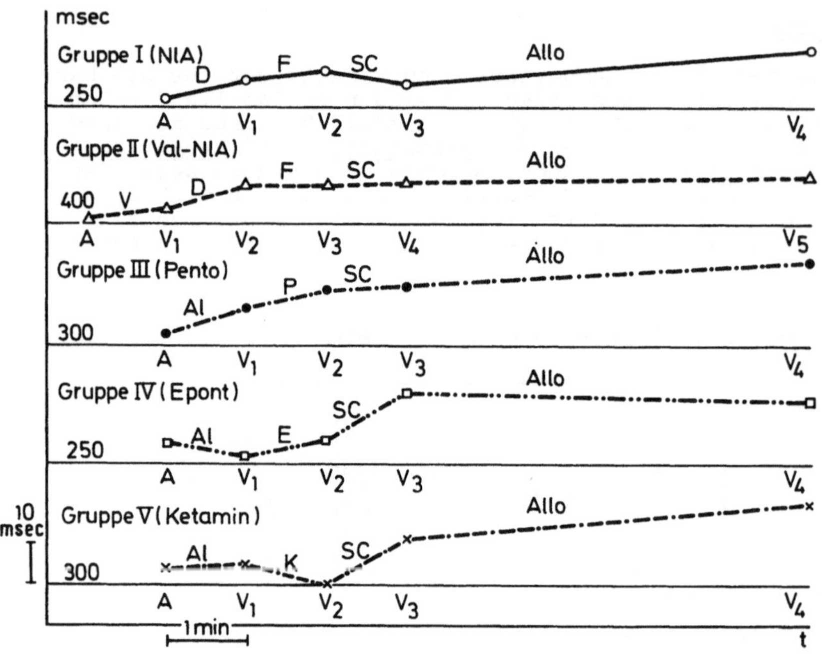

Abb. 1. Hämodynamische Vergleichsuntersuchungen zur Narkoseeinleitung: Verlaufskurven für PEP/LVET

Die gemeinsame Betrachtung der Verlaufskurven von Herzfrequenz und arteriellem Mitteldruck zeigt ferner (Abb. 2), daß gegensinnige Bewegungen mit kompensatorischem Frequenzanstieg nach stärkeren Druckabfällen vor allem nach Thiopental und Propanidid zustandekommen, daß der Stimulationseffekt des Ketamins sich sowohl auf den Blutdruck als auch auf die Herzfrequenz auswirkt und daß schließlich die Valium-NLA wieder die ausgeglichenste Methode zu sein scheint.

Auffälligkeiten bei der Beurteilung medikamentöser Teilwirkungen auf Blutdruck und Herzfrequenz (Abb. 3) zeigen sich schließlich im deutlichen Druckabfall nach Thiopental und Propanidid. Entsprechende Frequenzanstiege, bei Epontol[R] besonders ausgeprägt, sind als Kompensationsvorgänge zu werten. Druck- und Pulsanstieg nach Ketamin sind auch hier nachweisbar. Eindrucksvoll ist schließlich das Druckverhalten nach verschiedenen Dosen von Droperidol: Einer stärkeren Ab-

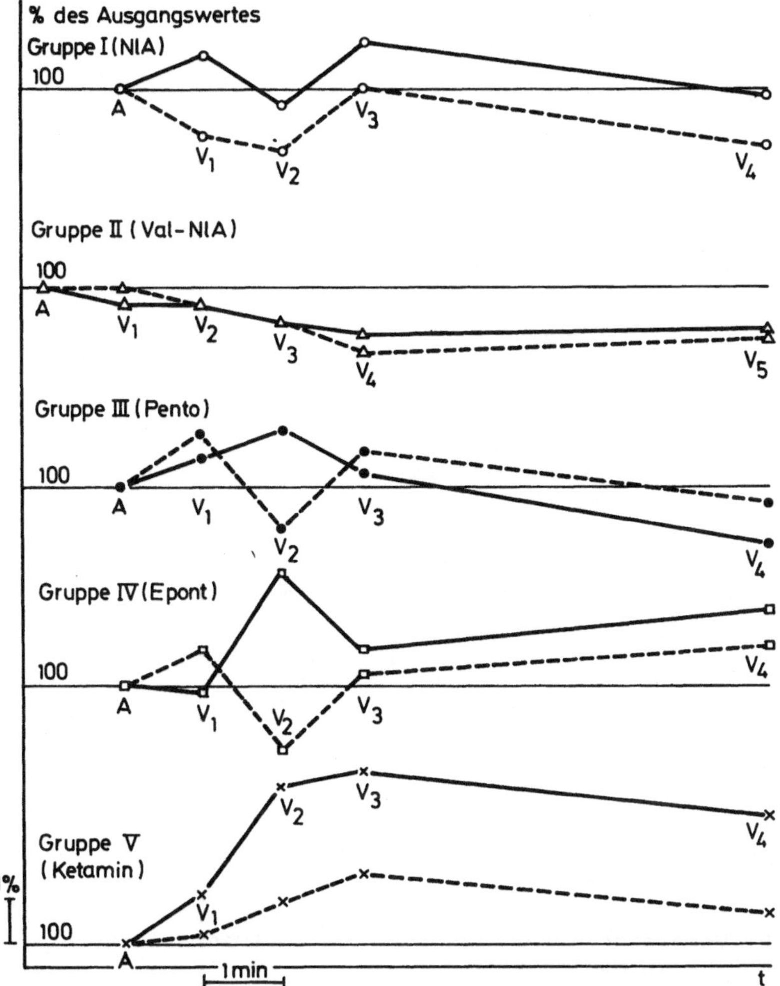

Abb. 2. Hämodynamische Vergleichsuntersuchungen zur Narkoseeinleitung: Gegenüberstellung der Verlaufskurven von Herzfrequenz und arteriellem Mitteldruck

senkung nach 10 mg Droperidol bei der NLA steht ein nur geringer Abfall nach 5 mg bei der Valium-NLA gegenüber. Dementsprechend verhält sich auch die zugehörige Herzfrequenz: kompensatorischer Anstieg nach höherer Dosierung (NLA), keine Frequenzänderung bei dem nur geringfügigen Druckabfall nach der halben Dosis bei der Valium-NLA.

Ein weiterer Vergleich zwischen Etomidate und Propanidid unter fortlaufender Registrierung des Blutdruckes (blutig) und EKG-Registrierung zeigt bei globaler Betrachtung aller so erhaltenen Blutdruckkurven (Abb. 4) nach rascher Injektion von Etomidate flachere Kurvenverläufe, also weniger Tendenz zum Blutdruckabfall als nach Propanidid. Dieser optische Eindruck ist auch zahlenmäßig zu erhärten: Einem 16,2%igen Abfall nach Etomidate steht ein signifikant höherer Abfall von 29,7 % nach Propanidid gegenüber. Der sympathisch stimulierte

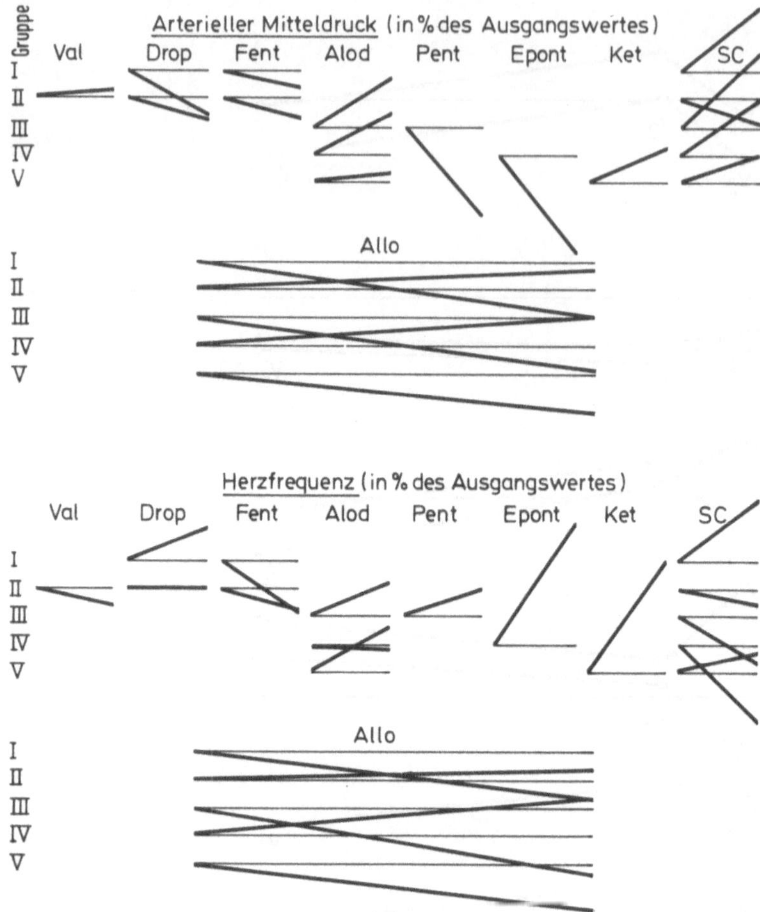

Abb. 3. Hämodynamische Vergleichsuntersuchungen zur Narkoseeinleitung: Teilwirkung der verabreichten Medikamente

Anstieg des Blutdruckes nach der Intubation weist bei beiden Substanzen keine signifikanten Differenzen auf.

Injiziert man schließlich die 1 1/2fache Dosis von Propanidid und Etomidate <u>langsam</u> (60 s) (Abb. 5), so zeigt Epontol[R] immer noch einen deutlichen Blutdruckabfall; bei Etomidate ist ein solcher jedoch nicht mehr nachweisbar.

Die Valium-NLA schließlich zeigt auch bei dieser Versuchsanordnung ein hämodynamisch sehr stabiles Bild: Es sind kaum Druckschwankungen nach der Diazepam-Droperidol-Fentanyl-Gabe und - besonders auffallend - auch keine Blutdruckanstiege nach Succinylcholin und Intubation nachweisbar.

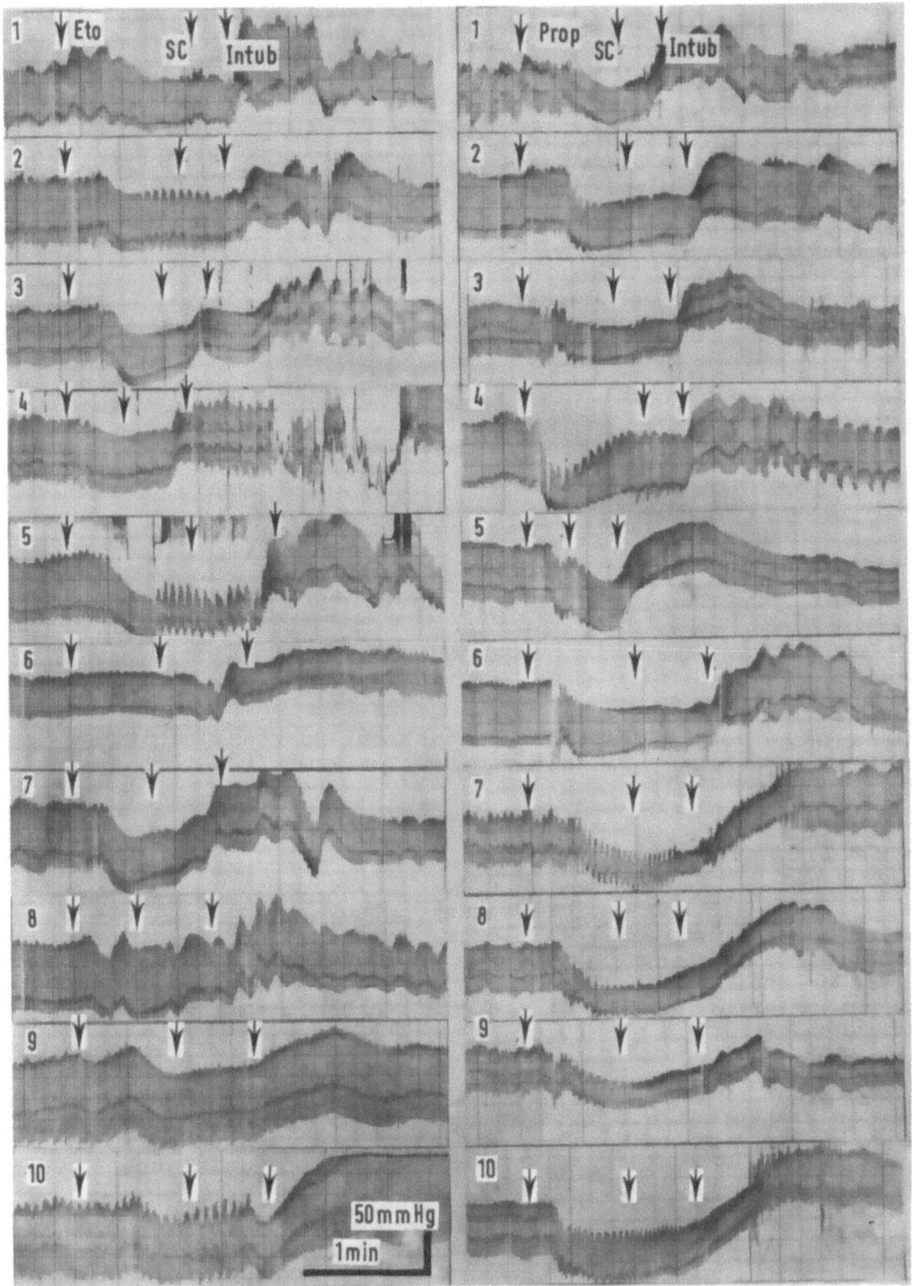

Abb. 4. Hämodynamische Vergleichsuntersuchungen zur Narkoseeinleitung: Blutdruckverlaufskurven von 20 Patienten (n_1 = 10: Etomidate 0,2 mg/kg, n_2 = 10: Propanidid 6 mg/kg)

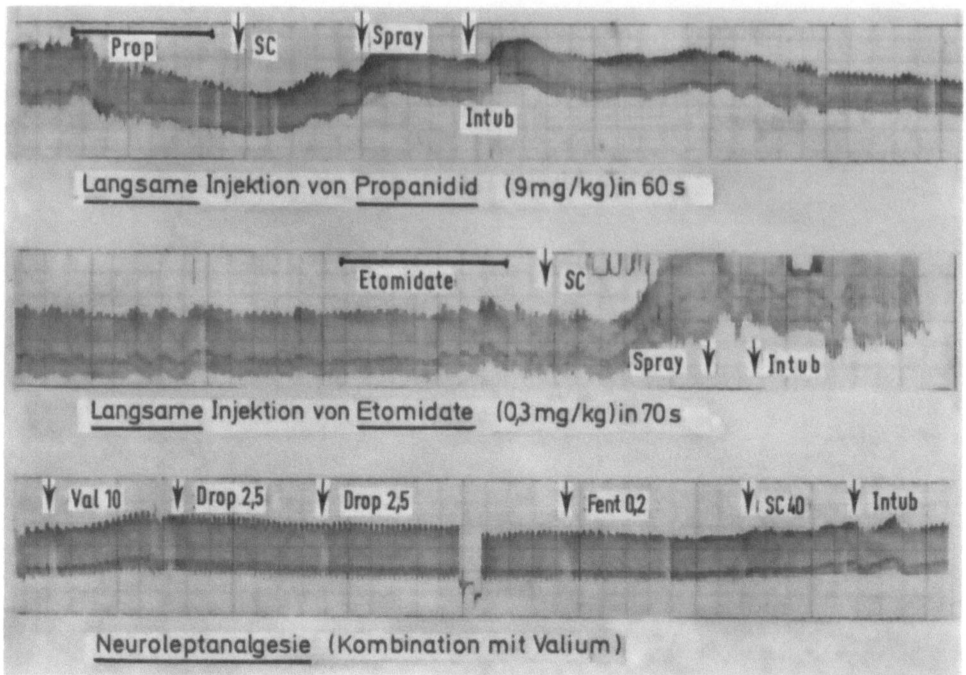

Abb. 5. Hämodynamische Vergleichsuntersuchungen zur Narkoseeinleitung: Blutdruckkurven orientierender Einzelversuche (Langsame Injektion - vergleiche NLA!)

3. Aufrechterhaltung der Narkose

a) Intravenöse Narkose

Es nimmt nach diesen Erfahrungen nicht wunder, wenn wir uns für die Aufrechterhaltung der Narkose beim kardiozirkulatorischen Risikopatienten an das Diazepam (14) und an die Hypnoanalgetika Fentanyl (19) und Morphin (49) erinnern, die keine wesentlichen kardiodepressiven Wirkungen haben. Dem stehen die Barbiturate mit einem deutlichen kontraktilitätsmindernden Effekt gegenüber (27, 41).

b) Inhalationsanästhetika

Auch die halogenierten Kohlenwasserstoffe Halothan, Methoxyfluran, Enfluran und Isofluran haben als Inhalationsanästhetika ähnliche dosisabhängige myokarddepressive Konsequenzen (3, 16, 31). Dem Isofluran wird im Vergleich zu den anderen erwähnten Substanzen ein anscheinend geringerer negativer Effekt nachgesagt (43).

Das Stickoxydul schließlich, lange Zeit als hämodynamisch inert angesehen, führt ebenfalls zu einer, wenn auch geringen, aber doch nachweisbaren Kardiodepression und auch zur Vasokonstriktion (17, 40, 49).

c) Muskelrelaxantien

Betrachten wir nun noch die hämodynamischen Effekte der Muskelrelaxantien, so muß vorweggenommen werden, daß grundsätzlich jede Muskelerschlaffung durch Wegfall der Muskelpumpe eine Minderung des venösen Rückstromes hervorruft. Abgesehen davon aber finden sich in besonderen Fällen Nebenwirkungen nach Succinylcholin sowohl in einer nikotinähnlichen Kreislaufstimulation in Form von Tachykardie, Blutdruckanstieg und Arrhythmien als auch in einer muskarinähnlichen Kreislaufwirkung mit depressiver Bradykardie, Blutdruckabfall und Asystolie (12, 13, 24, 47).

Beim d-Tubocurarin sind ganglienblockierende Wirkung und Histaminliberation mit Blutdruckabfall bekannt (29). Alloferin[R] zeigt diesbezüglich abgeschwächte Effekte, beim Pancuronium[R] ist ein Blutdruckeffekt kaum zu erwarten (44).

d) Lokalanästhetika

Lokalanästhetika schließlich zeigen nur geringe kardiovaskuläre Effekte im Sinne von antiarrhythmischer Wirkung und Kardiodepression bei einer Grenzdosierung, die im Bereich der Regionalanästhesie kaum erreicht wird (37).

Zusatz von Adrenalin macht allerdings eine Betastimulierung mit Tachykardie, Vasodilatation und HZV-Erhöhung möglich (9).

4. Wechselwirkungen zwischen Vorbehandlung und Anästhesie

Sind wir uns bisher über die hämodynamischen Effekte der einzelnen bei der Prämedikation und Narkose verwendeten Substanzen in etwa klar geworden, so soll dieser Abschnitt durch die Diskussion einiger Wechselwirkungen zwischen medikamentöser Vorbehandlung und Anästhesie noch ergänzt und abgeschlossen werden (22).

MAO-Hemmer, als Antihypertensiva eingesetzt, hemmen auch mikrosomale Leberenzyme. Pethidin ist daher kontraindiziert, die Dosierung von Morphin und Barbituraten ist zu reduzieren. Das Antihypertensivum Reserpin ruft auch eine zentralnervöse Dämpfung hervor. Anästhetika können daher eingespart werden. Betarezeptorenblocker machen die betastimulierende Wirkung von Äther und Cyclopropan zunichte, die Kardiodepression beider Inhalationsanästhetika wird damit demaskiert. Diuretika führen bei längerer Anwendung, wie schon erwähnt, zur Hypokaliämie, der d-Tubocurarinblock wird dadurch verlängert. Spironolactone bewirkt Neigung zur Hyperkaliämie, Succinylcholin kann diesen extrazellulären Kaliumanstieg verstärken, es verstärkt darüber hinaus auch die Digitalistoxizität.

5. Anhang: Kardiozirkulatorische Einflüsse der Beatmung

Vor Eingehen auf die Auswahl der Narkosemethoden selbst sollen nun noch - sozusagen als Bindeglied zwischen Narkosemittel und Narkosemethoden - die Einflüsse der Beatmung auf das Herz-Kreislauf-System kurz angedeutet werden (1, 33).

Man unterscheidet zwischen mechanischer und biochemischer Kreislaufwirkung. Mechanisch erhöht IPPV und noch mehr eine Kombination mit PEEP bzw. eine CPPV den intrathorakalen Druck und vermindert den venösen Rückfluß. Solcherart die Vorbelastung des Herzens zu vermindern, kann bei Rückstauung und drohendem Lungenödem von Vorteil sein, kann aber, über ein gewisses Maß hinausgehend, auch das HZV vermindern und nachteilige kardiozirkulatorische Effekte erzielen. Die Beatmungskriterien sollen daher, insbesondere was den Beatmungsdruck, den Atemzeitquotienten und auch den Flow betrifft, möglichst kreislaufschonend ausgewählt werden. Bei der Notwendigkeit von PEEP im Rahmen der Langzeitbeatmung bei kritisch kranken und kreislaufgefährdeten Patienten soll ein dem Patienten individuell angepaßter optimaler PEEP mit Hilfe der Compliance bzw. mit Druckdifferenzmessungen zwischen dem Plateaudruck und dem endexspiratorischen Druck der Beatmungsdruckkurve gesucht werden.

Die chemische Kreislaufbeeinflussung durch Beatmung äußert sich bei Hypoventilation mit Hyperkapnie in einer Erhöhung des Schlagvolumens, des HZV, des arteriellen Mitteldruckes, in einem Abfall des peripheren Widerstandes und im Auftreten von Arrhythmien und bei Hyperventilation mit Hypokapnie in einem Abfall des HZV.

IV. Auswahl von Narkosemethoden für kardiozirkulatorische Risikofälle

Und nun zur Auswahl der Narkosemethoden bei kardiozirkulatorischen Risikopatienten. Bei der Zusammenstellung der folgenden Schemata wurden die pathophysiologischen und pharmakologischen Erkenntnisse über hämodynamische Effekte des Grundleidens, etwaiger Vorbehandlung und der zur Prämedikation und Narkose verwendeten Substanzen mit berücksichtigt.

Die zu machenden Aussagen können nur eine Empfehlung sein. Wir sind uns bewußt, daß die Angaben unserem Erfahrungsgut entsprechend gefärbt sein werden und nur einen Weg für die Lösung von Problemen darstellen. Wir sind uns ebenso bewußt, daß es gerade in unserem Fachgebiet viel mehr auf das Können des Handelnden als auf die kompromißlose Verfechtung einer bestimmten Methode ankommt und wollen den Begriff "Empfehlung" in diesem Sinne aufgefaßt wissen.

Als allgemeine Grundsätze, die jeder Narkose beim kardiozirkulatorischen Risikopatienten vorangestellt werden müssen, sind zu nennen: die Kenntnis über die kardiovaskuläre Situation des Patienten, die Kenntnis der kardiovaskulären Pharmakologie der in der Vorbehandlung und bei der Narkose verwendeten Substanzen, die Sorge um eine langsame Narkoseeinleitung - worauf nicht deutlich genug hingewiesen werden kann -, optimale Oxygenierung bzw. Präoxygenierung, ein ausreichendes, möglichst umfassendes Monitoring und eine Auswahl von Mitteln und Technik, die sowohl der Art des Eingriffes als auch dem kardiozirkulatorischen Effekt der Substanz gerecht wird. Die Dosierung der Mittel ist dabei ihrer Wirkung entsprechend für den Einzelfall zu variieren und gegenüber dem Normalfall in einem oft sehr deutlichen Ausmaß herabzusetzen.

1. Prämedikation

Zur Prämedikation verwenden wir entweder eine bescheidene Dosis von 2,5 mg Droperidol und 50 - 100 ug Fentanyl und kombinieren mit Atropin 0,5 mg dort, wo keine Gegenargumente gegen einen bei der i. m. Verabreichung oft nur bescheidenen Frequenzanstieg bestehen, der zudem noch durch die Fentanylgabe im Gegensinne beeinflußt wird. 5 - 8 mg Morphin in Kombination mit 0,3 - 0,5 mg Scopolamin haben wir als Alternative gewählt. Bei Zeitmangel wird die Hälfte der vorgesehenen Dosis i. v. verabreicht.

2. Regionalanästhesie

Es steht für uns nun außer jedem Zweifel, daß die Regionalanästhesie für bestimmte Eingriffe beim kardiozirkulatorischen Risikopatienten ein Optimum darstellt. Wir wollen diese Methode daher auch voranstellen und verwenden für Eingriffe an den unteren Extremitäten und im Unterbauch die Spinalanästhesie (5), eventuell in kontinuierlicher Form, mit hyperbarem Mepivacain 4 % in einer Dosierung von 40 - 48 mg. Bei der "single shot"-Methode, notwendiger Verlängerung der Wirkungsdauer und fehlenden kardialen Gegenargumenten wird mit 0,2 mg Adrenalin kombiniert.

Bei Eingriffen an den oberen Extremitäten kann als Methode der Wahl der Plexus brachialis-Block mit 20 - 40 ml Mepivacain 1 % ohne Adrenalin, bei länger dauernden Eingriffen 30 ml Mepivacain 1 % mit 10 ml Bupivacain 0,5 % kombiniert, angegeben werden (z. B. Shuntchirurgie, nicht nüchterner Polytraumatisierter) (7, 32).

Die Regionalanästhesie bringt unserer Ansicht nach die geringste hämodynamische Allgemeinbelastung mit sich, Bewußtsein und Spontanatmung bleiben erhalten, auch die Kooperation der Patienten ist bei entsprechender psychischer Führung voll gegeben.

3. Allgemeinanästhesie - Kurzeingriff

Kommt wegen der Art des operativen Eingriffes eine Regionalanästhesie nicht in Frage, so ziehen wir für Kurzeingriffe bis zur Dauer von etwa 10 min und ohne Beatmungsnotwendigkeit eine Kombination des Analgetikums Fentanyl 1 ug/kg mit dem Kurzhypnotikum Etomidate 0,3 mg/kg und einer Lachgas-Sauerstoff-Sequenz 1:1 bzw. Halothan 0,3 - 0,5 Vol.% Sauerstoff vor.

Ergibt sich die Notwendigkeit einer Verlängerung und einer zusätzlichen Relaxation, kann jederzeit unter Succinylcholin intubiert werden und mit Alloferin[R] die Muskelerschlaffung aufrechterhalten werden.

4. Allgemeinanästhesie - mittelgroße Eingriffe

Bei mittelgroßen Eingriffen mit Beatmungsnotwendigkeit ergänzen wir die eben geschilderte Narkoseeinleitung Fentanyl/Etomidate mit Diazepam 0,1 mg/kg, intubieren unter Succinylcholin und Oberflächenspray, setzen mit Lachgas/ bzw. Halothan/Sauerstoff fort und ergänzen nach Bedarf analgetisch mit weiteren Fentanyldosen von jeweils 1 ug/kg.

5. Allgemeinanästhesie - große Eingriffe

Für große Eingriffe schließlich wählen wir die klassische Valium-Neurolept-Analgesie, in der Droperidol weitgehend reduziert und an seine Stelle Valium[R] 0,1 mg/kg getreten ist und die beherrschende Rolle der Analgesie einer höheren Fentanylanfangsdosis von 200 - 300 ug zufällt. Die Aufrechterhaltung der Anästhesie entspricht der schon geschilderten Sequenz, ergänzende Fentanyldosen liegen bei jeweils 100 ug.

Zusammenfassung

Fassen wir nun zusammen, so kann es meines Erachtens nicht Aufgabe eines solchen Referates sein, für einzelne Risikosituationen besondere Narkosemittel und -verfahren anzugeben. Eine prinzipielle Vorgangsweise als Empfehlung zur Diskussion zu stellen, schien uns hingegen angebracht.

Pharmakologische und pathophysiologische Grundkenntnisse bei seinen Entscheidungen mit einbauen zu müssen, darüber kommt der Anästhesist nicht hinweg.

Spezielle Probleme jedoch mit den jeweiligen Experten im interdisziplinären Gespräch zu erörtern, scheint mir eine unbedingte Notwendigkeit zu sein.

Literatur

1. ANDERSEN, M. N., KUCHIBA, K.: Depression of cardiac output with mechanical ventilation. J. thorac. cardiovasc. Surg. 54, 182 (1967).

2. ALEXANDER, S., Mc ALPINE, F. S.: Cholecystectomy in the cardiac patient. Med. Clin. N. Amer. 50, 495 (1966).

3. BEER, D., BEER, R., von WOLFF, A., DUFFNER, H.: Die Einwirkung des neuen Inhalationsnarcotikums Ethrane auf Myokardkontraktilität und Hämodynamik im Vergleich zu Halothane. Anaesthesist 22, 192 (1973).

4. BERGMANN, H.: Probleme des Schocks beim Vorerkrankten. I. Kardiovaskuläres System, Respiratorisches System. Actuelle Chirurgie 3, 351 (1968).

5. BERGMANN, H.: Die derzeitige Stellung der Lokalanaesthesie. Anaesthesiologie und Wiederbelebung 47, 219 (1970).

6. BERGMANN, H.: 20 Jahre Spinalananaesthesie. Ein klinischer Erfahrungsbericht. Anaesthesist 21, 133 (1972).

7. BERGMANN, H.: Örtliche Betäubung und Leitungsanaesthesie. Chirurg 43, 20 (1972).

8. BERGMANN, H., NECEK, S.: Vergleichende hämodynamische Untersuchungen zur Narkoseeinleitung. Proc. 7. Internat. Fortb. Kurs Klin. Anaesth., p. 233. Wien 9.-13.6.1975.

9. BONICA, J. J., AKAMATSU, T. J., BERGES, P. U., MORIKAWA, K., KENNEDY jr., W. F.: Circulatory effects of peridural block: II. Effects of epinephrine. Anesthesiology 34, 514 (1971).

10. BRETSCHNEIDER, H. J.: Aktuelle Probleme der Coronardurchblutung und des Myocardstoffwechsels. Regensburger ärztl. Fortbildung 15, 1 (1967).

11. BRÜCKNER, J. B., GETHMANN, J. W., PATSCHKE, D., TARNOW, J., WEYMAR, A.: Untersuchungen zur Wirkung von Etomidate auf den Kreislauf des Menschen. Anaesthesist 23, 322 (1974).

12. BURCH, A. A., MITCHELL, D. G., PLAYFORD, G. A., LANG, G. A.: Changes in serum potassium response to succinylcholine following trauma. J. amer. med. Ass. 210, 490 (1969).

13. COOPERMAN, L. H.: Succinylcholine induced hyperkalemia in neuromuscular disease. J. amer. med. Ass. 213, 1867 (1970).

14. DALEN, J. E., EVANS, G. L., BANAS jr., J. S., BROOKS, H. L., PARASKOS, J. A., DEXTER, L.: The hemodynamic and respiratory effects of diazepam (Valium[R]). Anesthesiology 30, 259 (1969).

15. DITTRICH, H.: Koronarchirurgie. Dtsch. Ärztebl. 71, 218 (1974).

16. EGER, E. I., SMITH, N. T., CULLEN, D. J., CULLEN, B. F., GREGORY, G. A.: A comparison of the cardiovascular effects of halothane, flurecene, ether and cyclopropane in man: A resumé. Anesthesiology 34, 25 (1971).

17. EISELE, J. H., SMITH, N. T.: Cardiovascular effects of 40 per cent nitrous oxide in man. Anesth. Analg. 51, 956 (1972).

18. FEJFAR, Z.: Herz-Kreislauf. In: Lehrbuch der Pathologischen Physiologie (ed. E. GOETZE), p. 361. Jena: VEB G. Fischer 1962.

19. FREYE, E.: Cardiovascular effects of high doses of fentanyl, meperidine and naloxone in dogs. Anesth. Analg. 53, 40 (1974).

20. FRIEDBERG, C. K.: Diseases of the Heart (3rd ed.). Philadelphia: W. B. Saunders & Co. 1966.

21. GATTIKER, R.: Evaluierung des Kreislaufzustandes des Patienten im Hinblick auf den geplanten Eingriff. Anaesthesiologie und Wiederbelebung 80, 116 (1974).

22. GROGONO, A. W.: Drug interactions in anaesthesia. Brit. J. Anaesth. 46, 613 (1974).

23. HAMMANN, W.: Herz. In: Untersuchungsmethoden und Funktionsprüfungen in der inneren Medizin (eds. H. A. KÜHN, H.-G. LASCH), Bd. 1, p. 11. Stuttgart: Thieme 1975.

24. KOIDE, M., WAUD, B. E.: Serum potassium concentrations after succinylcholine in patients with renal failure. Anesthesiology 36, 142 (1972).

25. LAPPAS, D., LELL, W. A., GABEL, J. C., CIVETTA, J. M., LOWENSTEIN, E.: Indirect measurement of left-atrial pressure in surgical patients - pulmonary capillary wedge and pulmonary artery diastolic pressures compared with left-atrial pressure. Anesthesiology 38, 394 (1973).

26. LEE, J. A., ATKINSON, R. S.: A Synopsis of Anaesthesia (5th ed.). Baltimore: The Williams & Wilkins Co. 1964.

27. LIST, W. F., HIOTAKIS, K., GRAVENSTEIN, J. S.: Die Wirkung von Thiopental auf die Herzfunktion. Anaesthesist 21, 388 (1972).

28. LIU, S. C. K., CALLIS, G.: Preoperative evaluation and preparation of the aged patient with cardiovascular disease. Int. Anesth. Clin. 3, 31 (1964).

29. LONGECKER, D. E., STOELTING, R. K., MORROW, A. G.: Cardiac and peripheral vascular effects of d-tubo-curare in man. Anesth. Analg. 49, 660 (1970).

30. LÜTHY, E., WIRZ, P., RUTISHAUSER, W., KRAYENBÜHL, K. H., SCHEU, H.: Herz. In: Klinische Pathophysiologie (ed. W. SIEGENTHALER), p. 448. Stuttgart: Thieme 1970.

31. MERIN, R. G., BORGSTEDT, H. H.: Myocardial function and metabolism in the methoxyflurane depressed canine heart. Anesthesiology 34, 562 (1971).

32. NECEK, S., BERGMANN, H.: Anaesthesie bei der Shuntchirurgie. Proc. VII. Jahrestagg. Öst. Ges. Gefäßchir. Linz 5.-9.6.1974, p. 149. Wien: Facta-Publikation H. Egermann 1975.

33. PRYS-ROBERTS, C., KELMAN, G. R., GREENBAUM, R., ROBINSON, R. H.: Circulatory influence of artificial ventilation during nitrous oxide anaesthesia in man. Brit. J. Anaesth. 39, 523 (1967).

34. SCHETTLER, G.: Risikofaktoren der Herz- und Gefäßkrankheiten. Med. Welt 25, 1171 (1974).

35. SCHORER, R., Kreislaufwirkung von intravenösen Narcotika. Anaesthesiologie und Wiederbelebung 80, 128 (1974).

36. SCHWARZENBACH, W.: Die Herzinsuffizienz. Wien-München: Urban & Schwarzenberg 1972.

37. SHIMOSATO, S., ETSTEN, B. E.: Role of the venous system in cardiocirculatory dynamics during spinal and epidural anesthesia in man. Anesthesiology 30, 619 (1969).

38. SIEGENTHALER, W., VERAGUT, U.: Blutdruck. In: Klinische Pathophysiologie (ed. W. SIEGENTHALER), p. 536. Stuttgart: Thieme 1970.

39. SKINNER, J. F., PEARCE, M. L.: Surgical risk in the cardiac patient. J. chron. Dis. 17, 57 (1964).

40. SMITH, N. T., EGER II, E. I., STOELTING, R. K., WHAYNE, T. F., CULLEN, D., KADIS, L. B.: The cardiovascular and sympathomimetic responses to the addition of nitrous oxide to halothane in man. Anesthesiology 32, 410 (1970).

41. SOGA, D., BEER, R.: Myokardkontraktilität und Narkose. Anaesthesist 21, 165 (1972).

42. STAMLER, J., STAMLER, R., PULLMANN, T. N.: The Epidemiology of Hypertension. New York: Grune & Stratton 1967.

43. STEVENS, W. C., CROMWELL, T. H., HALSEY, M. J., EGER II, E. I., SHAKESPEARE, T. F., BAHLMAN, S. H.: The cardiovascular effects of a new inhalation anesthetic, forane, in human volunteers at constant arterial carbon dioxide tension. Anesthesiology 35, 8 (1971).

44. STOELTING, R. K.: Hemodynamic effects of pancuronium and d-tubocurare in anesthetized patients. Anesthesiology 36, 612 (1972).

45. STRAUER, B. E.: Contractile responses to morphine, piritramide, meperidine and fentanyl: A comparative study of effects on the isolated ventricular myocardium. Anesthesiology 37, 304 (1972).

46. STRAUER, B. E.: Herzwirkung des Pethidins. Intensivmed. 12, 312 (1975).

47. TOLMIE, J. D., JOYCE, T. H., MITCHELL, G. D.: Succinylcholine - danger in the burned patient. Anesthesiology 28, 467 (1967).

48. TOPKINS, J. J., ARTUSIO, J. F.: Myocardial infarction and surgery. Anesth. Analg. 43, 716 (1964).

49. WONG, K. C., MARTIN, W. E., HORNBEIN, F. F., FREUND, F. G., EVERETT, J.: The cardiovascular effects of morphine sulfate with oxygen and with nitrous oxide in man. Anesthesiology 38, 542 (1973).

Maßnahmen zur Prophylaxe und Therapie kardiozirkulatorischer Störungen in der intra- und postnarkotischen Phase

R. Dudziak

Die physiologischen Gesetzmäßigkeiten, die für die Aufrechterhaltung der ungestörten Funktion der Organe im wachen Zustand eine entscheidende Rolle spielen, werden durch die Narkose an vielen wichtigen Schaltstellen gestört. Der Eingriff der Anästhetika in die zentralen Punkte dieses Systems, wie Erregung und Kontraktion, Stoffwechsel und Durchblutung, Gegenregulation u. a., schafft ungewohnte Situationen und Bedingungen für das Herz-Kreislauf-System und führt bekanntlich bereits beim gesunden und nichtoperierten Menschen oder Tier zu charakteristischen Veränderungen der Hämodynamik. Zusätzliche Störfaktoren, wie Hypoxie und Hyper- oder Hypokapnie, Volumenmangel und Azidose, Elektrolytstörungen und Entgleisungen im Säure-Basen-Haushalt, können die Kreislaufreaktionen während der Narkose potenzieren und die Therapie erheblich komplizieren.

Es ist daher nicht ungewöhnlich, daß ich heute über Maßnahmen zur Prophylaxe und Therapie kardiozirkulatorischer Störungen der intra- und postnarkotischen Phase sprechen soll, jener Störungen, die sich trotz Auswahl geeigneter Anästhesiemittel und -methoden und trotz optimaler Vorbereitung des Patienten für die Narkose immer wieder ereignen können.

Dabei gehe ich von dem Leitsatz aus, daß beim Vorhandensein präoperativer Befunde, wie z. B. latente kompensierte Herzinsuffizienz, gut eingestellte Hypertonie, koronare Herzerkrankung, Nebenniereninsuffizienz, Diabetes mellitus u. a., unerwünschte Reaktionen von seiten des Herzens und des Kreislaufs die Narkose immer begleiten. Auch bei einem herzgesunden Patientenkollektiv läßt sich eine erstaunlich große Anzahl von kardialen Störungen feststellen, die unter ungünstigen Bedingungen, vor allem bei Unaufmerksamkeit des Anästhesisten, unbehandelt leicht zum Ausgangspunkt eines Zwischenfalls werden können.

Die Hauptfrage wird infolgedessen lauten müssen:
Wie therapiert man, wenn es zu einem unerwünschten kardiozirkulatorischen Ereignis während oder nach der Narkose kommt, und können wir es überhaupt vermeiden, daß der Narkoseverlauf von derartigen Perturbationen verschont bleibt? Die Fragen könnten beantwortet werden, wenn man zugleich in der Lage wäre, die Ätiologie der einzelnen Zwischenfälle zu erklären. Dank zahlreicher ausgezeichneter Untersuchungen der letzten Jahre, die wir insbesondere MERIN, BRODKIN, HONIG, DÖRING, um nur die wichtigsten zu nennen, zu verdanken haben, lassen sich sowohl die Natur als auch die Folgen einiger kardialer Phänomene während der Narkose erklären. Das Verständnis dieser Phänomene kann bei der Therapie unmittelbar behilflich sein.

Nimmt man den jeweiligen inotropen und chronotropen Zustand des Herzens als Ausgangspunkt der Klassifikation der möglichen kardiozirkulatorischen Störungen, so lassen sich eindeutig zwei Hauptgruppen herausstellen:

1. Primäre Störungen des inotropen Zustandes des Herzmuskels, gekennzeichnet durch einen Blutdruckabfall oder Blutdruckanstieg;
2. primäre Störungen des chronotropen Zustandes des Herzens, gekennzeichnet durch eine Bradykardie oder Tachykardie.

Beide können unabhängig voneinander oder im Sinne eines Kompensationsmechanismus gemeinsam auftreten.

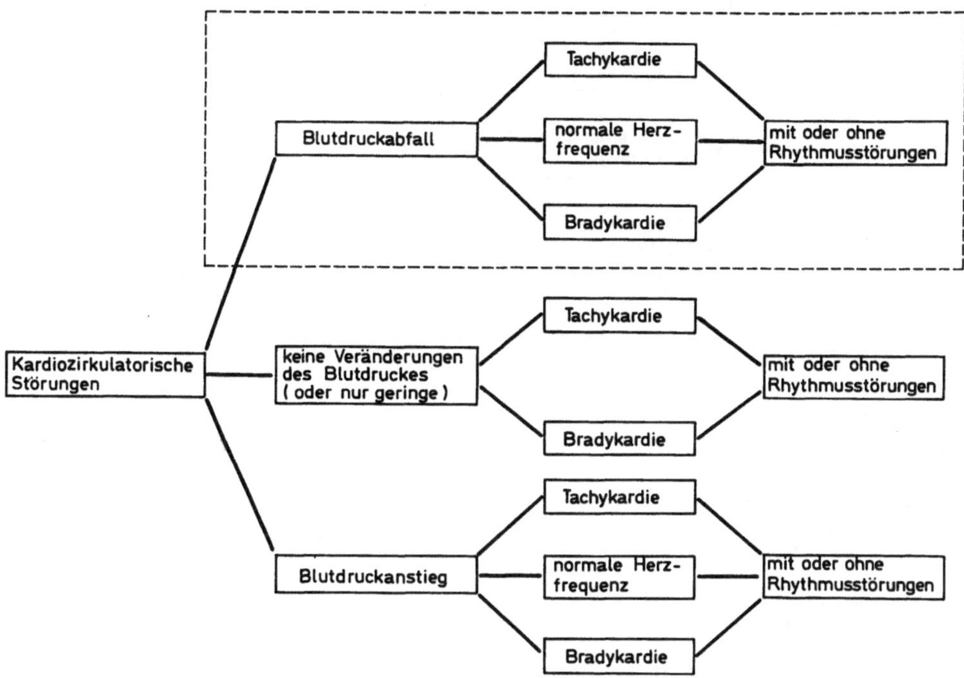

Abb. 1. Schematische Darstellung kardiozirkulatorischer Störungen während der Narkose

Anästhesiespezifische Rhythmusstörungen des Herzens und die daraus resultierenden Störungen des Kreislaufs können in beiden Gruppen auftreten. Hierzu gehören auch sekundäre Störungen der Chronotropie oder Inotropie, die infolge einer direkten Beeinflussung des peripheren Widerstandes oder eines bestehenden Volumenmangels sowohl zur Tachykardie als auch Bradykardie oder zu einem Blutdruckanstieg bzw. -abfall führen können.

Da der bedrohliche Blutdruckabfall zu den meistgefürchteten Komplikationen der Narkose gehört, möchte ich mit der Besprechung der Prophylaxe und Therapie dieser kardiozirkulatorischen Störung beginnen. Die Hauptursachen eines Blutdruckabfalls während bzw. nach der Narkose sind:

1. Eine direkte primäre Beeinflussung des intermediären Stoffwechsels des Herzens durch Anästhetika, woraus eine Herabsetzung der Herzmuskelkontraktilität resultiert.
2. Eine direkte oder indirekte Beeinflussung der Koronardurchblutung mit einer primären oder sekundären Abnahme der Kontraktilität.
3. Der bereits erwähnte primäre Volumenmangel bzw. ein durch Anästhetika oder die Beatmungsform bedingtes Mißverhältnis zwischen der zirkulierenden Blutmenge und der Gefäßkapazität.

Zu 1.
In Zusammenhang mit einer primären Beeinflussung des intermediären Stoffwechsels des Herzens durch Anästhetika wird die Anwendung folgender Medikamentengruppen immer wieder diskutiert:

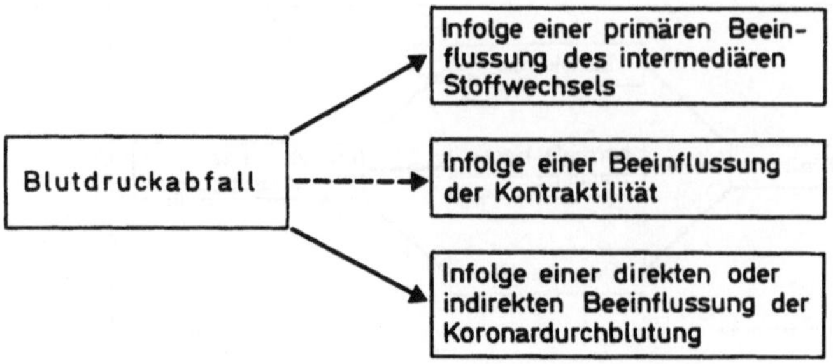

Abb. 2. Primäre Ursachen des Blutdruckabfalls während der Narkose

1. Sympathikomimetika,
2. Digitalispräparate,
3. Kalziumionen.

Es gibt zwei Wege, die zu einer Herabsetzung der Kontraktilität des Herzens und schließlich zu einer Herzinsuffizienz führen können, betrachtet man sie vom Standpunkt der Utilisation der energieliefernden Stoffe:

a) Myokardinsuffizienz infolge einer Erschöpfung der Vorräte an energiereichem Phosphat - immer auf dem Boden einer intrazellulären Hypoxie entstehend - und
b) Myokardinsuffizienz infolge Hemmung der Utilisation von energiereichem Phosphat dergestalt, daß die Vorräte des Myokards an energiereichem Phosphat vom kontraktilen System nicht mehr genügend verwertet werden können.

Bei der ersten Form der Herzinsuffizienz, die in den meisten Fällen bereits schon vor der Operation besteht, ist die Anwendung von Sympathikomimetika und Digitalispräparaten oft die einzige therapeutische Möglichkeit. Die Narkoseführung mit flüchtigen Anästhetika kann hier aufgrund ihrer spezifischen, das Herz zusätzlich belastenden Wirkung nicht empfohlen werden.

Bei koronaren Herzerkrankungen, verbunden mit einer starken Erhöhung des enddiastolischen Ventrikeldruckes des linken Ventrikels sowie bei anderen kritischen operativen kardialen Situationen, bei denen ein hoher arterieller oder pulmonalarterieller Druck sowie hoher peripherer Widerstand bzw. ein Lungenödem im Vordergrund stehen, kann die intravenöse Verabreichung von Natriumnitroprussid Entlastung für das Herz im Sinne einer Herabsetzung der Nachbelastung und des enddiastolischen Volumens mit sich bringen. Die Abnahme des enddiastolischen Ventrikeldruckes und des Pulmonalarteriendruckes ist gewöhnlich mit einer dosisbedingten Zunahme der Herzfrequenz und Abfall des Blutdruckes verbunden. Die Kontraktilität des Herzens wird nach übereinstimmenden Berichten in der Literatur durch das Nitroprussid nicht wesentlich, zumindest nicht negativ, beeinträchtigt. Die Dosierung ist individuell verschieden und beträgt bei Anwendung einer 0,01%igen Lösung etwa 0,03 - 0,2 mg/min. Auch eine intravenöse Verabreichung von Nitroglyzerin (etwa 30 ug/min) kann einen ähnlich positiven Effekt ausüben.

Bei der zweiten Form der Myokardinsuffizienz, die vornehmlich durch flüchtige Anästhetika und unabhängig von anderen Faktoren erzeugt werden kann, steht eine Störung der Aktivierung der kalziumabhängigen ATPase im Augenblick der Erregung im Vordergrund. Infolgedessen sinkt der Umsatz des energiereichen Phosphats am kontraktilen System und damit die systolische Spannungsentwicklung ab, obwohl der Gehalt der energiereichen Phosphate in der Herzmuskelzelle unverändert hoch bleibt.

MERIN und Mitarbeiter konnten kürzlich feststellen, daß die Wirkung von flüchtigen Anästhetika auf die kalziumabhängige ATPase nicht allein durch eine Hemmung des Kalziumtransportes und dessen Interaktion mit dem kontraktilen Apparat erklärt werden kann, sondern daß sie dosisabhängig in der Lage sind, den kontraktilen Apparat zusätzlich selektiv anzugreifen. Man vermutet, daß es sich hierbei um die Unfähigkeit des sarkoplasmatischen Retikulums handelt, das Kalzium aufzunehmen. Allerdings geschieht dies erst beim Erreichen toxischer Dosen, die weit außerhalb der klinischen Anwendung liegen.

Ausgehend von der Annahme, daß die Blutkonzentration der flüchtigen Anästhetika das 1,5fache der MAC nicht übersteigt, ist es praktisch immer möglich, die besprochene Störung des Stoffwechsels durch Gabe von Kalzium positiv zu beeinflussen. Dies wurde sowohl in tierexperimentellen Arbeiten (MERIN et al.) als auch klinisch eindeutig nachgewiesen (DENLINGER et al.). Da die Wirkung von Kalzium kurz ist, muß gleichzeitig die Konzentration des Anästhetikums reduziert werden. In diesem Zusammenhang möchte ich darauf hinweisen, daß die Herzmuskelzelle im Gegensatz zu der üblichen Arbeitsmuskulatur über nur geringe Kalziumvorräte verfügt. Sie ist infolgedessen auf den ständigen transmembranären Kalziumnachschub angewiesen. Störungen des Kalziumtransportes im Sinne einer ungenügenden intrazellulären Anreicherung müssen sich daher auf die Kontraktilität sofort auswirken. Die Erfolge einer Digitalismedikation sowohl präoperativ als auch während der Wirkung eines Anästhetikums wurden tierexperimentell sehr eindrucksvoll von SHIMOSATO und ETSEN demonstriert. Die Untersuchungen lassen sich kurz zusammenfassen mit der Feststellung, daß eine halothanbedingte Verschiebung der Ruhedehnungskurve nach rechts unter der Wirkung von Digitalis zum Teil reversibel gemacht werden konnte, kenntlich an der Abnahme des enddiastolischen linksventrikulären Druckes und einer Zunahme der Auswurfleistung. Die hier gezeigte positive Wirkung von Digitalis (OUABAIN) beruht auf seiner Fähigkeit, den intrazellulären Gehalt freier Kalziumionen zu erhöhen und dadurch die ATPase-Aktivität indirekt zu steigern. Gänzlich anders scheint die Wirkung der Barbiturate zu sein. Hier wird offensichtlich selektiv und spezifisch nur der Transport des Kalziums, sowohl an der Muskelmembran als auch intrazellulär, gestört. Selbst eine groteske barbituratinduzierte Herzinsuffizienz läßt sich experimentell durch Kalziuminjektionen vollständig und rasch beheben. Da dies zum Teil auch mit Digitalis möglich ist, gewinnen beide Medikamente bei barbituratbedingten Blutdruckabfällen eine besondere therapeutische Bedeutung.

Bei der Anwendung von Sympathikomimetika während der Narkose muß stets an die Möglichkeit des Auftretens von schweren Rhythmusstörungen bis zum Kammerflimmern gedacht werden. Dies gilt insbesondere für das Epinephrin, Norephinephrin und Dopamin, während Ephedrin, Bensedrin, Methoxamin und Isoproterenol eine geringere arrhythmogene Wirkung besitzen. Liegt eine Indikation zur Anwendung von Sympathikomimetika während der Narkose vor, ist die vorherige Gabe eines Antiarrhythmikums, z. B. Xylocain^{R}, ratsam. Die Vorbehandlung mit Betarezeptorenblockern zur Vermeidung halothan-adrenalin-bedingter Arrhythmien wurde breit diskutiert und klinisch praktiziert. Ich sehe insofern keine Notwendigkeit, diese stark wirkenden Medikamente während oder vor der Narkose zu geben, als dem Anästhesisten eine Reihe von Narkosetechniken zur Verfügung stehen, bei denen derart induzierte Rhythmusstörungen nicht zu erwarten sind.

Die autoregulative Beeinflussung der Koronardurchblutung und des Sauerstoffverbrauches des Herzens im Sinne einer gegenseitigen Anpassung der beiden Größen an die jeweilige Arbeitsleistung des Herzmuskels kann durch Anästhetika gestört werden. Verantwortlich kann im gleichen Maße sowohl die bereits erwähnte direkte negativ inotrope Wirkung von Anästhetika sein als auch eine indirekte, katecholaminbedingte Steigerung des myokardialen Stoffwechsels. Da der koronare Durchfluß im starken Maße von der Höhe des Perfusionsdruckes abhängig ist, wird jeder intraoperative Blutdruckabfall, bevor die Kompensationsmechanismen wirksam werden, immer mit einer Abnahme der Koronardurchblutung einhergehen. Im Hinblick auf die energetische Situation des Herzmuskels während der Narkose mit flüchtigen Anästhetika (Halothan, Methoxyfluran und Ethrane) ist in diesem Zustand von seiten des Sauerstoffangebotes nicht notwendigerweise mit einer Störung der nutritiven Versorgung des Herzens zu rechnen. Therapeutische Maßnahmen würden sich, falls notwendig, lediglich auf die Beeinflussung des inotropen Zustandes des Herzmuskels beschränken. Störungen der Herztätigkeit, bedingt durch ein Mißverhältnis zwischen der koronaren Durchblutung und dem aktuellen Sauerstoffbedarf des Herzmuskels, können dagegen, insbesondere bei der Einleitung der Narkose mit intravenösen Anästhetika, zum Ausgangspunkt bedrohlicher kardialer Störungen werden. Ohne auf Einzelheiten der zahlreichen Untersuchungen, die zu diesem Thema erschienen sind, eingehen zu können, möchte ich feststellen, daß der oft eklatante Anstieg des Sauerstoffverbrauches des Herzens und der Koronardurchblutung nicht allein durch die Erhöhung der Herzfrequenz als "kumulativer Faktor" erklärt werden kann. Es ist wahrscheinlich, daß eine Freisetzung von Adrenalin und die Stimulation der Dopamin-ß-Hydroxylase und dadurch ein Anstieg des Noradrenalins, wie es während der Ketaminwirkung mit enzymatischen Methoden recht konstant nachzuweisen ist, hierbei eine wesentliche Rolle spielen. Ob dies auch für Althesin, Propanidid, Methohexital und andere intravenöse Anästhetika zutrifft, kann zur Zeit noch nicht beantwortet werden. Da die kausalen Zusammenhänge zwischen dem Stoffwechselanstieg und der Konzentration des Anästhetikums weitgehend ungeklärt sind, kann weder eine Schutzmaßnahme noch eine gezielte Therapie empfohlen werden.

Im Gegensatz zum primären Volumenmangel, dessen Erkennung und Behandlung als einfach und bekannt vorausgesetzt werden dürfte, ist die Störung der hämodynamischen Homöostase während der Narkose vornehmlich infolge pharmakologischer Beeinflussung der Gefäße mit glatter Muskulatur durch die Anästhetika ein interessanter und stets zu berücksichtigender Faktor. Das daraus resultierende Mißverhältnis zwischen der sich vergrößernden Gefäßkapazität und dem vorhandenen Blutvolumen kann der Ausgangspunkt schwerer Komplikationen werden. Dies betrifft insbesondere Hypertoniker, bei denen bereits präoperativ eine Erhöhung des peripheren Widerstandes vorliegt. Da wir davon ausgehen können, daß die direkte depressive Wirkung von Anästhetika auf das Herz bei den behandelten und unbehandelten Hypertonikern vergleichbar stark ist, kommt dem Grad der Beeinflussung des peripheren Widerstandes durch die Anästhetika eine besondere Bedeutung zu. Es empfiehlt sich aus diesen Gründen, schon vor Einleitung der Anästhesie unter ständiger Überwachung des zentralvenösen Druckes mit der Volumensubstitution zu beginnen.

Die Unterbrechung einer oft jahrelangen antihypertensiven Therapie eines Hypertonikers kann in der Einleitungsphase der Narkose infolge einer Noradrenalinausschüttung unter Umständen zu einem bedrohlichen Blutdruckanstieg mit der Gefahr einer akuten Linksherzüberlastung führen. Ferner ist die Gefahr einer Überdosierung der Anästhetika während der Narkose bei einem nicht behandelten Hypertoniker sehr viel größer als bei einem behandelten Patienten. Bedingt durch den Sympathikotonus ist die notwendige minimale alveoläre Konzentration eines Anästhetikums bei Hypertonikern wesentlich höher als bei Normotonikern. Ein behandelter Hypertoniker zeichnet sich dagegen durch einen geringeren Narkotikabedarf aus. Starker Blutdruckabfall während der Narkose muß bei Hypertonikern sofort medikamentös ausgeglichen werden. Noradrenalin und Dopamin sind hier die Mittel der Wahl.

Herzrhythmusstörungen während der Narkose gehören zu der Gruppe von intraoperativen Komplikationen, denen lange Zeit keine allzu große Aufmerksamkeit geschenkt wurde. Erst die Möglichkeit einer lückenlosen Kontrolle des EKG mit Hilfe von Bandspeichergeräten und gleichzeitiger blutiger Blutdruckmessung brachte mehr Licht in die ätiologischen Zusammenhänge und möglichen Gefahren von seiten des Kreislaufes. Alle Faktoren, die in der Lage sind, elektrochemische Prozesse der einzelnen Abschnitte eines Aktionspotentials im Sinne einer Beschleunigung oder Verlangsamung zu beeinflussen, können zu Dysrhythmien führen.

Zu den wichtigsten gehören:
- respiratorische Alkalose oder Azidose,
- Überaktivität des sympathischen oder des parasympathischen Nervensystems,
- schwere Elektrolytstörungen, besonders des Kaliums, sowie
- Anästhetika.

Da die während der Narkose auftretenden Rhythmusstörungen in der überwiegenden Zahl der Fälle eine Resultante aus gegenseitiger additiver Beeinflussung der genannten Faktoren sind, lassen sich ätiologisch drei Hauptgruppen herausstellen:
1. Herzrhythmusstörungen, die ausschließlich durch Sympathikuseinwirkung zustande kommen,
2. Herzrhythmusstörungen, die ausschließlich durch Einwirkung von Anästhetika verursacht werden,
3. Kombination der beiden im Sinne einer ungünstigen gegenseitigen Beeinflussung.

Da die Therapie aller bereits vor der Operation bestehenden Formen von Herzrhythmusstörungen, die auf eine latente Schädigung des Herzleitungssystems oder der Herzmuskulatur zurückzuführen sind, sowie die ungünstigen Auswirkungen einer Sympathikusüberaktivität im Beitrag JUST besprochen wurden, möchte ich meine Ausführungen auf die anästhesiespezifische Störung der Chronotropie beschränken. Die Sensibilisierung des Herzens während der Narkose im Sinne einer besonderen Anfälligkeit für das Auftreten von Rhythmusstörungen, insbesondere von ventrikulären Extrasystolen, wird immer wieder breit diskutiert, obwohl entsprechende elektrophysiologische Nachweise nur für wenige Anästhetika erbracht wurden. Als gesichert darf gelten, daß das Halothan aufgrund seiner spezifischen Wirkung auf den Ablauf eines Aktionspotentials arrhythmogene Eigenschaften, wie sie auch für Halopropan bekannt sind, besitzt. Es verlängert die Dauer der diastolischen Depolarisation und verkürzt die effektive Refraktärzeit erheblich. Intravenöse Anästhetika, wie Thiopental (Penthobarbital), Dehydrobenzperidol und das Inhalationsanästhetikum Methoxyfluran, weisen sogar eine antiarrhythmische, chinidinartige Wirkung auf. Die Eigenschaft des Halothans, die diastolische Depolarisation der automatischen Zellen zu verlängern und zugleich die Refraktärzeit zu verkürzen, ist zugleich die Ursache für das Auftreten von ventrikulären Tachykardien und Kammerflimmern bei Anwendung von Adrenalin. Das Adrenalin sensibilisiert die erregbare Membran der nichtautomatischen

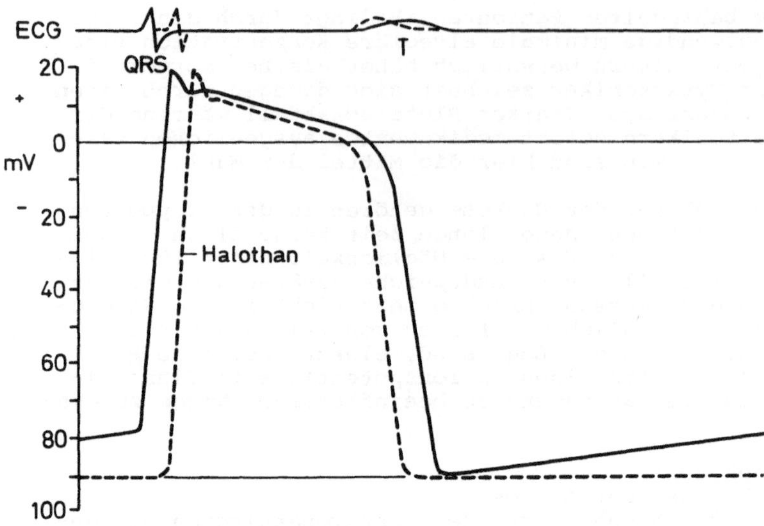

Abb. 3. Der Verlauf eines normalen Aktionspotentials (durchgezogene Linie) und seine Veränderungen unter der Wirkung von Halothan (gestrichelte Linie). Halbschematisch, Text im Vortrag

Zellen des Herzens und führt unmittelbar nach Beendigung der effektiven Refraktärperiode zur erneuten Depolarisation. Es sei hier auch daran erinnert, daß das Halothan, welches als spezifischer Antagonist des Kalziumeinstroms negativ inotrop wirkt, ausgeprägte Hemmwirkungen auf die Erregung zusätzlich dadurch gewinnt, daß die Myokardfasern, die bereits eine Einschränkung des raschen Natriumeinstroms zum Teil in Kauf nehmen müssen, versuchen, Aktionspotentiale mit Hilfe des langsamen Kalziumeinstroms zu bilden. Da dies ebenfalls erschwert ist, kommt es zur Stimulierung der Betarezeptoren, die in der Lage sind, über adrenerge Transmittersubstanzen eine Förderung des Kalziumeinstroms und damit die Erregbarkeit zustande zu bringen. In diesen komplizierten und noch nicht eindeutig geklärten Zusammenhängen ist die spezifische Wirkung von Halothan zu suchen. Eine Klassifizierung der antiarrhythmischen Substanzen im Hinblick auf ihre Anwendung bei anästhetikabedingten Herzrhythmusstörungen ist schwierig. Geht man davon aus, daß für das Zustandekommen einer frühzeitigen Kontraktion die Bereitschaft zur Depolarisation eine Voraussetzung ist, sind alle Stoffe, die das schnelle Natriumsystem hemmen und die Refraktärzeit verlängern, als therapeutisch wirksam zu bezeichnen. Das Xylocain[R] besitzt hier eine besonders günstige Wirkung, weil es am wenigsten negativ inotrop wirkt und zudem einen günstigen Frequenzfiltereffekt im Sinne der Verminderung von Flatter- und Flimmertätigkeit des Herzens besitzt.

Eine Herzrhythmusstörung während der Narkose ist dann als schwer zu bezeichnen, wenn sie die Hämodynamik ernsthaft beeinträchtigt. Sinustachykardie und supraventrikuläre Tachykardie, die häufigsten intraoperativen Störungen der Chronotropie, gehören nicht hierzu. Nach übereinstimmenden Berichten in der Literatur ist bei 90 % dieser Störungen als dominierende Ursache eine Überaktivität des Sympathikus anzusehen, verursacht durch eine zu flache Narkose und Schmerz sowie durch Hyperkapnie. Diese Herzrhythmusstörungen lassen sich durch Ausschaltung des Schmerzes leicht beheben. Wird jedoch in der Phase der Hyperaktivität des Sympathikus versucht, zur Vertiefung der Narkose

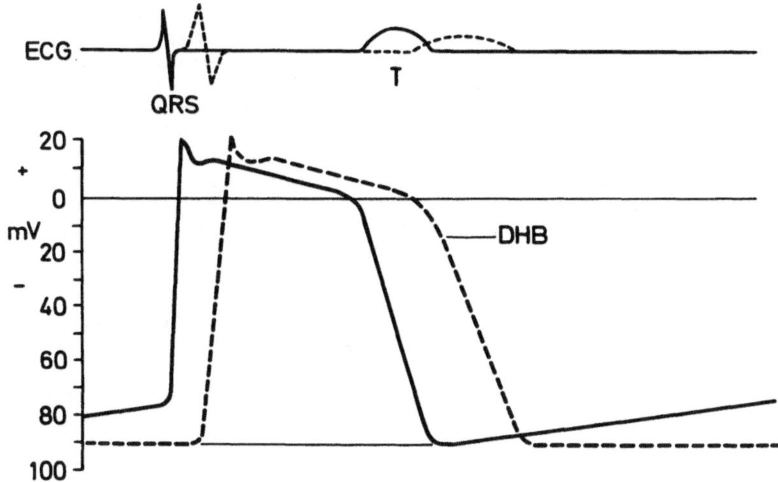

Abb. 4. Das Verhalten des normalen Aktionspotentials (durchgezogene Linie) und seine Veränderungen unter der Wirkung von Dehydrobenzperidol (gestrichelte Linie). Halbschematisch, Text im Vortrag

die Konzentration des Inhalationsnarkotikums zu steigern, ist der Übergang zu ventrikulären Extrasystolen wahrscheinlich. In einer elektrokardiographischen Studie von 5.000 Patienten konnten VANIK und DAVIS bei 20 % dieser Patienten das Auftreten von Rhythmusstörungen schon während der Einleitungsphase der Anästhesie beobachten. Obwohl alle Narkosen mit Halothan durchgeführt wurden, traten nur bei 0,9 % dieses Patientenkollektivs schwere ventrikuläre Tachyarrhythmien auf.

Abschließend möchte ich kurz auf zwei Komplikationen hinweisen, die im Zusammenhang mit Lokalanästhetika und intravenösen Kurznarkotika während der Operation auftreten und unter dramatischem Verlauf zu einem irreversiblen Zusammenbruch des Kreislaufs führen können:

1. Lokalanästhetika:

Bei der Injektion eines Lokalanästhetikums direkt in ein Gefäß bzw. in ein Gebiet mit besonders guter Durchblutung kann es innerhalb von wenigen Minuten zum Blutdruckabfall und zu zerebralen Krämpfen kommen. Die spezifischen, toxischen und allgemeinen Reaktionen sind von der Höhe des erreichten Blutspiegels des Anästhetikums und der individuellen Empfindlichkeit des Patienten abhängig. Besteht der Verdacht auf Überdosierung des Lokalanästhetikums, sollte der Patient nach vorheriger Gabe eines Barbiturates intubiert, relaxiert und beatmet werden. Weitere Sedierung mit Diazepam kann empfohlen werden; andere Sedativa, wie z. B. Dehydrobenzperidol, Atosil[R], können mit ähnlich gutem Effekt angewandt werden. Da die Lokalanästhetika die erregbare Membran abdichten und den Kalziumtransport ebenfalls hemmen, sind Gaben von Kalziumglukonat indiziert. Beim akuten Blutdruckabfall zeigen Sympathikomimetika in allen Situationen prompte Wirkung.

2. Kurznarkotika und Plasmaersatzmittel:

Die in den letzten Jahren sich häufenden Berichte über das Auftreten von schweren Überempfindlichkeitsreaktionen bei der Anwendung von Kurznarkotika sowie von Plasmasubstituten zeigen, daß an die potentielle Gefahr eines durch Histamin oder andere biogene Amine ausgelösten Kreislaufzusammenbruchs vor oder während der Narkose sowie postoperativ stets gedacht werden muß. Da man bei den meisten Ereignissen über deren Entstehungsmechanismus nichts oder nur wenig weiß, ist die Behandlung symptomatisch. Antihistaminika, Kortison, Sympathikomimetikainjektionen, Volumensubstitution sowie künstliche Beatmung gehören zu den wichtigsten Maßnahmen. Die Häufigkeit und Schnelligkeit, mit der es zu einem Abfall des peripheren Widerstandes und des Blutdruckes kommt, sowie die oft grotesken Volumenmengen, die zum Ausgleich des relativen Volumenmangels benötigt werden, sprechen dagegen, daß Histamin allein die auslösende Ursache für das Zustandekommen des Zwischenfalles ist. Dafür spricht ebenfalls die Beobachtung, daß bei den durch Plasmasubstitute bedingten anaphylaktoiden Schockzuständen der Gasaustausch und die Lungencompliance nicht so stark wie bei einer klassischen Histaminfreisetzung beeinflußt werden.

Will man nun die potentiellen Gefahren eines kardialen Zusammenbruchs während der Narkose zusammenfassen, so lassen sich unschwer drei ätiologisch verschiedene Gruppen herausstellen:

1. Störungen des Kreislaufes durch einen direkten oder indirekten Einfluß der Narkose,
2. Störungen des Kreislaufes durch bereits präoperativ bestehende Faktoren, wie Hypoxie, Hypertonie, Azidose usw.,
3. gegenseitige Beeinflussung der beiden Gruppen mit den daraus resultierenden Komplikationen des Kreislaufes.

Störungen des Kreislaufes durch den Einfluß der Narkose zeichnen sich in den meisten Fällen durch eine Überaktivität des Sympathikus aus. Ihre Ursache ist vorwiegend in einer zu flachen Narkose zu suchen. Sie ist auch der Ausgangspunkt unerwünschter Arrhythmien und zugleich Kopplungsglied zu Interaktionen mit Anästhetika. Eine echte, nur durch Anästhetika bedingte Herzinsuffizienz dürfte heute Seltenheitswert haben, wenn ich voraussetze, daß ein halothanbedingter Blutdruckabfall auf Werte um 80 mm Hg systolisch nicht notwendigerweise durch die Herabsetzung der Kontraktilität allein zustande gekommen sein muß. Eine Prophylaxe kann hierbei auf zwei Wegen betrieben werden: bei älteren Patienten eine Digitalisierung vor der Operation, bei allen Patienten Vermeiden übertrieben hoher Anästhetikakonzentrationen. Durch zusätzliche Gabe von Analgetika lassen sich die unmittelbaren Gefahren leicht umgehen. Beim wirklich schweren, durch mehrere gleichzeitig auftretende Störfaktoren bedingten Kreislaufzusammenbruch kann der Anästhesist nur auf wenige therapeutisch wirksame Medikamente zurückgreifen. Es sind dies: Sympathikomimetika, Digitalis und Kalzium. Ihre Anwendung ist durch die vorgetragenen Erkenntnisse der Elektrophysiologie begründet. Eine Prophylaxe kardiozirkulatorischer Störungen in der intra- sowie postnarkotischen Phase gibt es demzufolge im strengen Sinne nicht. Sie sollte bereits vor der Narkose durch Wiederherstellung normaler Elektrolytkonzentrationen, eines normalen Säure-Basen-Haushaltes, durch Ausgleich des Eiweißmangels und nicht zuletzt durch die Sorge um einen adäquaten Gasaustausch in der Lunge und im Gewebe eingeleitet werden. Nur so können Narkosezwischenfälle auf ein Minimum reduziert werden.

Literatur

1. BUSSMANN, W. D., LÖHNER, J., KALTENBACH, M.: Wirkung von Nitroglycerin beim akuten Myocardinfarkt. Dtsch. med. Wschr. 100, 2003 (1975).

2. DENLINGER, J. K., KAPLAN, J. A., LECKY, J. H., WOLLMANN, H.: Cardiovascular responses to calcium administered intravenously to man during Halothane anesthesia. Anesthesiology 42, 390 (1975).

3. DÖRING, H. J.: Reversible and irreversible forms of contractile failure caused by disturbances by general anesthetics in myocardial ATP utilisation. In: Recent Advances in Studies on Cardiac Structure and Metabolism (eds. A. FLECKENSTEIN, N. S. DHALLA), vol. 5. Baltimore: University Park Press 1975.

4. KATZ, R. L., BIGGER, J. T.: Cardiac arrhythmias during anesthesia and operation. Anesthesiology 33, 193 (1970).

5. KATZ, R. L., EPSTEIN, R. A.: The interaction of anesthetic agents and adrenergic drugs to produce cardiac arrhythmias. Anesthesiology 29, 763 (1968).

6. MERIN, R. G., KUMAZAWA, T., HONIG, C. R.: Halothane decreases actomyosin ATPase activity: a possible mechanism of the negative inotropic effect. In: Recent Advances in Studies on Cardiac Structure and Metabolism (eds. A. FLECKENSTEIN, N. S. DHALLA), vol. 5. Baltimore: University Park Press 1975.

7. PRICE, H. L.: Calcium reverses myocardial depression caused by Halothane. Site of action. Anesthesiology 41, 576 (1975).

8. REINIKAINEN, M., PÖNTINEN, P.: On cardiac arrhythmias during anesthesia and surgery. Acta med. scand. 180, 457 (1966).

9. SHIMOSATO, S., ETSEN, B.: Performance of digitalized heart during halothane anesthesia. Anesthesiology 24, 41 (1963).

10. SHIMOSATO, S.: Isovolemic intraventricular pressure change: An index of myocardial contractility during anesthesia. Anesthesiology 31, 327 (1969).

11. VANIK, P. E., DAVIS, H. S.: Cardiac arrhythmias during halothane anesthesia. Dis. Chest 52, 580 (1967).

Zusammenfassung der Diskussion

FRAGE:
Welche Prämedikation hat bei kardiozirkulatorischen Störungen aus klinischer Sicht die geringsten Nebenwirkungen?

ANTWORT:
Bei der Prämedikation der oben genannten Patientengruppe ist den Tranquilizern am Abend vor der Operation der Vorzug zu geben. Dies gilt um so mehr, als inzwischen Substanzen entwickelt wurden, die einen stärkeren hypnotischen Effekt aufweisen als z. B. Diazepam. Eine solche Substanz ist Flurazepam (Dalmadorm[R]) (1, 2, 3). Als besonderer Vorteil der Tranquilizer ist deren ausschließlich zentraler Angriffspunkt anzusehen. Ist aber ein Patient an ein bestimmtes Sedativum gewöhnt, so sollte man ihm dieses belassen.

Die Gabe von Morphin oder Morphinderivaten in der Prämedikation kurz vor der Operation dient einmal dem analgetischen Effekt, zum anderen der Beeinflussung der Stimmungslage im Sinne einer "Euphorie".

FRAGE:
Ist eine prophylaktische Digitalisierung bei Patienten ab einem bestimmten Alter als Vorbereitung zur Allgemeinanästhesie anzustreben?

ANTWORT:
Die anwesenden Kardiologen und Pharmakologen verneinen diese Frage eindeutig. Es wird herausgestellt, daß eine Digitalisierung nur bei manifester bzw. auch latenter Herzinsuffizienz und bei Vorhofflimmern mit Tachykardie sowie bei ausgeprägter Kardiomegalie zu erfolgen hat. Es wird betont, daß die prophylaktische Digitalisierung von Patienten ohne Zeichen einer Herzinsuffizienz aus folgenden Gründen problematisch ist:

1. Die Ermittlung der adäquaten Dosis ist schwierig, da der Effekt nicht an einer Besserung der Symptomatik abgelesen werden kann.
2. Patienten mit Koronarsklerose sind gefährdet, da die Digitalisgabe den Sauerstoffbedarf des Myokards erhöht.
3. Die Flimmerschwelle des Myokards wird erniedrigt.
4. Die Arrhythmiegefahr wird erhöht und
5. es erfolgt eine periphere Widerstandserhöhung unter der Glykosidbehandlung.

Nach Ansicht einiger Kardiologen ist lediglich der operative Verschluß eines Vorhofseptumdefektes als Indikation für eine prophylaktische Digitalisierung anzusehen. Bei allen kardialen Eingriffen mit Hilfe der extrakorporalen Zirkulation (also auch beim Ventrikelseptumdefekt) wird die Digitalisbehandlung ein bis drei Tage präoperativ abgesetzt. Dadurch kann die Gefahr der Flimmer- und Arrhythmieneigung in der unmittelbaren Postbypass-Phase reduziert werden. Für das Gebiet der Herzchirurgie mit Hilfe der Herz-Lungen-Maschine ist somit die prophylaktische Digitalisierung nicht erforderlich.

Auch eine Andigitalisierung wurde von den anwesenden Kardiologen als nicht empfehlenswert bezeichnet, da dem Vorteil eines raschen Erreichens des Vollwirkspiegels im indizierten Fall der Nachteil gegenübersteht, daß bereits geringe Glykosiddosierungen ausreichen, die Vagusaktivität am Herzen zu steigern. Bei intraoperativ notwendig werdender rascher Digitalisierung empfiehlt sich die Verwendung von Strophanthin.

Trotz der aus kardiologischer Sicht begründeten Empfehlung, auf eine prophylaktische Digitalisierung zu verzichten, plädierten die anwesenden Anästhesisten für deren Beibehaltung im anästhesiologischen Bereich. Eine endgültige Entscheidung bedarf einer weiteren intensiven interdisziplinären Diskussion und Kooperation.

FRAGE:
Welche Auswirkungen muß man bei Barbituraten und Thiobarbituraten beachten, wenn sie bei kardiozirkulatorischen Risikopatienten zur Anwendung kommen?

ANTWORT:
Hinsichtlich ihrer Wirkungen und Nebenwirkungen verhalten sich Barbiturate und Thiobarbiturate identisch. Die Thiobarbiturate zeigen einen rascheren Wirkungseintritt, da sie besser fettlöslich sind als die anderen. Das Auftreten von kardiozirkulatorischen Nebenwirkungen bei der Einleitung ist für alle Barbiturate gleich stark ausgeprägt und steht in Relation zur Applikationsgeschwindigkeit. Die Injektion muß daher, insbesondere bei Risikopatienten, immer langsam erfolgen.

FRAGE:
Wie ist das Etomidate bei kardiozirkulatorischen Risikopatienten zu beurteilen?

ANTWORT:
Die bisher vorliegenden Untersuchungen zeigen, daß Etomidate den Kreislauf nur wenig beeinflußt und daher für diese Patientengruppe besonders geeignet erscheint. Es ist jedoch zu beachten, daß Etomidate lediglich ein schwaches Hypnotikum ist, die fehlende, für die Einleitung jedoch notwendige Analgesie z. B. durch eine Kombination mit 0,05 - 0,1 mg Fentanyl[R] erreicht werden kann.

Die Anwendung von Propanidid sollte bei kardiozirkulatorischen Risikopatienten vermieden werden, da kardiodepressive Wirkungen in Abhängigkeit von der Dosierung nicht auszuschließen sind. Ebenso sollte auf die Anwendung von Ketamine bei Vorliegen einer Herzinsuffizienz verzichtet werden. Das Medikament scheint negativ inotrop zu wirken, wobei diese Wirkung durch eine Steigerung des Sympathikotonus überdeckt wird. Neueste Untersuchungen konnten einen exzessiven Anstieg des Noradrenalinspiegels und eine deutliche Vermehrung der Adrenalinkonzentration bei einer Aktivierung der Dopaminhydroxylase unter Narkoseeinleitung mit Ketamine nachweisen (DUDZIAK).

Die mit den heute verfügbaren Mitteln schonendste Narkoseeinleitung für kardiozirkulatorische Risikopatienten scheint mit der Kombination Valium/NLA gegeben zu sein, in einer Dosierung, wie sie in dem Beitrag von BERGMANN angegeben wurde.

FRAGE:
Sollen Inhalationsanästhetika bei kardiozirkulatorischen Risikopatienten überhaupt noch verwendet werden? Ist der Vorteil der guten Steuerbarkeit aufzugeben zugunsten der intravenösen Anästhetika?

ANTWORT:
Auf die Verwendung z. B. von Halothan wird man zum heutigen Zeitpunkt nicht verzichten. Grenzdosen von 0,7 Vol.% sollten keinesfalls überschritten werden, Erhaltungsdosen von 0,3 - 0,5 Vol.% sind in der Regel ausreichend.

FRAGE:
Ist einem bestimmten Inhalationsanästhetikum der Vorzug zu geben?

ANTWORT:
Nach heutigen Kenntnissen kann man entscheidende Unterschiede zwischen den einzelnen Inhalationsanästhetika bezüglich ihres Einsatzes bei den genannten Risikopatienten nicht feststellen. Der Vorzug ist demnach demjenigen Inhalationsanästhetikum zu geben, mit dem der Anästhesist am besten vertraut ist.

FRAGE:
Welche Lokalanästhetika sollten bei kardiozirkulatorischen Risikopatienten eingesetzt werden? Wann sollte mit und wann ohne Vasokonstriktoren eine Lokalanästhesie im Hinblick auf kardiovaskuläre Risikofaktoren durchgeführt werden?

ANTWORT:
Da Mepivacain (Scandicain[R]) nur eine relativ kurze Wirkungsdauer von 90 min besitzt, ist gelegentlich ein Adrenalinzusatz nötig, während dies für Bupivacain (Carbostesin[R]) in der Regel nicht notwendig erscheint.

Um eine Wirkung des Lokalanästhetikums am Herzen zu verhindern, ist der Zusatz von Vasokonstriktoren nicht erforderlich. Selbst bei Überdosierung tritt praktisch nie ein vollständiger AV-Block auf, sondern es bildet sich allenfalls ein Schenkelblock aus.

FRAGE:
Welchen Stellenwert nimmt die Regionalanästhesie in der postoperativen Schmerzbehandlung ein?

ANTWORT:
Obwohl die Methoden der Schmerzbekämpfung durch Regionalanästhesie noch nicht überall verbreitet sind, ist ihr Stellenwert im Vergleich zur Gabe zentral wirkender Analgetika nicht hoch genug einzuschätzen. Die Schmerzbehandlung über einen peridural liegenden Katheter (bis zu einer Woche) hat hervorragende Ergebnisse gebracht. Es hat sich dabei gezeigt, daß bei kontinuierlicher Gabe des Lokalanästhetikums die Tachyphylaxieneigung geringer ausgeprägt war als bei Repetitionsdosierung.

Literatur

1. GREENBLATT, D. J., SHADER, R. I.: Benzodiazepines. New Engl. J. Med. 291, 1011 und 1239 (1974).

2. GREENBLATT, D. J. et al.: Flurazepam hydrochloride. Clin. Pharmacol. Ther. 17, 1 (1975).

3. SUNSHINE, A.: Comparison of the hypnotic activity of Triazolam, Flurazepam hydrochloride and placebo. Clin. Pharmacol. Ther. 17, 573 (1975).

Klinische Anästhesiologie und Intensivtherapie

Band 5: Mikrozirkulation

Workshop April 1974
Herausgeber: F. W. Ahnefeld, C. Burri, W. Dick, M. Halmágyi
Unter Mitarbeit zahlreicher Fachwissenschaftler
126 Abb. 8 Tabellen. XI, 207 Seiten. 1974
DM 24,–; US $ 9.90 ISBN 3-540-06981-X

Band 6: Grundlagen der postoperativen Ernährung

Workshop Mai 1974
Herausgeber: F. W. Ahnefeld, C. Burri, W. Dick, M. Halmágyi,
Unter Mitarbeit zahlreicher Fachwissenschaftler
89 Abb. IX, 128 Seiten. 1975
DM 24,–; US $ 9.90 ISBN 3-540-07209-8

Band 7: Infusionstherapie II: Parenterale Ernährung

Workshop Dezember 1974
Herausgeber: F. W. Ahnefeld, C. Burri, W. Dick, M. Halmágyi,
Unter Mitarbeit zahlreicher Fachwissenschaftler
103 Abb. X, 214 Seiten. 1975
DM 28,–; US $ 11.50 ISBN 3-540-07288-8

Band 8: Prophylaxe und Therapie bakterieller Infektionen

Workshop Januar 1975
Herausgeber: F. W. Ahnefeld, C. Burri, W. Dick, M. Halmágyi
Unter Mitarbeit zahlreicher Fachwissenschaftler
65 Abb. X, 217 Seiten. 1975
DM 28,–; US $ 11.50 ISBN 3-540-07429-5

Band 9: Indikation, Wirkung und Nebenwirkung kolloidaler Volumenersatzmittel

Symposium April 1975
Herausgeber: F. W. Ahnefeld, H. Bergmann, C. Burri, W. Dick, M. Halmágyi, E. Rügheimer
Unter Mitarbeit zahlreicher Fachwissenschaftler
27 Abb. X, 103 Seiten. 1975
DM 24,–; US $ 9.90 ISBN 3-540-07464-3

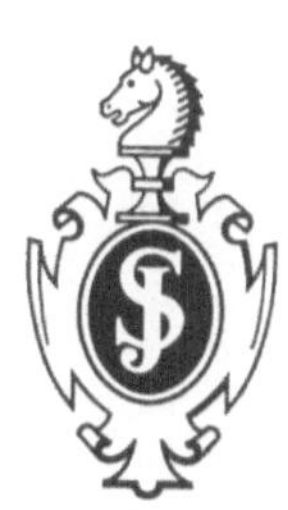

Band 10: Notfallmedizin

Workshop April 1975
Herausgeber: F. W. Ahnefeld, H. Bergmann, C. Burri, W. Dick, M. Halmágyi, E. Rügheimer
Unter Mitarbeit zahlreicher Fachwissenschaftler
109 Abb., 124 Tabellen. XIII, 386 Seiten. 1976
DM 48,–; US $ 19.70 ISBN 3-540-07581-X

Die Bände 1 - 4 sind im J. F. Lehmanns Verlag München erschienen

Preisänderungen vorbehalten

**Springer-Verlag
Berlin
Heidelberg
New York**

Klinische Anästhesiologie und Intensivtherapie

Geplante Workshops

Spezielle Indikationen und Monitoring für eine parenterale Ernährung
Workshop Juni 1976 in Erlangen

Technische Probleme bei der Herstellung und Anwendung von Infusionslösungen
Workshop November 1976

Wasser-, Elektrolyt- und Säure-Basen-Haushalt
Workshop Februar 1977

Parenterale Ernährung im Säuglings- und Kindesalter
Workshop Mai 1977

Der Risikopatient in der Anästhesie:
3. Metabolische Störungen
Workshop November 1977

Fachschwester – Fachpfleger Anaesthesie – Intensivmedizin

Weiterbildung 1
Richtlinien. Lehrplan. Organisation

Von F.W. Ahnefeld, W. Dick, M. Halmágyi, Th. Valerius
XIII, 204 Seiten. 1975
DM 24,–; US $ 9.90 ISBN 3-540-07115-6

Weiterbildung 2
Praktische Unterweisung.
Intensivbehandlungsstation – Intensivpflege

Von M. Halmágyi, Th. Valerius
67 Abb., IX, 120 Seiten. 1975
DM 24,–; US $ 9.90 ISBN 3-540-07213-6

Weiterbildung 3
Praktische Unterweisung.
Punktion. Injektion – Infusion – Transfusion. Gefäßkatheter

Von M. Halmágyi, Th. Valerius
60 Abb., VIII, 120 Seiten. 1976
DM 28,–; US $ 11.50 ISBN 3-540-07723-5

Springer-Verlag
Berlin
Heidelberg
New York

Preisänderungen vorbehalten